本专著受国家重点研发计划项目资助——基于"道术结合"思路与多元融合方法的名老中医经验传承创新研究（项目编号：2018YFC1704100）

陈武山 整理

王琦 著

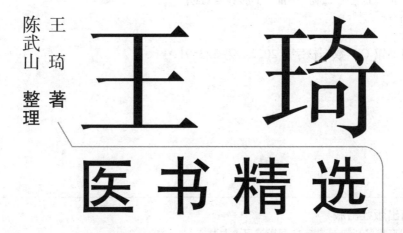

王琦
医书精选
4
王琦中医腹诊研究与临床

U0200900

全国百佳图书出版单位
中国中医药出版社
·北京·

图书在版编目（CIP）数据

王琦中医腹诊研究与临床 / 王琦著；陈武山整理 . —北京：
中国中医药出版社，2022.12
（王琦医书精选）
ISBN 978–7–5132–7928–4

Ⅰ . ①王… Ⅱ . ①王… ②陈… Ⅲ . ①腹诊—研究
Ⅳ . ① R241.26

中国版本图书馆 CIP 数据核字（2022）第 223591 号

中国中医药出版社出版
北京经济技术开发区科创十三街 31 号院二区 8 号楼
邮政编码 100176
传真 010-64405721
北京联兴盛业印刷股份有限公司印刷
各地新华书店经销

开本 787×1092 1/16 印张 16.75 字数 323 千字
2022 年 12 月第 1 版 2022 年 12 月第 1 次印刷
书号 ISBN 978 – 7 – 5132 – 7928 – 4

定价 69.00 元
网址 www.cptcm.com

服 务 热 线 010-64405510
购 书 热 线 010-89535836
维 权 打 假 010-64405753

微信服务号 zgzyycbs
微商城网址 https://kdt.im/LIdUGr
官 方 微 博 http://e.weibo.com/cptcm
天猫旗舰店网址 https://zgzyycbs.tmall.com

如有印装质量问题请与本社出版部联系（010-64405510）

本专著受国家重点研发计划项目资助——基于"道术结合"思路与多元融合方法的名老中医经验传承创新研究（项目编号：2018YFC1704100）

第一课题组：名老中医经验挖掘与传承的方法学体系和范式研究（课题编号：2018YFC1704101）

内容提要

中医腹诊有着悠久的历史，早在医学典籍《内经》及《伤寒杂病论》中就已有了较丰富的内容，可谓源远流长。但由于社会及历史等原因，近百年来，中医临证几乎免去了腹诊诊病，使这一传统医学的宝贵财富有濒于失传的危险。而另一方面，在日本汉方医学界，自16世纪以来，就开始提倡腹诊，迄今仍较广泛地应用于临床，其重视程度更胜于脉诊，以至于日本与我国争夺腹诊发明权。

历史的重任落到了以王琦教授为组长的腹诊研究队伍身上，他们就文献整理、科研设计、诊断规范化及客观化、腹诊仪研制及临床验证检测、腹诊计算机应用系统、腹诊电视教学片、幻灯片及实用临床腹诊挂图、阳性体征与汤药等几方面进行了系统研究，弥补了国内长期以来腹诊研究的空白，推动了腹诊的研究及其临床应用，同时也以铁的事实证明腹诊的确起源于中国。

为了将这些研究成果世代传承下去，已将其中重要内容编写成书。本书为《王琦医书精选》之一，提出了腹诊新概念，且将腹诊确定为四诊综合运用的诊断方法之一，拓宽了腹诊理论研究范围，丰富了临床诊察内容，使腹诊研究进入了规范化和客观化研究的阶段，也确立了腹诊这一学科的建立。其内容包括：其一，传统中医腹诊的继承、整理及系统完善工作；其二，现代中医腹诊研究主要相关内容总汇；其三，王琦教授及所带学生们的中医腹诊研究成果总结。

本书不仅有临床实用性，也有研究性，更有引领本学科发展的方向性，是一本值得中医临床工作者、爱好者、研究者阅读的专业书籍。

前言

中医腹诊学的提出始于 1984 年中国中医研究院（今中国中医科学院）的学术年会上，1985 年 5 月笔者正式提出应建立中医腹诊学的学科，并于当年整理成书《中医腹诊学》（成为中国中医研究院研究生课程教学内容之一），主要讲解《黄帝内经》《难经》《伤寒论》《金匮要略》等书中涉及的相关腹诊内容。从这一点上也可以看出，中医腹诊学学科的正式建立虽然始于 1985 年，但在 2500 多年以前的中医经典著作中就已经有了大量的腹诊相关知识。

一门学科的提出和建立自然离不开从业人员及政府的支持，故而，不仅需要著书、教授、交流，还需要提出申请，得到国家相关部门的支持。为此，申请国家级中医腹诊研究课题成为必然。经过两年多时间的申请资料准备，并通过多次专家论证，本项目于 1987 年正式获批为卫生部的基础医学研究课题。本课题涉及研究面广，内容丰富。课题的最终完成也得到了董建华教授、陈可冀院士、焦树德教授、方药中教授、任继学教授、郭振球教授、季绍良教授等 7 位著名中医专家的高度评价和肯定，并因此于 1996 年 5 月获得了部级基础医学研究三等奖。

中医腹诊有着悠久的历史，早在医学典籍《黄帝内经》及《伤寒杂病论》中就已有了较丰富的内容，可谓源远流长。但是由于社会及历史等原因，近百年来，中医临证几乎免去了腹诊诊病，使这一传统医学的宝贵财富有濒于失传的危险。而另一方面，在日本汉方医学界，自 16 世纪以来，就开始提倡腹诊，迄今仍较广泛地应用于临床，其重视程度更胜于脉诊，以至于日本与我国争夺腹诊发明权。但日本腹诊多重在腹象描述及汤证指征对应方面进行研究，尚缺乏系统的理论整理和腹诊检测的客观化、规范化研究，面对这一实际需要及面临的一系列问题，以笔者为组长的腹诊研究队伍就文献整理、科研设计、诊断规范化及客观化、腹诊仪研制及检测、腹诊计算机应用系统、腹诊电视教学片、幻灯片及实用临床腹诊挂图、阳性体征与汤药等几方面进行了系统研究，弥补了国内长期以来腹诊研究的空白，推动了腹诊的研究及其临床应用。中医腹诊检测仪的研制成功，表明中医腹诊进入客观化研究的阶段，同时也可能为常见腹证，如心下急、心下悸、胸胁苦满、腹胀、腹痛、少腹急结、小腹不仁等提供比较客观的诊断依据。腹诊计算机应用系统的研制运用，将为临床腹证治疗带来方便，并提高临床方证对应的准确性，其容量较大，几乎包括了所有常见腹证的诊治内容，设计科学，便于临床与教学使用。中医腹诊教学录像片的摄制完成，也为腹诊的推广运用提供了声像数字一体化的形象教材，有助于该学科临床运用的开展。上述方面，在课题组成员的辛苦努力下，基本完成了课题的各项工作，取得了较好的成绩。

本书内容主要有三方面：其一，传统中医腹诊的继承、整理及系统完善工作；其二，现代中医腹诊研究主要相关内容总汇；其三，本人及所带学生们的中医腹诊研究成果总结。故本书不仅有临床实用性，也有研究性，更有引领本学科发展的方向性。

总之，无论从临床实践还是从理论意义上看，腹诊检测研究均有广阔前景，随着本课题的进一步深入，中医腹诊必将在中医各科临床中显示其特殊诊断意义而被广泛应用，并可预见这一学术将再度走进国际医学领域，为中医走向世界再添一份光彩。

在本书即将出版之际，特别感谢为本书作出努力的各位同仁、朋友、学生们。正是因为有了大家的辛苦和付出，才有了本书的面世。同时，欢迎每一位阅读本书的读者朋友提出宝贵的阅读心得，更希望大家能在此基础上将中医腹诊学发展光大。

王琦

2022 年 6 月

目录

210　　第七章　中医腹诊研究进展

235　附篇

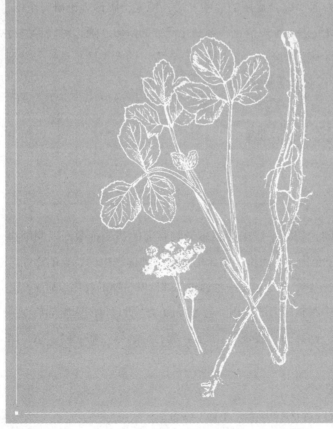

第一章 总 论

引言：发掘学科理论 丰富诊察体系

"腹诊"源于我国汉代，是传统中医诊病的一种独特方法。但由于历史原因，濒临失传。而日本学者对"腹诊"重视程度胜于脉诊，广泛地将其应用于临床。笔者于 1985 年开始腹诊研究，并于 1987 年 8 月主持了首届全国中医腹诊学术研讨会，同时，被推选为中医腹诊研究牵头人，开始组织全国范围内的协作网络。通过腹诊研究课题，整理了古代、现代及国外（日本）的腹诊研究资料，论证了中医腹诊的源流及其发展历程，对腹诊相关基础理论及方法进行了深入探讨，证明了日本汉方医界的腹诊方法是中国传去的，从而使争论已久的腹诊发明权问题得以定论。1994 年笔者编著了《中国腹诊》一书，提出了腹诊新概念，将腹诊确定为四诊综合运用的诊断方法，拓宽了腹诊理论研究范围，丰富了临床诊察内容，使腹诊研究进入了规范化和客观化研究的阶段；通过对腹诊进行理论构建，使之成为一门系统的中医腹诊学；该书的传承与发展两大主题也是笔者带领研究者们花费十多年心血，为中医腹诊学所做的重要工作和贡献。

第一节 腹诊的定义及范畴

一、腹诊的定义

腹诊是医者运用望、闻、问、切等手段来诊察患者胸腹部的病变征象，以判断内在脏腑、经脉、气血津液的病理变化，从而指导临床治疗的一种体现中医特点的诊断方法[1]。和舌诊、脉诊等其他诊法一样，腹诊也是一种通过局部诊察整体的局部诊病法，又称"胸腹诊"，是生物全息论在中医临床上的应用。通过腹诊方法所获得的胸腹部病变征象（包括自觉症状和他觉征象）则称为"腹证"，如胀、痛、满、悸、痞、硬、急、结

---

[1]　王琦．论中医腹诊源流与原理［J］．山东中医学院学报，1989（4）：6．

等。这些腹证都可用现代科技手段进行定量或定性的区分和诊断，这即"腹诊的客观检测诊断"，属现代腹诊研究的范畴。

二、腹诊的范畴

对腹诊的认识主要有两种，一是指胸腹部的按诊（或触诊），如清代医家俞根初说："胸腹为五脏六腑之宫城，阴阳气血之发源，若欲知其脏腑何如，则莫如按胸腹，名曰腹诊。"[1] 当代医家叶橘泉也认为"腹诊就是望、闻、问、切四诊之一的切诊"[2]。另一种则认为是指中医望、闻、问、切四诊在胸腹部的综合运用，但以切诊为主。如日本汉方界不仅切按胸腹部，而且还注意询问切按后病人的感觉，检查有无肠鸣及振水音，注意观察胸腹部的形态是否塌陷或膨隆、腹白线是否增宽或凹陷等。我国有些学者也同意这种观点，如骆竞洪[3]、梁嵘[4]、王海龙[5]、杨卫平[6]、朱斌[7] 等都认为腹诊即为胸腹部的四诊。对这两种认识，前者可视为狭义的腹诊，后者可视为广义的腹诊。从今后的发展方向看，应采用广义的腹诊更为恰当和全面。

腹诊是对诊察胸腹部各部位病理表现的概称，因此，凡涉及胸腹部的诊法，如虚里诊、脐诊、冲任诊、腹部穴位诊等均可概括于腹诊的范畴，但由于虚里、脐部、冲任及腹部穴位属于胸腹部的特殊部位，诊法不尽相同，辨证意义更具特点，故后人多予以专门论述[8]。

第二节　传统腹诊的研究方法

中医腹诊的形成与发展，已有 2000 余年的历史，对于日本汉方界的影响已达 500 余年，综合起来看，其主要内容应包括如下几点，现作一简述：

---

[1] 愈根初，著．徐荣斋，重订．重订通俗伤寒论 [M]．上海：上海卫生出版社，1956.
[2] 叶橘泉．仲景学说腹诊与方证的研究 [J]．中西医结合杂志，1986（2）：74.
[3] 骆竞洪．对祖国医学中"腹诊法"的探讨 [J]．成都中医学院学报，1980（1）：50.
[4] 梁嵘．中医腹诊源流概述 [J]．北京中医学院学报，1987（3）：44.
[5] 王海龙．浅谈中医腹诊四诊 [J]．浙江中医学院学报，1987（6）：42.
[6] 杨卫平．小儿腹诊的临床应用 [J]．云南中医杂志，1986（5）：18.
[7] 朱斌．腹诊在妇科临床上的应用 [J]．云南中医杂志，1987（4）：10.
[8] 张机．伤寒论 [M]．上海：上海科学技术出版社，1981.

一、重视腹证名研究

自从腹诊的起源开始，就对病名的确定有所重视，如殷墟出土的甲骨文就记载有20余种疾病名称，如"蛊"字，像虫在皿中。《说文解字》曰："蛊，腹中虫也。"即表示腹内有寄生虫。《吕氏春秋·尽数篇》曰："苦水所，多尪与伛人。""尪"即鸡胸畸形。《山海经》《五十二病方》中记载有"癥疾""腹痛""心腹疾"等病名，有"腑"（腑肿）、"睬"（大腹）、"腹痛"等腹证。特别是作为中医理论奠基之作的《内经》《难经》[1]，其对腹证名的研究更多。如《素问·咳论》阐述"肝咳""脾咳"等腹证；《素问·气厥论》阐述"涌水""水气"等腹证；《素问·腹中论》讨论"鼓胀""伏梁"等腹中疾患；《素问·奇病论》论述"息积""伏梁"等腹证；《灵枢·水胀》阐述"水肿""腹胀""鼓胀""肠覃""石瘕"腹象。而《难经·八难》曰："所谓生气之原者，谓十二经之根本也，谓肾间动气也。"提出肾间动气之病名。《难经·十六难》则指出了五脏病内证为脐旁动气、按之牢若痛，并对五脏动气位置予以阐明，如：肝在脐左、心在脐上、肺在脐右、肾在脐下、脾在当脐。《难经·五十六难》则又对五脏的积病名进行了说明，如：肝肥气——在左胁下如覆杯，有头足；心伏梁——起脐上，大如臂，上至心下；脾痞气——在胃脘，覆大如盘；肺息贲——在右胁下，覆大如杯；肾贲豚，发于少腹上至心下，若豚状等均详细描述了腹证的情况并明确其为何腹证，而冠以定名。及至《伤寒论》[2]《金匮要略》[3]时代，其书中更是出现了许多腹证命名，如胸胁苦满、胁下硬满、心下痞、心下痞满、心下支结、心下痛、心下濡、大结胸、小结胸、心中动悸、腹胀满、腹痛、小腹不仁、少腹急结、少腹弦切等几十个典型胸腹证。晋以后的医家对于腹证的研究也多着重腹证名的研究，如晋·王叔和《脉经·卷三》[4]载有"结胸""石水"的诊断，晋·葛洪《肘后备急方》[5]载有"心下坚痛""心腹胀坚痛"的描述，唐·孙思邈《千金要方》[6]称腹块为"坚"，宋·许叔微《伤寒百症歌》[7]又提出了"痃癖"的命名，金·张元素《医学启源》[8]则论述了"癥瘕""癫疝"腹证命名。直到近代医家林珮琴的《类证

[1] 秦越人.难经杂集［M］.北京：人民卫生出版社，1982.
[2] 张机.伤寒论［M］.上海：上海科学技术出版社，1981.
[3] 张机.金匮要略［M］.北京：人民卫生出版社，1985.
[4] 王叔和.脉经［M］.北京：人民卫生出版社，1959.
[5] 葛洪.肘后备急方［M］.北京：人民卫生出版社，1963.
[6] 孙思邈.千金要方［M］.北京：人民卫生出版社，1955.
[7] 许叔微.伤寒百症歌［M］.北京：人民卫生出版社，1964.
[8] 张元素，著.任应秋，点校.医学启源［M］.北京：人民卫生出版社，1987.

治裁》[1]也对"腹块""食积"腹证进行了论述。历代医家在腹诊研究方面，的确比较重视腹证名称的确定和研究，这在某种程度上表明，腹诊的临床应用范围在扩大，腹诊本身的研究也有所加深。

二、腹诊方药研究推动了腹诊学发展

腹诊的起源虽然很早，但比较具体系统地将腹诊方药运用于腹证的临床治疗，还是应该从张仲景的《伤寒杂病论》开始的。如《伤寒论》云："太阳病，十日以去……设胸满胁痛者，与小柴胡汤。""发汗过多，其人叉手自冒心，心下悸欲得按者，桂枝甘草汤主之。""发汗后，其人脐下悸者，欲作奔豚，茯苓桂枝甘草大枣汤主之。""发汗后，腹胀满者，厚朴生姜甘草人参汤主之。"《金匮要略》云："崔氏八味丸，治脚气上入，少腹不仁。""夫失精家，少腹弦急……桂枝龙骨牡蛎汤主之。""虚劳里急、悸、衄、腹中痛……小建中汤主之。"这些对于某一腹证冠以具体治疗的方法，在后世的日本腹诊研究中得到了进一步的发展，对于许多经方的临床运用均进行了具体的描述，也可以说，日本腹证的临床研究一部分是从经方治疗开始的，在腹诊治疗学中起到了促进作用。而其中用形象的腹图来描述腹证，也是其对方药运用的具体表现，可以说日本近 500 年的腹诊研究基本上是"证－方"对应的研究。当然这些研究对于腹诊的临床推广运用和后来日本将 B 超用于"胸胁苦满"的研究等方面均提供了有用的资料。从某种意义上说，方药与腹证的对应研究推动了中医腹诊学的发展。

三、腹诊手法是腹诊研究重要组成部分

腹诊的方法除望闻切问之外，主要包括按诊（即切诊或触诊），是腹诊的重要方面，历代医家对此都有阐述。从文献记载来看，似乎出于《内经》《伤寒杂病论》这些著作中，但就单纯阐述"手法"内容的记载没有明确的时代。就触诊的基本方法而言，有其自身的规律。比如，以笔者为课题组长的卫生部腹诊课题组在论述基本手法时，借鉴各方面的资料及自身的临床心得，制订了腹诊的方法。其内容是：

1. 腹诊的基本要求

①周围的环境要安静；②室温要适宜，光线要充足；③患者要舒适静卧，体态自然，

---

[1] 林珮琴. 类证治裁［M］. 上海：上海科学技术出版社，1959.

腹肌放松；④医者要调息均匀，注意力集中，手要温暖。

2. 腹诊步骤

①患者仰卧诊察床上，放松四肢，两手靠胁置于体侧，双下肢自然伸直，必要时屈膝，暴露胸腹部；②医者站于患者左侧或右侧，用左手或右手操作；③腹诊手法依轻重不同，可分为轻手循抚法、中手寻扪法、重手推按法等。

其中，各法又据手法的细微差别分别予以定名，并就手法的基本内容各有详尽介绍。从总体上对这一内容进行了重新总结和归纳，为临床诊察疾病、收集腹诊病例提供了手段。之后，在此基础上又制订了腹诊的规范化诊断标准[1]，为腹诊的客观化研究提供了条件。

四、着眼专科，兼顾临床是腹诊研究特色之一

近年来，许多学者将腹诊的临床应用研究从个案摸索发展到针对某些专科病种，并进行了大宗病例的观察研究，以探索腹诊在这些病种诊断治疗上的特殊意义。如金氏[2]总结分析了200余例中风患者的腹诊情况，根据腹诊所见，研究病位之深浅，判断病变之属中络、中经，病情之轻浅与危重，病证之属实属虚。黄氏[3]对20例胃下垂患者行立位与卧位腹诊，并以X线摄片对照，发现均有不同程度的胃形低垂、下腹膨起、饱腹后舒服、腹壁脂肪菲薄和腹肌松弛，并发现剑突下沿中线向下触及空瘪的止点与X线所示胃小弯位置呈现一定相关性。李氏[4]观察了360例慢性前列腺炎的腹诊反应，发现湿热下注、血瘀、肾虚各型均有其腹诊特点，这些腹诊表现随病情的加重、好转、痊愈而相应加重、减轻、消失。冯氏[5]对100例腹部动悸的病例临床观察，发现脾胃虚弱、中气下陷者，易扪及腹部动悸，二者轻重程度一致，肋下角越窄，动悸越明显。张氏[6]总结分析了100例心下痞硬与病种、病因、体质、辨证分型的关系。这些研究已借用了现代仪器（如X线及B超等）来探讨专科病种的腹诊特点，为腹诊客观化研究提供了思路。目前腹诊不仅在内科临床上得到广泛应用，而且也被应用于妇、儿、外、伤科等，以指导

［1］王琦. 常见腹诊的诊断［J］. 云南中医杂志，1988（6）：6.
［2］金鸿伟. 试论腹诊在中风临床中的应用及意义［A］. 首届全国中医腹诊学术研讨会论文集，73-77.
［3］黄肖功. 20例胃缓（胃下垂）腹诊体会［A］. 首届全国中医腹诊学术研讨会论文集，86-87.
［4］李夫道. 360例慢性前列腺炎腹诊反应规律初探［A］. 首届全国中医腹诊学术研讨会论文集，787-90.
［5］冯振兴. 腹诊动悸100例分析［A］. 首届全国中医腹诊学术研讨会论文集，82-85.
［6］张志高. 心下痞硬证100例的临床分析与探讨［A］. 首届全国中医腹诊学术研讨会论文集，77-81.

临床诊治。如叶氏[1]报道，对少女狂躁型精神分裂症，根据少腹急结，予核桃承气汤数剂而愈；胆囊炎、胆结石、胰腺炎，诊得心下急、郁郁微烦、腹满痛、呕吐、往来寒热，予小柴胡汤为主，随症加减治之，往往应手奏效；妇科病、月经障碍，诊得少腹急结，属瘀血证，予桂枝茯苓丸，屡获奇效。郑氏[2]、朱氏[3]从腹部望、闻、问、切所见各种病理变化方面，论述了中医腹诊在妇科临床上的运用。杨氏[4]阐述了小儿腹诊的方法、临床运用，并分析了小儿科临床常见特殊腹候。潘氏[5]应用腹诊对闪挫伤见有两侧腹直肌挛急如弦，脐周围有硬块疼痛，诊为实热型瘀血证；对上肢及背部疼痛走窜，根据胸胁苦满一症，用小柴胡汤加减，取得满意疗效。这些研究对扩展腹诊在临床中的运用及研究也提供了较好的思路，以便于寻找各科腹诊的特征性。

综观以上论述，发现尽管就腹诊的形成、临床应用及部分腹证的规范化研究有了自身的特点，也推动了整个腹诊学的发展，但总结起来看，仍比较偏重腹诊在辨证及临床方药运用方面的研究，对于腹诊自身的研究尚缺乏系统性。比如"胸胁苦满""结胸""少腹弦急""少腹不仁""少腹急结""腹胀满""心下痞"等，这些腹证在临床上如何定性定量的问题，始终未能得到解决，腹胀程度如何确定也不明确。为了开展腹证本身诊断的规范化和客观化研究，必须寻求新的思路和方法。

第三节　现代腹诊的研究思路和方法

现代腹诊的研究思路和方法，必须从以下几个方面着眼：注重腹诊的规范化研究，探讨现代医疗仪器在中医腹诊检测方面的运用，强调腹诊的客观化研究思路，研制腹诊研究的专项诊疗仪。只有从这些方面着手研究，才有可能使中医腹诊学真正迈上一个新的台阶。在此之后，张氏[6]也提出了光电腹诊仪应用于中医腹诊的构想，即利用光电转换作用，通过X线荧光屏探测胃肠含气量以反映胀满程度；陈氏[7]对腹诊客观化研究也提出了设想。这些设想对开展腹诊研究具有一定参考价值。以笔者为课题组长承担了卫生部腹诊科研课题的研究工作，开展了腹诊检测客观化、腹诊仪研制及临床验证的研究。

［1］叶橘泉.仲景学说腹诊与方证的研究［J］.中西医结合杂志，1986（2）：74.
［2］郑其国.中医腹诊在妇科临床上的应用［A］.首届全国中医腹诊学术研讨会论文集，102-104.
［3］朱斌.腹诊在妇科临床上的应用［J］.云南中医杂志，1987（4）：10.
［4］杨卫平.小儿腹诊的临床应用［J］.云南中医杂志，1986（5）：18.
［5］潘德孚.腹诊浅识［J］.浙江中医药，1979（8）：284-285.
［6］张鸣鹤.光电腹诊仪应用于中医腹诊的构想［A］.首届全国中医腹诊学术研讨会论文集，116-120.
［7］陈玉琢.中医腹诊及其现代化研究的构想［A］.首届全国中医腹诊学术研讨会论文集，112-115.

采用笔者设计的"腹诊病历"详细记载主诉、病史及望闻问切等一般资料，突出腹部各区域的腹诊特点，并结合实验室检查及现代仪器的辅助检查，以系统研究腹诊与辨证的关系，探讨腹诊的临床应用规律。

值得一提的是，与清华大学合作研制的腹诊检测仪，是该课题研究的重要成果之一，也体现了课题的特点和重点。

第四节　腹诊课题研究的十项成果与贡献 [1]

在"中医腹诊检测方法的研究及腹诊仪研制临床验证"课题组成员的辛苦努力及协作单位的大力支持下，从 1987 年初到 1991 年底，课题标书各项目内容基本完成。主要包括：第一阶段文献整理，系统研究了中医腹诊的理论渊源及现代对腹诊研究的相关内容。在对前人传统腹证诊察方法进行全面系统研究的基础上，总结其规律，并结合现代临床实践，制订出了初步的常见腹证的诊断标准，这一阶段还积累了一定数量的病例。第二阶段腹诊仪的研究设计、制作，已基本完成，并在临床上进行了验证。利用传统和现代多种检测手段对瘀血腹证、心下痞（满、硬、坚）、腹证、脾胃虚寒腹证及（小）腹部症状进行了一定量的观察研究，得出了一些比较有意义的诊断客观指标。第三阶段在前两阶段工作的基础上，收集各种诊断信息，编制了常见腹证的计算机诊疗运用系统，并进行了理论验证，有比较实际的运用价值。此外，还制作了腹诊教学录像片、幻灯片，以及绘制了实用腹诊挂图，为腹诊的推广应用提供了形象客观的教学手段。

一、系统文献整理

总体上看，中医腹诊理论文献整理的工作量还是相当大的。课题组整理了古代、现代及国外（日本）的几乎所有研究资料，这也是之前无人做过的一项有重要意义的工作。课题组对《内经》到清代前后的古代文献中筛选出有代表性的论著进行研究，探讨了中医腹诊的源流及其发展。现代腹诊文献研究（指近 40 年来的研究）表明，中医腹诊研究已进入应用现代技术检测手段的新时代，取得了可喜的进展，并为本课题的规范化、客观化腹诊研究提供了思路。通过研究日本腹诊文献，得以了解他们的研究状况和采用的研究方法，同时对比自己的不足，可激发国内同仁加快腹诊研究的步伐，并从研究资料

---

[1] 王琦. 中国腹诊 [M]. 北京：学苑出版社，1994.

中学习到一些先进经验和成果。另外，在本课题组成员的共同努力下，促成了全国首届
（1987年秦皇岛会议）腹诊会议的召开，大会收到全国各地研究机构、医院及个人寄来的
腹诊论文366篇，涉及理论探讨、临床应用、日本腹诊介绍及其他多种研究内容，大
大加快了中医腹诊工作在全国范围内广泛开展的脚步，是腹诊研究工作的良好开端。

二、详细的科研设计和病例收集

由于是一项传统医学的基础诊断学研究课题，我们在科研方法上采用传统和现代技
术相结合的双重研究手段，意在通过规范化、客观化及形象化的研究表述，达到临床能
比较正确、客观地推广运用这一诊断方法的目的，并为腹诊教学提供素材。客观化研究
的设计方面，主要做了腹诊仪的设计制作及临床验证（验证案例达1000例之多）。其他
腹证（如胸胁苦满、瘀血腹证、心下痞满、心下痞、少腹急结等）方面，还分别选用了
多普勒血流计、热像仪、胃电图等进行临床观测研究。病例的收集主要采用群体调研和
个别收集的方法，然后采取正常对照、治疗前后对照的方法进行统计学处理，报告结论。
在教学工作方面则制作了电视教学片、实用腹诊挂图、腹诊计算机应用系统、腹诊幻灯
片等，这些将为腹诊的进一步研究工作打下良好基础。

三、创新的腹诊客观化研究

这方面的研究在国内是一项创新，就连普遍重视腹诊的日本，也只有散在的少数几
项研究。近年来，笔者进行了瘀血腹证（如少腹急结）与正常对照组腹部血流数据及温
度改变的对比研究，胃电图检查心下痞、心下濡、心下痞硬等与胃及十二指肠病变关系
的研究，胸痛、胸闷与心电图改变的研究，妇科宫寒证与深部温度变化的研究等，均得
出了一些有意义的客观指征和数据。

四、创新的腹诊规范化研究

以前，腹证都只是用一句话或一个名词解释来表述的。其表达模糊，诊断方法各异，
使学者及应用者很难准确理解和掌握其实质。经过笔者的系统整理研究并结合临床实际，
已初步确定了腹区的划分，并制订了常见腹证的诊断要点，比较明确地阐明了常见腹证
的诊断内涵，在临床实践运用中亦得到了印证。其中，瘀血腹证研究比较系统、全面，
不但应用了常见症状及体征归纳法，还参考了现代仪器（如多普勒血流计、热像仪）的

临床检测指征，运用其相应的统计结果进行综合考察，使瘀血腹证这一临床最常见证候，得到了全面系统的规范化研究。这也是腹诊规范化研究的开始，为其他研究提供了思路，其意义是显而易见的。

五、现代的腹诊仪研制

腹诊仪主要包括两方面的技术性能：温度测试和压力测量，用于腹部穴位或定位的寒温和腹部胀满方面的检测。研制由笔者方与清华大学精密仪器与机械学系合作进行，其技术水平和所选材料均是国内最高水准。这部专按中医腹诊原理要求设计制作的仪器，是世界范围内首次应用。通过该仪器的寒温检测和压力检测，凭其显示数据，可客观得知腹部寒温情况及腹胀程度，为临床收集腹证客观指征提供了可靠依据，在中医腹诊学中可谓独树一帜。

六、大量的腹诊仪临床验证实践

笔者选择正常组约 100 例，以脾胃虚寒为主病例约 300 例。利用腹诊仪的两大系统，对募穴（双募或单募）的浅表温度及特定募穴的深部温度变化和腹压力测试，所得数据进行对照统计，报告其结果，结果显示有一定的临床应用价值（相关报告见后面内容）。

七、实用的腹诊挂图

腹诊挂图内容主要包括一般介绍、一般胸腹体检法、中医腹诊手法、常见腹诊图、常见病腹形特征等方面的内容。其内容详实、表达形象、临证参考方便，可称之为"腹诊临床指南"，为腹诊的临床推广运用和教学使用，无疑是一份有价值的参考资料（图谱内容见第三章）。

八、特色的腹诊电视教学片摄制

随着现代教学的发展，录像教学几乎成为各科教学中不可缺少的一部分。录像在医学教学方面更具有独到的特点和优势，可以通过动画图像、视觉形象达到其他教学手段无法取得的效果。中医腹诊电视教学片亦正是借用录像所具有的特点，声形并茂地直观提供教学示范，具体、系统、形象、直观，便于学习和记忆。本课题组摄制的录像全面介绍了中医腹诊的发展史及现代研究和临床运用的内容与展望。

九、复杂的腹诊计算机应用系统编制

　　课题组根据腹证具有的特点——方证对应关系，并结合本课题的规范化、客观化研究相关内容，编制了一套计算机应用系统。其归纳了500多个常见腹部证候，总结了临床常见腹证的诊断要点、常用方剂及加减，包括理、法、方、药四大内容。内容充实，准确性较高，克服了临证因人而异、主观性成分过多的缺点，使临床能更准确地应用腹诊。该系统亦属于现代技术与传统诊法学相结合的范例，覆盖面广、实用性强、诊断比较规范、用药相对精当，是本程序的特点。

十、独特的《中国腹诊》一书诞生

　　经过近十年的腹诊研究和文献资料整理，以笔者研究生谢建军、陈武山为主要完成者及其他专家同行的共同努力下，《中国腹诊》一书于1994年10月正式出版。本书的出版为国内中医腹诊学研究划上了一个完满的句号，也标志着中医腹诊已正式独立为一门学科，为后来者继续研究和实践提供了方法和方向。

　　另外，课题组还将相关内容制成了幻灯片，用于中医腹诊临床教学使用。

　　总之，以上研究基本完成了标书内容，达到了预期目的。但由于腹诊全面整理研究工作尚属首次，涉及的范围较广，某些方面还有待进一步提高。且精密仪器研制本身也是一个相对漫长的过程，使得这一仪器的研制经过反复调试，花费了不少时间。对于具有几千年生命活力的腹诊来说，其包含的内容是丰富的。目前所做的研究只是其中的一部分，今后还有很多工作要做，希望得到专家同道们的更多指导，也希望后来者能在此基础上做更多的工作，使本学科的发展迈向新高度。

第二章　中医腹诊概念、源流与原理

第一节　中医腹诊的基本概念

一、腹诊与腹证

　　腹诊是医者运用望、闻、问、切等诊察手段来诊察患者胸腹部的胀、痛、满、悸、痞、硬、急、结等病变征象，以判断内在脏腑、经脉、气血津液等方面的病理变化，从而指导临床治疗的一种体现中医特色的诊断方法。和舌诊、脉诊、耳诊、面诊等中医诊法一样，也是一种通过局部诊察整体的局部诊病法，是生物全息论在中医临床上的应用。

　　腹证是应用腹诊方法所诊得的胸腹部病变征象，即通过观腹形、视腹色、测腹温、闻腹音、问感觉、诊压痛、探癥块、察经络、扣虚里、触膻中、摸神阙等方法所获得的主客观体征，诸如脏腑、经脉、气血津液病变反映于胸腹部的胸胁苦满、心下痞、心下痞满、心下痞硬或心下痞坚、心下急或心下支结、心下濡、心下痛、心下悸、脐上悸、腹胀满、腹痛、少腹急结、少腹拘急或少腹弦急、少腹硬满或小腹硬满、小腹不仁、正中芯、肠管蠕动亢进、腹皮拘急、脐旁压痛点等表现。腹证既有病者的自我感觉，更有医者检查所得的客观体征，是腹诊指导临床辨证、立法论治及处方用药的主要依据。

　　关于腹诊的基本概念曾有两种认识：一种认为是指胸腹部的按诊（或触诊），属于中医四诊中切诊的内容之一，即狭义的腹诊，如清代医家俞根初[1]说："胸腹为五脏六腑之宫城，阴阳气血之发源，若欲知其脏腑如何，则莫如按胸腹，名曰腹诊。"当代医家叶橘泉[2]也说："腹诊是望、闻、问、切四诊之一的切诊。"另一种认识则认为是中医的望、闻、问、切四诊在胸腹部的综合运用，即广义的腹诊，持这种观点的人以日本汉方界多见，他们不仅切按腹部，而且还注意询问切按后病人的感觉，有无腹鸣及振水音，注意观察胸腹部的形态是否有塌陷或膨隆，腹白线是否增宽或凹陷等。我国有些学者也同意

[1] 俞根初，著．徐荣斋，重订．重订通俗伤寒论［M］．上海：上海卫生出版社，1956.
[2] 叶橘泉．仲景学说腹诊与方证的研究［J］．中西医结合杂志，1986（2）：74.

广义的观点，如骆氏[1]、梁氏[2]、王氏[3]、杨氏[4]、朱氏[5]等都认为腹诊即为胸腹部的四诊。笔者也趋向这种认识。其实，在我国第一部医学巨著《内经》记载的腹诊方法中就已包括望、闻、问、切的四诊内容，如《灵枢·水胀》说："腹大，身尽肿，皮厚，按其腹窅而不起，腹色不变。"《灵枢·邪气脏腑病形》说："大肠病者，肠中痛而鸣濯濯。"《灵枢·厥病》说："心肠痛，忱作痛，肿聚往来上下行，痛有休止，腹热喜渴，涎出者，是蛟蛕也。"医圣张仲景在《伤寒论》和《金匮要略》所论述的腹诊中也包括望、闻、问、切四方面内容，如腹部望诊的《金匮要略·腹满寒疝宿食病脉证治》云："心胸中大寒痛，呕不能食，腹中寒，上冲皮起，出见有头足，上下痛而不可触近……"腹部闻诊的《伤寒论》162条云："……心下痞硬，干噫食臭，胁下有水气，腹中雷鸣……"腹切诊的《金匮要略·腹满寒疝宿食病脉证治》云："病者腹满，按之不痛者为虚，痛者为实……"随着中医腹诊的理论研究和临床研究不断深入，大家对腹诊基本概念的认识趋向一致，认为中医腹诊应遵循传统中医的基本理论和方法，腹诊方法虽以切诊为主，但当望、闻、问、切四诊合参。这一认识在1978年8月召开的首届中医腹诊学术研讨会上得到了普遍认同[6]。因此，腹诊实际上是中医一般诊断方法在胸腹部病变诊察中的综合运用，可以说是中医四诊体系中的一个子系统，腹诊的基本方法仍不离望、闻、问、切四诊。中医腹诊在长期形成与发展过程中，一直是作为中医诊法的组成部分而应用于临床，没有从四诊中完全独立出来，这也是中医腹诊不同于日本汉方医的一个方面。腹诊作为一种体现中医特色的诊断方法，具有重要的理论意义和实践价值，它是中医理论体系的重要组成部分，与藏象、经络、气血津液、病因病机、诊断、预防和治疗等基本理论紧密结合，又有其自身完整体系而独具特点，是中医学宝库中的一份珍贵遗产，亟待去继承，并予以丰富、发展和提高。

二、腹诊的基本范畴

腹诊是对诊察胸腹部各部位病理表现的概称。内脏为病其征象虽可涉及胸腹各部，然而以腹部表现尤为常见，辨证意义更加突出，故一般统称为腹诊。腹诊基本内容包括

[1] 骆竞洪.对祖国医学中"腹诊法"的探讨[J].成都中医学院学报，1980（1）：50.
[2] 梁嵘.中医腹诊源流概述[J].北京中医学院学报，1987（3）：44.
[3] 王海龙.浅谈中医腹诊四诊[J].浙江中医学院学报，1987（6）：42.
[4] 杨卫平.小儿腹诊的临床应用[J].云南中医杂志，1986（5）：18.
[5] 朱斌.腹诊在妇科临床上的应用[J].云南中医杂志，1987（4）：10.
[6] 刘文巨.中医与汉方医腹诊[M].南昌：江西科学技术出版社，1985.

胸腹诊、虚里诊、脐诊及腹部穴位诊四个方面，实际上，虚里诊、脐诊和腹部穴位诊均可概括于胸腹诊中，只因虚里、脐部及腹部穴位属于胸腹部的特殊部位，诊法不尽相同，辨证意义更具特点，故予以专门论述，而具体内容互有间杂，当需相互参照。

三、腹诊与其他诊法的关系

腹诊作为中医诊法的一种，和脉诊、舌诊、耳诊等其他中医诊法一样，也具有诊断疾病，辨别证候，审查病机之所属，判断病位之所在，分析病性之寒热虚实，确定病因之气滞、血瘀、水饮，指导立法论治、选方遣药，观测疗效及判断预后转归等作用。同时，由于"胸腹部为五脏六腑之宫城，阴阳气血之发源"，胸腹部与五脏六腑的关系最为密切，所以通过腹诊能够更直接、迅速、客观、真实地反映脏腑经络、气血津液的病理变化，尤其是在诊断和鉴别诊断胸腹部疾病、辨别证候、指导治疗等方面更具有其他诊法所无法替代的作用。如《灵枢·水胀》所说："水与肤胀，鼓胀，肠覃，石瘕，石水，何以别之？"《伤寒论》《金匮要略》所论述的大小结胸证、痞证、蓄血证、胸胁苦满证等，都只有靠腹诊才能做出正确的诊断和鉴别，而且腹诊还具有客观性强、重复性高的特点，可补舌诊、脉诊之不足。早在东汉时期，著名医家张仲景就极为重视腹诊，在其著的《伤寒论》和《金匮要略》里涉及腹诊的内容就多达 300 多处[1]，仅次于脉诊，足见仲景对腹诊的重视程度。只是由于东汉以后因受封建礼教的影响，腹诊逐渐被人遗忘以致少用。日本汉方医家山田光胤认为，对急性病，脉诊在别阴阳、定病位病性及预测病期上是一种重要的诊断方法，而对慢性病来说，腹诊作为相当客观的现象更易于把握，运用腹诊比运用脉诊更容易做出判断，此即日本汉方界所主张的"外感主脉，内伤主腹""先证不先脉，先腹不先证"之说。由于外感病起病急、传变快，脉象可较敏感地反映其变化，多无腹证，而内伤杂病大多起病缓、演变亦慢，每有腹证可查，通过腹诊可为辨证提供客观依据，故日本腹诊大师白竹子说："外感病切脉可知，而内伤病非腹诊不能知也。"虽然这些观点难免有些武断，但也从中反映了腹诊在临床上的重要性。临床实践还证明，运用腹诊方法常常可以获得一些意想不到而又确实可靠的诊断线索，从而提高了诊断准确率和治疗效果。例如，已故老中医叶橘泉曾治疗 20 多例癫痫病患者，按常规应给予息风化痰、开窍定痫之剂，但腹诊发现有"胸胁苦满"和"腹直肌拘挛"的腹证，故改用柴胡桂枝汤治疗，结果获得满意疗效[2]。又另一中医潘氏诊治一中年男性，证

［1］ 刘志勇.《伤寒》《金匮》腹证辨析［J］.山东中医学院学报，1982（1）：55-57.
［2］ 叶橘泉.仲景学说腹诊与方证的研究［J］.中西医结合杂志，1986（2）：74.

见上肢及腰脊疼痛走窜，尿赤便溏，脉缓，舌胖苔黄微黑，患者平日嗜酒，根据传统四诊辨证，应当以风湿论治，但服用祛风湿、利关节之药一直无效，后察腹诊发现胸胁苦满之证，遂改用小柴胡汤加减，结果 3 剂后，关节疼痛等症尽除[1]。当然临床强调腹诊的重要性并不忽视其他诊法，各种诊法相辅相成，且各具特色，在临床上，如果能根据病情需要，综合运用几种诊法，无疑将会大大提高中医诊断疾病的准确率和临床治疗效果。

中西医都有胸腹诊法，但两者各具特点，互有所长。西医腹诊主要是用于诊察胸腹腔内组织器官的位置形态有无变化，有无压痛及肿瘤等方面的情况，以判断组织器官的功能形态，重点是在腹腔内。而中医腹诊则主要用于诊察胸腹部的形态、温度有无变化，腹壁紧张度是否增高等方面的情况，以判断机体的寒热虚实等不同反应状态。如对胸胁苦满的研究，则揭示了这种反应状态的本质是全身胶原组织免疫性炎症的部分表现，因此中医腹诊的重点放在腹壁上，通过对腹壁的全面诊察能够发现西医临床尚未发现的疾病前期状态变化，即所谓"潜证"和"先兆期"，从而使疾病在未发生之前就得到控制甚至消除，这就是中医腹诊的长处所在。当然，中医腹诊也有其短处，如对胸腹腔脏器的诊察就不如西医腹诊详细全面，因此，适当结合建立在解剖学基础上的西医腹诊方法，这将是中医腹诊现代化的发展方向。

虽然，腹诊在中医学中具有悠久的历史，是一种独特的中医诊断方法，在许多方面具有特殊的诊断意义，且《内经》《伤寒论》已具有丰富的腹诊内容，但由于历史的原因，数百年来，腹诊没有得到很好的应用和发展，以致中医临床中近乎未用，长此以往，腹诊将有失传的危险。

日本医家从 16 世纪起开始提倡腹诊，迄今仍较广泛地应用于临床，其重视程度更胜于脉诊，以致日本与我国争腹诊的发明权。因此，有必要迅速开展对腹诊的研究，使腹诊理论系统化、腹诊指标客观化、腹诊实质明晰化、腹诊方法现代化、腹诊内容规范化，并进一步在临床上推广应用，使这一濒临失传的诊法获得新的生命力，成为一个独立的内容，丰富发展中医诊断学，成为中医辨证论治的重要组成部分。

第二节　中医腹诊源流

腹诊是通过诊察患者胸腹部的病变征象，以判断内在脏腑、经脉、气血津液等方面

---

[1]　潘德孚. 腹诊浅识［J］. 浙江中医药，1979（8）：284-285.

的病理变化，从而指导临床治疗的一种诊断方法。中医腹诊源远流长，影响广大，近300多年来，在日本汉方医界也得到了广泛的重视与运用。

一、中医腹诊的源流与发展

中医腹诊源远流长，历史悠久。和中医其他诊法一样，在生活和医疗实践中逐渐形成与发展，并以一定的理论指导。作为整个中医学体系的一部分，腹诊学的理论基础是中医基本理论体系，辨证论治贯穿于其实际运用之中，因此，中医腹诊具有整个中医理论体系的一般特点。

有关中医腹诊内容的最早记载可见于殷墟出土的甲骨文中，共记载了20余种疾病的名称，其中包括腹部疾病在内，如"蛊"字，像虫在器皿中。《说文解字》曰："蛊，腹中虫也。"即表示腹中寄生虫。《五十二病方》记载有"脘痛""心痛""肝痛""胁痛""腹肿""胠痛""腹外痛""大腹水肿""腹痛""腹胀""妇人少腹肿"等病证。《山海经》记载有："瘕疾""腹痛""心腹疾"等病名，有"腑"（腑肿）、"睬"（大腹）、"腹痛"等症状。《左传·昭公元年》记载秦国名医医和论"雨淫腹疾"，摒弃鬼神致病论，首创六气致病说，这与后世的"湿病有腹泻"的理论有着密切的渊源。腹诊法应用于临床的最早文献记载可见于《史记·扁鹊仓公列传》，著名医家扁鹊在为虢太子看病时，采用了"循其两股，以止于阴，当尚温也"的方法来判定虢太子是假死。齐太仓公的《诊籍》中也有"胁痛""腹痛"等腹证记录。

《内经》的问世，不仅奠定了整个中医学的理论基础，而且也为中医腹诊提供了理论依据，如《灵枢·外揣》说："日月之明，不失其影，水镜之察，不失其形，鼓响之应，不后其声，动摇则应和，尽得其情……合而察之，切而验之，见而得之，若清水明镜之不失其形也。"说明人体内脏病变与外在表现的关系，"若鼓之应桴，响之应声，影之应形"，提出"远者司外揣内，近者司内揣外"的诊法原则，阐明了中医外揣诊法的基本原理，也为腹诊提供了方法论依据。同时《内经》还将腹诊分区等理论融合于脏腑、经脉病证的具体辨证中，在《灵枢·本脏》中详细论述了五脏"大小高下坚脆端正偏倾"，六腑"小大长短厚薄结直缓急"的外在表现，如"肝小则脏安，无胁下之痛；肝大则逼胃迫咽，迫咽则苦膈中，且胁下痛。肝高则上支贲切，胁悗为息贲；肝下则逼胃，胁下空，胁下空则易受邪。肝坚则脏安难伤、肝脆则善。病消瘅，易伤。肝端正则和利，难伤，肝偏倾则胁下痛也""心应脉，皮厚者脉厚，脉厚者小肠厚；皮薄者脉薄，脉薄者小肠薄；皮缓者脉缓，脉缓者小肠大而长；皮薄而脉冲小者，小肠小而短；诸阳经脉皆多纡屈者，小肠结"。具体而言，《内经》的腹诊方法涉及望、闻、问、切四诊。望诊，如

《灵枢·本脏》说："视其外应，以知其内脏，则知所病矣。"指出通过观察胸腹部肌肤腠理的色泽、粗密、厚薄和形态变化等，可推知内脏的大小、高下、坚脆和端正偏倾。如"青色小理者肝小，粗理者肝大。广胸反骹者肝高，合胁兔骹者肝下。胸胁好者肝坚，胁骨弱者肝脆。膺腹好相得者肝端正，胁骨偏举者肝偏倾也"。又如《灵枢·水胀》指出，肤胀病则见"腹大，身尽肿，皮厚，按其腹窅而不起，腹色不变"。鼓胀病则见"腹胀身皆大""色苍黄""腹筋起"等。闻诊主要是听患者腹腔内的各种声响或配合叩打以了解内脏病变。如《素问·痿论》云："有所失亡，所求不得，则发肺鸣。"《素问·至真要大论》云："民病腹中肠鸣，气上冲胸。""诸病有声，鼓之如鼓，皆属于热。"《灵枢·邪气脏腑病形》有"大肠病者，肠中切痛而鸣濯濯"，《灵枢·百病始生》有"虚邪之中人也……留而不去，传舍于肠胃，在肠胃之时，贲响腹胀"，都为以闻诊判断病变部位和病性之寒热虚实。问诊，是通过询问患者的自我感觉来了解病因病机病位病性，如"胸胁胃脘不安""心下热善饥，脐反不动"（《素问·至真要大论》），"热争则喘咳痛走胸膺背"（《素问·刺热论》），"心胁满引少腹……胃脘当心而痛，上支两胁"（《素问·六元正纪大论》），"厥心痛，痛如以锥针刺其心，心痛甚者，脾心痛也""心肠痛，憹作痛，肿聚往来上下行，痛有休止，腹热喜渴，涎出者，是蛟蛕也"（《灵枢·厥病》）。切诊是用手直接触及患者胸腹各部，通过切、按、扪、推等手法而获得客观体征，以了解病变的位置、形态、大小、高低、表现特征、坚硬度、移动度、波动、搏动、压痛与毗邻脏器或经络的关系，及皮肤的温度、润燥滑涩等情况。《内经》中涉及胸腹部切诊的内容很多，有用切诊来辨别寒热的，如"胃中热，则消谷，令人悬心善饥，脐以上热；肠中热，则出黄如糜；脐以下皮寒，肠中寒则肠中鸣飧泄"（《灵枢·师传》），"少腹生寒，下为鹜溏"（《素问·至真要大论》）。有通过切诊以知有形无形、质地软坚，而辨别病邪之性质，如《灵枢·刺节真邪》云："有所结，气归之，卫气留之，不得反，津液久留，合而为肠溜，久者数岁乃成，以手按之柔，已有所结，气归之，津液留之，邪气中之，凝结日以易甚，连以聚居，为昔瘤，以手按之坚。"《灵枢·百病始生》对积证的腹诊做了较详细的描述，积"著于伏冲之脉者，揣之应手而动，发手则热气下于两股，如汤沃之状"，若"著于膂筋在肠后者，饥则积见，饱则积不见，按之不得"。有用切诊来审察宗气的盛衰和疾病的轻重，如"胃之大络，名曰虚里，贯膈络肺，出于左乳下，其动应手（手原作衣，据《甲乙经》改），脉宗气也。盛喘数绝者，则病在中；结而横，有积矣；绝不至，曰死"（《素问·平人气象论》）。

同时《内经》还综合运用望、闻、问、切四诊来进行腹诊。据其所得以鉴别不同的疾病和证候，如《素问·气厥论》云："泳水者，按腹不坚，水气客于大肠，急行则鸣濯濯，如囊裹浆，水之病也。"《灵枢·水胀》详细论述了水胀与"肤胀""鼓胀""肠罩""石瘕"的鉴别。指出"水"的特征为腹大，身尽肿，皮厚，按其腹窅而不起，腹色不变；"鼓胀"的特征为腹胀身皆大，大而腹胀等也，色苍黄，腹筋起；"肠覃"的特征为其始生也，大如鸡卵，稍以益大，至其成，如怀子之状，久者离岁，按之则坚，推之则移，月事以时下；"石瘕"的特征为生于胞中，寒气客于子门，子门闭塞，气不得通，恶血当泻不泻，衃以留止，日以益大，状如怀子，月事不以时下，皆生于女子。《素问·举痛论》专门对五脏卒痛的腹诊症状、体征进行了辨别，指出："其痛或卒然而止者，或痛甚不休者，或痛甚不可按者，或按之而痛止者，或按之无益者，或喘动应手者，或心与背相引而痛者，或胁肋与少腹相引而痛者，或痛宿昔而成积者，或卒痛死不知人有少间复生者，或痛而呕者，或腹痛而后泄者，或痛而闭不通者，凡此诸痛，各不同形。"

《内经》还运用腹诊来判断病变脏腑经脉，如《素问·咳论》即根据咳的不同兼症而判断病位在五脏六腑之不同："肝咳之状，咳则两胁下痛，甚则不可以转，转则两胁下满；脾咳之状，咳则右胁下痛，阴阴引肩背……"或运用腹诊来推测疾病的转归和预后，如"夫病传者，心病先心痛，一日而咳，三日胁支满……三日不已死""肺病喘咳三日而胁支满痛……五日而胀，十日不已死""肝病头目眩胁支满……三日腰脊少腹痛胫酸，三日不已死"（《素问·标本病传论》）。或据之以指导治疗，如《灵枢·杂病》云："小腹满大，上走胃至心，淅淅身时寒热，小便不利，取足厥阴；腹满，大便不利，腹大，亦上走胸嗌，喘息喝喝然，取足少阴；腹满食不化，腹向向然，不能大便，取足太阴。"说明根据不同的腹证，分别选用不同的经脉施行刺灸。亦有据腹证，明诊断，而选用药物治疗的，如《素问·腹中论》云："有病心腹满，旦食则不能暮食……名曰鼓胀……治之于鸡屎醴，一剂知，二剂已。"另外，《素问·脉要精微论》阐述了腹诊的部位、划分及范围。《素问·气府论》阐述了冲、任脉及腹部穴位诊、腹脉法，如"冲脉气所发者二十二穴，侠鸠尾外各半寸至脐寸一，侠脐下旁各五分至横骨寸一，腹脉法也"。《素问·奇病论》论述了息积、伏梁、疹筋等腹证，并述及针刺原则方法。《素问·刺禁论》指出了人体若干要害部位，针刺应当禁忌。

总之，《内经》记载了丰富的腹诊内容，不仅有较完整的理论，而且还有丰富的实践经验，两者相互结合，形成一体，独具特色，只是由于其所出方剂较少，以致未能广泛地指导临床根据腹证而选方论治，但其腹诊方法及腹证辨证已构成比较完整的理论体系，为后世腹诊的发展奠定了基础。

《难经》也有不少关于腹诊的记载，主要体现在腹部的五脏分区、积聚及诊动气方面。如《难经·八难》云："所谓生气之原者，谓十二经之根本也，谓肾间动气也。"指出肾间动气的重要性。《难经·五十五难》云："病有积、有聚，何以别之？积者，阴气也，其始发有常处，其病不离其部，上下有折终始，左右有所穷处，聚者，阳也，其始发无根本。上下无所留止，其痛无常处，谓之聚。"指出了积聚的鉴别要点，至今仍有重要的实用价值。《难经·五十六难》则具体说明了五脏积证之不同表现部位、形态特征及兼证，如"肝之积名曰肥气，在左胁下，如覆杯，有头足""心之积名曰伏梁，起脐上大如臂，上至心下""脾之积名曰痞气，在胃脘，覆大如盘""肺之积名曰息贲，在右胁下，覆大如杯""肾之积名曰贲豚，发于少腹，上至心下，若豚状，或上或下无时"。《难经·十六难》详细论述了五脏为病的外证、内证，特别是诊动气的方法对我国后世医学以及日本汉方医腹诊的发展，都具有深远的影响，如"假令得肝脉……脐左有动气，按之牢若痛""得心脉……脐上有动气、按之牢若痛""得脾脉……当脐有动气，按之牢若痛""得肺脉……脐右有动气，按之牢若痛""得肾脉……脐下有动气，按之牢若痛"。综合五脏积证及五脏动气的表现部位，基本上可看出《难经》对于五脏病变在腹部不同表现部位的分区，即心主脐上、心下，肝主脐左、左胁下，肺主脐右、右胁下，肾主脐下、少腹，脾主脐部、胃脘，这种五脏所主胸腹部位的认识对中医腹诊具有重要的指导意义。

东汉末年杰出的医学家张仲景所著《伤寒杂病论》（后世分为《伤寒论》和《金匮要略》）一书，继承了《内经》《难经》及其他医家有关腹诊理论的成就，结合自己的临床实践，创造性地发展了腹诊理论与临床运用方法，其最突出的成就在于将腹诊理论与临床融合于辨证论治体系中，使腹诊和理法方药紧密结合，使临床运用有法可依、有方可用，而且疗效卓著，开创了中医辨证论治的先河，对中医腹诊学作出了巨大的贡献，对我国中医、日本汉方医体系都有着无与伦比的深远影响。

《伤寒论》以六经辨证为纲领，将外感病发展过程中所发生的各种变化统属太阳、阳明、少阳、太阴、少阴、厥阴六篇之下。根据病程的久暂、病情的轻重，病位的深浅、病势的进退、病性的寒热虚实、邪正的盛衰及治疗过程中的不同情况，对外感病进行辨证论治，首开外感病腹诊运用之先河。在诊断方面采取了平脉辨证、腹证辨证、脉证合参、辨病与辨证相结合的方法，把辨证的重点较多地放在病人的客观证候方面，使诊断指征更加明确，依据更加可靠，由于腹诊在诊察病人的客观证候方面具有重要意义，故仲景特别重视，在《伤寒论》397条原文中涉及腹诊的内容就多达114条。

《金匮要略》以脏腑辨证为纲领，主要论述内伤杂病的辨证论治，以疾病种类为主体，分病归篇，同时将病变部位接近者往往归属一篇。仲景在内伤杂病中运用腹诊尤为突出，而且特别擅长，从其著作中可以看出，腹诊常被作为辨证论治的一项重要依据，有时甚至是唯一依据加以强调，如"按之心下满痛者，此为实也，当下之，宜大柴胡汤"（《金匮要略·腹满寒疝宿食病脉证治》）。据统计，《金匮要略》全书22篇中记载有腹诊内容的就有 10 篇之多。

概而言之，仲景的腹诊方法涉及望、闻、问、切四诊，其运用包括分析病因病机、诊断和鉴别诊断疾病、确定病位病性、指导立法论治、选方遣药及判断预后转归等，如分析病因病机的有《伤寒论》239 条云："病人不大便五六日，绕脐痛，烦躁发作有时，此有燥屎，故使不大便也。"241 条云："大下后，六七日不大便，烦不解，腹满痛者，此有燥屎也，所以然者，本有宿食故也。"《金匮要略·水气病脉证并治》云："气分，心下坚，大如盘，边如旋杯，水饮所作。"《金匮要略·妇人产后病脉证治》云："产妇腹痛……此为腹中有干血著脐下。"进行诊断和鉴别诊断疾病的有，《伤寒论》138 条云："小结胸病，正在心下，按之则痛。"149 条云："若心下满而硬痛者，此为结胸也……但满面不痛者，此为痞。"《金匮要略·疮痈肠痈浸淫病脉证并治》云："肠痈者，少腹肿痞，按之即痛如淋。"确定病位和病性的有，《伤寒论》340 条云："病者手足厥冷……小腹满，按之痛者，此冷结在膀胱关元也。"《金匮要略·痰饮咳嗽病脉证并治》云："水在心，心下坚筑……""水在肝，胁下支满……""水在肾，心下悸……"《金匮要略·腹满寒疝宿食病脉证治》云："病者腹满，按之不痛者为虚，痛者为实。"指导治疗的有，《伤寒论》106 条云："太阳病不解，热结膀胱……外解已，但少腹急结者，乃可攻之，宜桃核承气汤。"255 条云："腹满不减，减不足言，当下之。"《金匮要略·痰饮咳嗽病脉证并治》云："病者脉伏，其人欲自利，利反快虽利，心下续坚满，此为留饮欲去故也，甘遂半夏汤主之。"《金匮要略·呕吐哕下利病脉证治》云："下利三部脉皆平，按之心下坚者，急下之，宜大承气汤。"判断疾病的转归和预后的有，《伤寒论》167 条云："病胁下素有痞，连在脐旁，痛引少腹，入阴筋，此名脏结，死。"《金匮要略·黄疸病脉证并治》云："膀胱急，少腹满，身尽黄，额上黑，足下热，因作黑疸。其腹胀如水状，大便必黑，时溏，此女劳之病，非水也。"

纵观《伤寒论》与《金匮要略》，虽然辨证体系不同，或主要为外感病而设，或主要适用于内伤杂病，然而分析具体条文不难发现二者存在着许多共同之处，某些条文方剂在两书中均有出现，如《伤寒论》247 条云"趺阳脉浮而涩，浮则胃气强，涩则小便数，浮涩相搏，大便则硬，其脾为约，麻子仁丸主之。"在《金匮要略·五脏风寒积聚病脉证并治》中也出现了。又如《伤寒论》223 条云"若脉浮，发热，渴欲饮水，小便不利者，猪苓汤主之"，也出现在《金匮要略·消渴小便不利淋病脉证并治》中。而且多数条文叙述形式为先叙证候，后出方治，或其中夹有病机分析，这种方证对应的方式，为据证用方提供了依据，这也是辨证论治的显著特点之一，体现了外感内伤治疗中的共性。正如清代医家柯韵伯所言："原夫仲景之六经，为百病立法，不专为伤寒一科，伤寒杂病，治无二理，咸归六经之节制，六经各有伤寒，非伤寒中独有六经也。"

晋代王叔和的《脉经》载有"结胸""石水"的诊断，如"客热狂入，内为结胸""肾脉微大为石水，起脐下以至，小腹肿垂垂然"。葛洪的《肘后备急方》有"胸胁腹内绞急切痛，不可抑按"的描述，并载有"心下坚痛""心腹胀坚痛"的立方。隋代巢元方的《诸病源候论》作为官修的第一部中医病因、病理、证候学著作，同时也是一部中医诊断学专著，书中对于中医腹诊有较多的记载，虽然散见于各个病候而无专章论述，但综合起来分析，不论是理论还是实践都比较系统全面。全书 67 个病证，1729 个病候，除五官、四肢及外科疮疡之类的病种未涉及腹诊外，在大部分的内伤病、外感病、妇科病、儿科病，以及一些危症的诊断中均运用了腹诊。更有以腹证名病候者，而且还分析了某些腹证的病因病机。如《五脏六腑病诸候》对肝、心、脾、肾等八个脏腑病变时的腹证进行了描述，同时在《水肿病诸候》中指出"水瘕者，由经络否涩……致令水气结聚而成，在于心腹之间，抑按作水声"，说明经络病变时，也可导致腹证的出现。在《腹痛病诸候》《心痛病诸候》《疝痛诸候》等文中，论述了腹痛、心痛诸证的表现特点，从疼痛的部位、疼痛的性质和程度、疼痛放射的方向、疼痛发作的久暂、疼痛伴随的症状等多方面进行了鉴别，如《腹痛病诸候》指出："腹痛者，由腑脏虚，寒冷之气容于肠胃募原之间，结聚不散，正气与邪气交争，相击故痛。其有阴气搏于阴经者，则腹痛而肠鸣，谓之寒中，是阳气不足，阴气有余者也。"在《水肿病诸候》中，论述了腹水程度、性状及腹中硬块等情况，如见于大病后或积虚劳损等的"大腹水肿"是"水气不散，流溢肠外，三焦闭塞，小便不通，水气聚结于内，乃腹大而肿，故四肢小，阴下湿""水症"是"腹内结块牢强，在两胁间膨膨胀满"；"水瘕"是"水气停聚心下，结聚成瘕，在于心腹之间"；"水蛊"是"水毒气聚结于内，令腹渐大，动摇有声，常欲饮水，皮肤鳞黑；水癖"是"水气聚结，在两胁之侧，转动便痛"等。另外书中还载有黄疸合并腹水的描述，如"……小便涩，而身面尽黄，腹满如水状，因名疸水也"。在《痈疽病诸候》中论述了腹肌的紧张度、压痛及肿块等情况，如肠痈为"小腹重而微强，抑之则痛，小便数似淋，时时汗出复恶寒，其身皮皆甲错，腹皮急如肿状""甚者腹胀大，转侧有水声，或绕脐生疮，穿而脓出，或脓自脐中出或大便去脓血"。在《九虫病诸候》中，论述了某些病的腹证，如蛔虫候为"腹中痛，发作肿聚、上下去来，痛有休息，亦攻心痛，口喜吐涎及吐清水"。在《积聚病诸候》《癥瘕病诸候》中，则论述了肿块的部位、大小、硬度、形状、活动度、边缘压痛及粘连等情况，如"积者阴气，五脏所生，始发不离其部，故上下有所穷已，聚者阳气，六腑所成，故无根本，上下无所留止，其痛无常处""积聚成病，蕴结在内，则气行不宣通，气搏于腑脏，故心腹胀满，心腹胀满则烦而闷，尤短气也"。"癥"是"染渐生长块段，盘牢不移"的腹部肿块，"积引岁月，人即柴瘦，腹转大，遂致死"。而"暴症"则"卒然而起，其生无渐""至于成病，死人则速"。

"痕"是"腹部结块，瘕痛随气移动""虚假不牢"，癥瘕的前身是"腹内结饮"，是"饮食与冷气相搏，结饮而生块，有上有下，或浮或沉，亦有根，亦无根，或左或右""久而不痊，积于年多，转而长大，乃成癥瘕"。在《脚气病诸候》中描述了脚气病的腹证，如"胸心冲悸""腹内苦痛而兼下""若治之缓，便上入腹，入腹或肿或不肿、胸胁满气上便杀人"。关于腹诊方法，虽然书中没有明确的详细论述，但从诸种病候的腹证描述来分析，可以看出当时已经使用了抑按、切按、起按、揣摸、推移、动摇、转侧等多种腹诊方法。

综上所述，可见中医学的腹诊在当时已达到较高的水平，其特点是把腹部检诊作为全身检诊的一个重要部分，而腹部检诊又是望、闻、问、切相结合的，甚至有些阴部的症状、体征也描述得十分清楚。《诸病源候论》对扩大腹诊的应用范围，确定腹证的病理学基础，推动腹诊的向前发展起了重要的作用。

唐代孙思邈的《千金要方》也记载有腹诊内容，如"癥坚，心下有物大如杯，不得食，食则腹满""少腹坚，大如盘，胸中胀，食不消""腹中有物坚如石，痛如斫刺，昼夜啼呼"，并制蒲黄汤治"血瘕心腹积聚"。王焘的《外台秘要》则对动气的发生机理及诊断价值做了进一步的论述，如当病"胸中气散"时，临证可见患者"心下有脉洪大跳"，且其动向下延伸至腹部。

宋金元时代，许多医家在研究《伤寒论》时十分重视腹诊内容，不仅重视原著中的内容，而且还作出了不少新的补充，如成无己在《伤寒明理论》（成书于1156年）指出："大抵看伤寒，必先观两目，次看口舌，然后从心下至少腹以手摄按之，觉有满硬者，则当审而治之。"强调诊伤寒必须按腹，并且概括了23种腹证，阐明腹证与诊腹法要点，论述系统，较日本汉方医家后膝艮山（1659—1733）、吉益东洞（1702—1773）的学说早500余年。如论述"心下满"的腹证时指出："心下满者，谓正当心下高起而硬满者是也……大凡心腹胀满而短气者，邪在里而为实也，腹濡满而短气者，邪在表而为虚也。"朱肱在《类证活人书》里指出，脉象不能为辨证论治提供依据时，往往可以通过腹诊来辨其寒热虚实，如"下利三部脉皆平，按其心下硬者，急当下之，协热下利者，脐下必热……寒毒入胃则脐下必寒，腹胀满"。许叔微的《伤寒百症歌》记载了用感应丸治疝癖。张元素的《医学启源》论述了癥瘕、癞疝的腹证，如："癥"为腹中坚硬、按之应手，谓之癥也；"瘕"为腹中虽硬，而忽聚忽散，无有常准；"癞疝"为小腹连卵肿急绞痛也。张从正的《儒门事亲》记载有疝癖治案："王亭村一童子入门，状如鞠恭而行。戴人曰，疝气也。令解衣揣之，二道如臂。"江瓘的《名医类案》记载了朱丹溪的腹诊经验；"丹溪治一妇……小腹有块，偏左如掌大""一人年六十……上脘有块如拳，引胁下痛不可眠""一妇因经水过多，每服涩药致气痛，胸腹有块十三枚""一婢年四十……小腹当中有一气块，初如粟，渐如盏……按之痛甚，扪之高半寸""一妇以毒药去其胎后，当脐右结块，块痛甚则寒热，块与脐高一寸，痛不可按"。这一时期腹诊在内、妇、儿科和法医学等著作中均有体现，如刘坊的《幼幼新书》指出："儿未能语，啼哭不能辨者，以手候腹，如有实硬处，即是疼痛。"在俗称哑科的儿科中应用腹诊来进行辨证，可谓是儿科学中的一大进步，具有重要的实用价值。李东垣《脾胃论》和朱丹溪的《丹溪手镜》则对诊动气做了论述，如《脾胃论》指出："夫胃病其脉缓，脾病其脉迟，且其人当脐有动气，按之牢若痛。"《丹溪手镜》指出："动气，脐傍筑筑然动跳也。由真脏之气虚发动也，虽有攻里发表之证，不可汗下。肝内证脐左有动气，肺脐右，心脐上，肾脐下，并按之牢若痛，必待同而知。"

　　明清时期，腹诊得到了较多的补充与完善，主要表现在动气诊法的发展、内伤杂病腹诊的完善以及温热病腹诊的开展等方面，如张景岳的《景岳全书》、虞抟的《医学正传》、唐容川的《血证论》等，关于诊动气以辨体质、定病位的论述皆有新的阐述。张景岳曰："惊悸者，人但知其心跳，而不知为虚里之动也。"指出诊虚里也属于诊气的内容之一，并强调"虚微者动亦微，虚甚者动亦甚"。《景岳全书·杂证谟》曰："在气在血何以辨之？但察其有形无形可知之矣。盖血积有形而不移，或坚硬而拒按，气痛流行而无迹，或倏聚而倏散。若食积痰饮，皆属有形之证，详察所因，自可辨识。"虞抟则提出于丹田、气海穴处诊候脐间动气。

　　清初张志聪在所著的《伤寒论集注》（成书于1683年）详述了通过腹部按诊以辨虚实，为清代提倡腹诊的代表人物，如"胃中按之而痛，世医便谓有食，夫胃为水谷之海，又为仓廪之官，胃果有食，按必不痛。试将饱食之人按之，痛否？惟邪气内结，正气不能从膈出入，按之则痛。又胃无谷神，脏气虚而外浮，按之亦痛。若不审邪正虚实，即谓有食，伤人必多，又按者轻虚平按，若按不得法，加以用力，未有不痛者。"陈尧道的《伤寒辨证》（成书于1678年）强调诊察脐旁动气，按诊辨虚实，并引陶氏论将腹诊视为"治伤寒看证法则"。如"凡看伤寒，必问病人有无脐旁动气，须以手按其处牢若痛，是皆真气虚""凡厥证可下者，内有燥屎也，必以手按病人脐腹，或硬或痛，或腹中转气下矢极臭者，有燥屎也，乃可下之""看伤寒，必察病人心下两胁小腹，但有硬满处，以手按则痛者，便当问其小便何如""凡腹中痛，按而痛甚为实，按而痛减为虚""腹满者……以手按之，坚硬而痛不可按者为实，可按可揉而软者为虚""凡看伤寒，先观两目，次看口舌有无胎状，已后以手按其心胸至小腹有无痛处……"张石顽的《张氏医通》（成书于1699年）则用腹诊平辨压痛，辨气血虚实。戴天章的《广瘟疫论》（成书于1722年）是继明代吴又可的《瘟疫论》之后又一部关于温病研究的重要著作，同时也是研究温病腹诊的重要著作，书中应用腹诊对多种温热病证候进行了诊断和鉴别诊断，如"心下虽满痛，按之则软，略加揉按，则漉漉有声，此证夹水之辨也""夹食为有物，为实邪，舌苔厚白而微黄，胸膈满痛不可按，而亦不移，夹气为无物，为虚邪，舌苔白薄，胸膈满痛串动而可按""胸膈胁肋四肢有痛，不可按而濡者，即为蓄血确验"。并强调诊温病须于"验舌之后，更细按胸胁"，从而使腹诊成为温热病的重要辨证方法，为外感温热腹诊法的建立和完善作出了贡献。

程钟龄的《医学心悟》（成书于 1732 年）利用腹诊辨别腹痛、腹胀之虚实与病因，并指导立法论治、选方遣药，如"腹者，至阴也。乃里证之中，可以辨邪之实与不实也。既问胸前明白，次则以手按其腹，若未痛胀者，知邪未曾入里，入里必胀痛……若腹胀不减及里痛不止，此里证之实，方可攻之，若腹胀时减，痛则绵绵，此里证犹未实也，但可清之""小腹者，阴中之阴，里证之里，可以知邪之必结实也，既问胸腹，后以手按其小腹，盖小腹藏糟粕之处，邪至此，必结实，若小腹未硬痛者，知非里实也。若邪已入里，小腹必硬痛，硬痛而小便自利，大便黑色，蓄血证也，宜桃仁承气攻之，若小腹绕脐硬痛，小便数而短者，燥粪证也，当以大承气攻之，若小腹胀满、大便如常，恐属溺涩而不通，宜利其小便"。

沈金鳌的《杂病源流犀烛》（成书于 1773 年）详细记述了运用腹诊法诊察积聚、癥瘕、疝癖等病证的方法，如："癥者征也，以腹中坚硬，按之应手，其病形有可征验也。往往见于脐下……积于腹中，牢固不动、故名曰癥。瘕者也，假血成形，腹中虽硬，其实聚散无常也。亦往往见于脐下……推之而动，按之而走，故名曰瘕……然瘕为总病，所流入瘕，皆有名可稽，有形可按。""疝者悬也，悬于腹内，近脐左右，各有一条筋脉扛起，大者如臂如筒，小者如指如笔管如弦。"

俞根初《通俗伤寒论》（成书于 1776 年）在"伤寒诊法"中专列"按胸腹"一节，明确提出了"腹诊"的概念，指出："胸腹为五脏六腑之宫城，阴阳气血之发源，若欲知其脏腑何如，则莫如按胸腹，名曰腹诊。"推腹诊为"诊法之第四要诀"，并且详细论述了胸腹体表分区与内在脏腑的关系，以及诊胸腹、诊脐间动气的方法和辨证意义，如胸以候肺，若"按之胸痞者，湿阻气机或肝气上逆""按之胸痛者，水结气分或肺气上壅""胸前高起，按之气喘者，则为肺胀"。鸠尾以候心，若"浅按便得，深按不得者，气虚之候""轻按洪大，重按虚细者，血虚之候"。两胁候肝胆，若"两胁满实有力者，肝平""两胁空虚，按之无力者为肝虚""两胁下痛引少腹者，肝郁""两胁胀痛，手不可按者，肝痛""男子积在左胁下者属疝气，女子块在右胁下者属瘀血"。脘腹候脾胃，若"脘部抚之，平而无涩滞者，胃中平和而无宿滞""腹满痛喜按者属虚，拒按者属实""按之痞硬者，为胃家实""按腹其热灼手，愈按愈甚者伏热""按腹而其热灼手，痛不可忍者，内痈""痛在心下脐上，硬痛拒按、按之痛益甚者，食积""痛在脐旁小腹按之有块应手者血瘀"。虫病按腹有三候："痛无定处，是一候也""有物如蚯蚓蠢动、豫然应手，是二候也""按之起伏聚散，是三候也"。脐下为"肾间动气"生发之处，故诊动气可候肾。"若动而和缓有力，一息两至，绕脐充实者，肾气充也""脐下按之虚冷，其动沉微者，命火不足也""按之热躁，其动细数，上支中脘者，阴虚气冲也""按之不动，指如入灰中"则提示肾精耗竭。关于诊法，《通俗伤寒论》指出："其诊法，宜按摩数次，或轻或重，或击或抑，以察胸腹之坚软，拒按与否；并察胸腹之冷热，灼手与否，以定其病之寒热虚实。又如轻手循抚，自胸上而脐下，知皮肤之润燥，可以辨寒热；中手寻扪，问其痛与不痛，以察邪气之有无；重手推按，察其硬否，更问其痛否，以辨脏腑之虚实，沉积之何如，即诊脉中浮中沉之法也。"强调"按胸必先按虚里""按腹之要，以脐为先"，这是中医著作中论述腹诊切诊法最明确，最具体的文献，至今对于腹诊的研究仍有重要的参考价值。俞根初集清代以前腹诊研究之精华，并结合自己的临床经验对腹诊进行了一次全面系统的整理和总结，成为对中医腹诊作出专门性论述的第一位医家，为继承和发展中医腹诊作出了重要贡献。

清代其他还有些著作也散在地记载了腹诊内容，如程杏轩《医述》（成书于1826年）论述"腹块""蛔虫""血滞"等腹证。王清任《医林改错》（成书于1830年）论述瘀血为腹块主要成因，订膈下、少腹逐瘀汤，广为医林推崇。林珮琴《类证治裁》（成书于1839年）论述了腹块、食积等腹证，汪宏《望诊遵经》（成书于1875年）论述了内在脏腑病变在腹壁的反应区域，较为详细地整理了中医关于腹部望诊及闻诊的内容，如"胸膈之上，心肺之部也，胁肋之间，肝胆之部也，脐上属胃，脐下属肠，大腹属太阴（脾），脐腹属少阴（肾），少腹属厥阴（肝）"。张振鋆《厘正按摩要术》（成书于1888年）列有"按胸腹法"，提倡切诊与问诊结合。如："诊胸腹……中手寻扪，问疼与不疼者，以察邪气之有无。重手推按，更问疼否？以察脏腑之虚实。"再次推腹诊为四诊之外更增一法。

民国时期（1911—1949），由于帝国主义文化的侵略，北洋军阀和国民党政府排斥、限制和消灭中医学的措施，使中医学受到严重的摧残，中医腹诊几乎灭绝。尽管如此，当时仍然有一些民间医生应用腹诊来诊断疾病、指导治疗，为保障劳动人民的健康、繁衍子孙后代作出了积极的贡献。

综上所述，可见中医腹诊起源于我国战国至秦汉时期，《内经》《难经》奠定了中医腹诊的理论基础。东汉末年张仲景的《伤寒杂病论》创造性地以理法方药一线贯穿于腹诊，将腹诊与辨证论治有机结合，形成了中医腹诊的基本体系。隋代巢元方的《诸病源候论》则广泛运用腹诊于临床各科疾病的诊断中，且以腹证名证候，充实、完善和发展了中医腹诊基本体系，这一时期可谓是中医腹诊的鼎盛时期。唐至清代，历代医家对中医腹诊进行了一些补充和发展，特别是清代俞根初的《通俗伤寒论》专列"按胸腹"一篇讨论腹诊内容，其内容系统全面，至今仍是研究腹诊的重要参考书。但总的来说，宋代以后，由于受封建礼教的束缚，中医腹诊未能在前人的基础上得到很好的发展，而仅仅是以继承和整理前人的临床经验为主，未见腹诊专著刊行，临床应用也较少，没有得到医家的普遍重视，从而使腹诊研究远远落后于脉诊、舌诊，同时也落后于日本汉方医的腹诊研究，使中医腹诊方法发源于中国却在日本广泛应用，这不能不说是我国中医界的一大憾事。

二、汉方医腹诊的渊源与发展

汉方医是在唐代日本从中国引进中医之后，结合他们自己的实践经验而逐渐形成的具有日本特点的汉方医学，其理论基础仍然是源于我国的《内经》《难经》和张仲景的《伤寒杂病论》。

关于日本汉方医的理论及其临床运用，特别是有关腹诊历史及发展情况，中日有关专家学者互有介绍，现根据有关文献就日本汉方医腹诊的渊源及发展情况作一简介，以了解中医腹诊与汉方医腹诊的关系，并为今后腹诊的发展提供一些启示和借鉴。

汉方医腹诊和日本汉方医整个理论体系一样，都源于我国的传统医学，并在此基础上，根据其自身的实践经验和体会，发展了腹诊理论体系，因而具有其自身的特点。

据日本医学史和有关文献记载，日本最初倡导腹诊者为竹田定加（1573—1614）。如日本浅田宗伯的《皇国名医传》载："候腹之法，其起久矣。天正庆长年，竹田定加（号阳山）著《诊腹精要》首倡；其后，松岗意斋和北山道长著《腹诊法》、高井直茂著《元仙腹诊》、浅并惟寅著《内证诊法》、高村良务著《腹诊秘传》等，对腹诊均有发挥。"[1]富士川游的《日本医学史》也有类似记载。然而大塚敬节通过考证认为浅田宗伯出生于竹田定加数代之后，将《诊腹精要》（1706年）的作者竹田定加误作浅田伯[2]。亦有认为腹诊倡导始于五云子，认为《五云子腹诊法》为日本最早的腹诊专著。如日本《皇国医事年表》载："五云子殁于1660年，姓五，字宁，中国福建人，庆安中加入我籍，在长崎行医，后转至奥州秋，更在江户名声大振。"另据《诊病奇侅》附录《五云子腹诊法》载："诊腹之法，唐山反无其说，五云子之于此术，岂宿有独得，抑入我籍之后，观我医之使，因有发明乎。"而在意斋流派的秘传书里记载，意斋流派针术的御薗意斋（卒于1616年）是腹诊始祖。可是，也有梦分斋是腹诊术创始人的记载，梦分斋似乎与意斋之

[1] 山田光胤. 汉方临床 [J]. 中医临床, 1987 (3): 131.
[2] 胜田正泰. 瘀血和腹诊 [J]. 中医临床, 1982 (4): 45.

父为同一人，是梦支流派的始祖。梦分斋之师为多贺药师，据说有多贺药师的《腹诊之法》传抄本。有一点基本可以肯定，即汉方医腹诊法是在我国医学传入日本后逐渐产生并推广应用的，时间是在天正午间（1573～1592），相当于我国明代末叶，或认为是德川时代（16世纪）。

最初，日本是把腹诊法运用于针灸、按摩两科，后来在江户时代（1603～1867，相当于我国明代末叶到清代末叶）古方派兴盛之后，才逐渐推广运用于指导临床处方选药。

考察汉方医腹诊的发展，亦有助于了解其渊源，根据一些代表著作或权威文献，分析汉方医腹诊如何从中国式演变为日本式，将很有启发。

汉方医腹诊在长期的发展过程中，形成了多种流派，据大塚敬节（1900—1980）报道，日本现有腹诊专著77种，其中属"难经派"的36种，属"伤寒派"的36种，属"折衷派"的5种。另外，有书名和作者，但未见其书者尚有28种。由此可见，日本汉方医腹诊是极为流行的，其中又以"难经派"和"伤寒派"为主。现存日本最古老的腹诊书是白行院的《腹诊之法》，属"难经派"。

"难经派"腹诊最初由针师所创立。在杉山和一（卒于1694年）著的《选针三要集》中记载有"针师不懂经络，百病皆由腹推测"之说。此派以《内经》《难经》为主要依据，其腹诊的显著特点是重视肾间动气，并将腹部不同分区与五脏相配，以此诊断"邪气之位置，判断脏腑之虚实，疾病之预后，治疗之方针"（《选针三要集》）。

《难经》记载了很多有关肾间动气的论述。如《难经·八难》云："诸十二经脉者，皆系于生气之原。所谓生气之原者，谓十二经之根本也，谓肾间动气也，此五脏六腑之本，十二经脉之根，呼吸之门，三焦之原。"《难经·六十六难》亦谓："脐下肾间动气者，人之生命也，十二经之根本也，故名曰原。"《难经·十六难》更有五脏为病分别见于脐之上、下、左、右及当脐有动气，按之牢若痛之论。这些论述对"难经派"腹诊产生了深远的影响，并成为该学派的学术特点，例如日本德川时代名医森中虚之名著《意仲立奥》（成书于1696年）即认为"观病人之腹，切肾间动气之所在，识死生吉凶"。同时他根据《难经》还认为病家脐上或右或左均可发生动气，"脐左动气，诊断肝病；脐右一带为肺属，此处有动气，死期将近……中脘动气，可诊脾胃强弱；脐下有动气，诊肾之盛衰"。

"难经派"腹诊著作中最具代表性的为多纪元坚（1795年生）所著的《诊病奇侅》，为继前人腹诊之大成编辑成书。据介绍，该书共有四种版本，第一种版本于天保四年（1833）出版，共收集北山寿安、森中虚、堀井对时等17家腹诊书籍之精要；第二种版本除上述17家外，又增补竹田阳山、味岗三伯等10家腹诊论著之内容；第三种版本由松井子静编译成中文本，成书于明治二十一年（1888），目的是为了将日本腹诊介绍给中国医家，这也是日本第一次向中国输出汉方医书，同年（光绪戊子年）在上海印刷发行，国内现有由 1931 年古越王慎轩重订、苏州国医书社发行，和王毓校点、山西科学教育出版社出版的版本；第四种版本为石原保秀（1877—1943）校订本，昭和十年（1935）刊行。此书之所以称为《诊病奇侅》，据日本医家解释，因望、闻、问、切四诊为中医诊断之正法，腹诊为四诊之外另一法，故名"奇侅"，另据《辞海》（中华书局）释意为"非常之术"。

"伤寒派"腹诊以《伤寒论》《金匮要略》为理论指导，并具体阐明这两本书中所记载的腹证。在临床运用上，以腹诊方法（主要是切诊）所获得的证候（腹证）与《伤寒论》《金匮要略》原著中所记载的腹证进行比较，看是否符合，如果符合则选用原方治疗，如胸胁苦满选用小柴胡汤类方治疗，同时他们还发展了新的腹证，如正中芯、振水音等。这一流派不仅在汉方医腹诊中占主导地位，而且在整个汉方医界亦具有重要影响，成为当今日本汉方医的主要派别之一。

首先提倡"伤寒派"腹诊的是日本古方派的创始人后藤艮山（1659—1733），其著有《艮山腹诊图说》，为最早的"伤寒派"腹诊著作，他在望、闻、问、切四诊之上加按腹和候背二诊作为六诊，艮山的门人秀川修庵（1683—1755）在其所著的《一本堂行余医言》卷首亦写有"吾门以按腹为六诊之要务"。此后，随着古方派的兴盛，汉方医腹诊开始在日本普及起来，并涌现了许多名医和腹诊专著。如被称为日本古汉方派之泰斗的吉益东洞（1702—1773）亦极为重视腹诊，并大力发展腹诊。指出："腹者有生之本，故百病根于此焉，是以诊病必候其腹。"又说："先证不先脉，先腹不先证也。"强调诊病必须候腹。其门人濑丘长圭（1733—1781）秉承师业，著有《诊极图说》。

虽然"伤寒派"腹诊主要以《伤寒论》《金匮要略》为理论依据，但其诊法和部位也有源于《内经》者，如稻叶克文礼（卒于 1805 年）在其著作《腹证奇览》序言中说："古有言，病所根在腹，探以知其壅滞。古谓之诊尺，以自鸠尾至脐一尺也。《灵枢·论疾诊尺》曰'黄帝问于岐伯曰：余欲无视色持脉，独调其尺，以言其病，从外知内，为之奈何？岐伯曰：审其尺之缓急小大滑涩，肉之竖脆，而病形定矣'。又《内经》曰'尺内两旁'则季胁也。'又按脉动静，循尺滑涩寒温之意，视其大小，合之病态，且古人言疾必言腹心，然而腹诊之于治疗，莫先于斯。"指出《内经》中的诊尺之论，是"以腹中名尺，诊腹候"，认为："鸠尾至脐作一尺，其两旁则胁肋下缘也。季者末也，胁肋之末之义。内，与外相对之词，相对脐下称'尺外'，故曰'尺内'，'尺中'为其义也。"

"伤寒派"腹诊专著甚多，人才辈出，但最具代表性的是《腹证奇览》和《腹证奇览翼》。前者由稻叶克文礼所著，他师于古方派吉益东洞之信徒鹤泰荣门下，勤学"伤寒派"腹诊法。为了精益求精，他走遍日本各地，搜集诸家腹诊著作，终于在 1800 年集各家腹诊之精华而编成《腹证奇览》。在游历途中，他于 1793 年在远州滨松与和久田寅叔虎相遇，并收其为门徒，共同钻研腹诊术。1805 年，文礼病故后，叔虎继承师业，于文化六年（1809）著《腹证奇览翼》初篇，天保四年（1833）出版了第二篇，永嘉六年（1853）又出版了第三、四篇。1981 年 5 月间，医道日本社复刻《腹证奇览》和《腹证奇览翼》，二书合版名为《腹证奇览》（全），并由日本当代名医大塚敬节、矢数道明解题，皆以仲景经方为主体，以腹证为中心，说明其适应证，并附腹诊图以示意，所举腹证大多直接引自仲景之论。因此，以仲景原著为依据、方证相对、达其运用为"伤寒派"腹诊的基本特点。自从昭和初年日本汉方医复兴以来，此书最为流行，很受汉方界推崇，汉方医家之腹诊法多以此为依据，运用于临床。正如矢数道明在《腹证奇览》（全）序言中所说："稻叶克文礼著的《腹证奇览》四卷和他的学生和久田寅叔虎著的《腹证奇览翼》八卷的集成本，二书相得益彰，浑然一体，已成为历代以来日本腹诊的代表文献。"

此外，尚有一些其他流派，如曲直濑道三派的《五十腹图》和《百腹图》，图着颜色，以色区别，既不属于"难经派"也不属于"伤寒派"，与日本现在对腹证的看法不大相同。

综上所述，可知日本汉方医腹诊是从室町时代（1392～1593 年，相当于我国的明代）兴起的，起初只是在针灸、按摩两科中使用，由于后藤艮山、吉益东洞等人的极力提倡，从江户时代（1264～1867 年，相当于我国明代末叶到清代末叶），腹诊研究开始受到广泛重视，腹诊应用开始普及，并且出现了多种流派和腹诊专著，其中最有代表性的是"难经派"的《诊病奇侅》、"伤寒派"的《腹证奇览》和《腹证奇览翼》。日本汉方医腹诊在数百年的发展历史过程中已从中国式的腹诊法，逐渐演变成了独具风格的日本式腹诊法，而且在国际上受到重视，正如矢数道明所言："近年来中医学的国际交往日趋频繁……日本中医风貌独有的腹诊术受到国际上的注目已势所必然。"

但是，日本汉方医腹诊的发展也不是一帆风顺的，在日本明治维新时代，由于西洋医学的传入，日本汉方医腹诊以及整个汉方医曾受到严重冲击，几乎面临消亡的境地，只是近二十年来，由于世界各国医药界逐渐认识到化学合成药的毒副作用，尤其是在我国中医事业蓬勃发展和世界性中医热潮的影响下，日本汉方医才重新活跃起来。目前在汉方医诊疗中，腹诊（特别是"伤寒派"腹诊）已成为不可缺少的最基本诊法，在汉方医病历上，均设有腹诊专页和预先印好的空白腹象图，以便医师在临诊时能较快地将患者腹象标明，作为腹证记录下来，以供诊疗参考。此法在汉方医临床各科均普遍采用，这一点很值得我国中医界学习借鉴[1]。另外，由于日本实验医学的发展，日本汉方界对腹诊也做了一些现代化、客观化的尝试，详细内容将在以后章节中介绍。

---

[1] 刘文巨.中医与汉方医腹诊［M］.南昌：江西科学技术出版社，1985.

三、腹诊发展的现状

新中国成立以来，特别是 20 世纪 80 年代以来，随着对中医学研究的不断深入，中医腹诊也得到了较多的研究与应用，中医学术刊物上发表了不少有关腹诊的研究论文。中国中医研究院研究生部开设了中医腹诊专题讲座作为临床课程教学内容，并招收了中医腹诊研究生。腹诊研究被列为"七五"期间卫生部部级科研课题，中医腹诊的研究论文进入了国际学术交流，并于 1987 年召开了首届全国中医腹诊专题学术研讨会。这些都不同程度地推动了腹诊研究的深入开展。目前，腹诊发展的现状主要表现在以下几个方面：

（一）腹诊文献得到了较系统的整理

历代中医典籍和日本汉方医籍中均存在着大量中医腹诊的记载。新中国成立以来，许多学者致力于这方面的文献研究，使腹诊文献得到了初步整理，也使一些理论问题得到了澄清。

1. 经典著作中的腹诊得到了阐发

《内经》《难经》中有关腹诊的论述，说明了腹诊的方法论原理、腹诊的理论基础、腹诊方法以及腹诊在某些疾病诊断和鉴别诊断上的应用。《伤寒杂病论》创造性地以理法方药一线贯穿于腹诊的临床运用，将腹诊和辨证论治有机结合在一起，用于分析病因病机，进行临床辨证指导治疗、判断预后，创立了中医腹诊的基本体系。刘氏[1]、张氏[2]、周氏[3]等许多学者对这些经典著作中的腹诊做了专门的整理阐发，这方面的研究阐发使对腹诊中一些有不同观点的学术问题的认识趋于一致，如我国中医界和日本汉方医界对腹诊的基本概念认识不尽相同，国内一些学者对此也有不同见解，腹诊文献的研究使对这个问题的认识得到基本统一。

关于腹诊的起源，中日两国学者也曾有不同认识。但中日两国许多文献记载表明腹诊起源于中国。梁氏[4]对中医腹诊的源流做了专题研究，通过对历代有关中医腹诊文献的整理，说明中医自古以来就很重视探讨胸腹部的病理征象与疾病之间的关系，腹诊是辨证论治的重要依据之一。日本汉方医家大塚敬节通过对日本现有腹诊著作的分析。将

[1] 刘志勇.《伤寒》《金匮》腹证辨析 [J]. 山东中医学院学报，1982（1）：55–57.
[2] 张鸣鹤. 张仲景腹诊的考查与临床实践 [J]. 山东中医学院学报，1984（4）：28–29.
[3] 周朝进.《内经》腹诊初探 [J]. 浙江中医杂志，1988（2）：81–83.
[4] 梁嵘. 中医胸腹诊的源流及其诊法体系的整理 [D]. 北京：北京中医学院硕士论文，1988.

其划分为"难经派""伤寒派""折衷派"[1]，体现了以《难经》《伤寒论》和《金匮要略》作为其理论根据和方法来源之特点，也从一个侧面说明了日本汉方医腹诊源于我国。

2. 后世医家的腹诊文献得到了研究

汉代以后许多中医著作皆有关于腹诊的论述，但其论述多为散在而未成系统。梁氏[2]依据各家著述和医案，对中医腹诊体系进行了初步的整理，包括：腹诊的方法，从望、闻、问、切的不同角度对腹诊内容及其临床意义进行分类归纳，阐述了腹诊所见的病理变化与脏腑病证之间的内在联系。靳氏[3]整理了《诸病源候论》中的腹诊，对常见腹证的临床意义及腹诊方法做了阐发。沈氏[4]对《通俗伤寒论》中的腹诊方法及辨证意义做了整理阐发。梁氏[2]探讨了《广瘟疫论》中温热病腹诊的内容，为进一步研究腹诊在外感温热病中的应用提供了宝贵资料。

3. 介绍日本腹诊文献，校注编译出版腹诊专著

随着中日学术交流的开展，我国学者开始注意研究介绍日本汉方医腹诊情况。如：刘氏[5]、李氏[6][7]等对日本汉方医腹诊的发展概况、方法、辨证及一些常见腹证的现代研究情况做了介绍，许多学者翻译了一些日本腹诊文献[8][9]，日本"难经派"腹诊的专著《诊病奇侅》由王氏[10]校点后在国内再次出版，"伤寒派"的代表作《腹证奇览（全）》1988年10月由中国书店出版部出版，《中医与汉方医腹诊》专著1985年由江西科技出版社出版。

（二）腹诊的理论研究日趋深化

1. 遵循中医理论，探讨腹诊原理

中医腹诊以中医基本理论为指导，如何从中医理论角度阐明腹诊的基本原理，是腹诊研究中的一个重要问题，笔者等认为藏象、经络、气血津液理论不仅说明腹诊与人体整体功能相联系的原理，而且是指导腹诊判断病变部位、病邪性质的生理学依据。并从

［1］ 张机.伤寒论［M］.上海：上海科学技术出版社，1981.

［2］ 梁嵘.中医胸腹诊的源流及其诊法体系的整理［D］.北京：北京中医学院硕士论文，1988.

［3］ 靳士英.诸病源候论和中医的腹诊［J］.云南中医杂志，1982（6）：5.

［4］ 沈万生.论俞根初对腹诊的贡献［J］.浙江中医杂志，1987（6）：277.

［5］ 刘文巨.中医与汉方医腹诊［M］.南昌：江西科学技术出版社，1985.

［6］ 李治淮.腹诊：日本汉方医学诊断方法介绍［J］.山东中医学院学报，1982（4）：38-39.

［7］ 李钟英.日本的东西方医学结合及胸胁苦满的研究［J］.中医药研究资料，1981（13）：54-61.

［8］ 陈徽徽.谈谈腹证［J］.日本医学介绍，1981（12）：31.

［9］ 罗绳祖.瘀血腹诊考［J］.日本医学介绍，1981（7）：27.

［10］ 王毓.诊病奇侅［M］.太原：山西科学教育出版社，1986.

腹诊与脏腑位置、功能的关系，腹诊与经脉循行、特定经穴的关系，腹诊与气血津液理论的关系，以及从现代科学的认识等方面阐述了腹诊的基本原理。陆氏[1]根据中医理论，探讨了腹部体表区域与依据腹证进行脏腑辨证定位之间的关系，以进一步阐发腹诊原理，将胸腹体表与内在脏腑的病变归属为对应关系（即胸腹某部位为某脏腑所主）和重叠关系（即某一胸腹部位可内属于多个不同脏腑）。赵氏[2]也从解剖生理角度将中西医学的内脏名称、生理功能统一起来，探讨腹部的定位诊断，将腹部的病理区域划分为同位反应区（即腹部脏器的病变可反应于该脏器的体表投影）与异位反应区（即出现腹证的腹部区域与病变脏器的体表投影差别很大或完全不同）。曹氏[3]研究整理了脐诊法的原理和临床运用。这些认识对于阐明中医腹诊的基本原理均具有重要意义。

2. 探讨腹部划区，腹诊趋于规范

腹部区域划分有助于准确描述某些腹证的表现部位，并借以说明腹证出现的不同部位与内属病变脏腑之间的关系，也是实现腹诊规范化的基本条件。中国和日本的古今许多腹诊文献均对这个问题有过论述，早在《内经》《难经》中就有心下、脐左、脐右、脐下、当脐、左胁下、右胁下等部位的记载，《伤寒杂病论》中也有心下、胸胁、胁下、小腹、少腹等部位的论述。日本的《诊病奇侅》《腹证奇览》也有类似划分。目前，中医临床各家划分方法各异，为了实现腹诊规范化，中国中医研究院腹诊课题组在研究腹诊原理的基础上，通过对古今多种划分方法的系统研究，提出了胸区、心区、心下，左胁部、右胁部、左肋下、右肋下、脐部、小腹、左少腹、右少腹共11个区域的划分方法，并总结了各部腹证的内属脏腑。武氏[4]则根据自己的经验，采用腹诊线和腹诊区来划分腹部，腹诊线为前正中线的第一线、沿着左右腹直肌的第二线、从乳头直下之肋缘下至髂骨窝的第三线、从章门穴起至髂骨里侧的第四线，腹诊区为胸胁区、心下区、胃脘区、脐区、脐下区、右少腹区、左少腹区、京门区等，并指出了各线、区常见的病理变化。

3. 制订诊断标准，腹诊趋于客观

长期以来，腹诊多限于采用望、闻、问、切的诊断手段，主观成分较多，对腹证的诊断缺乏客观标准，影响了腹诊在临床上的推广应用。为此，中国中医研究院腹诊课题组制订了胸胁苦满、心下痞、心下痞满、心下痞硬、心下支结、心下痛、心下悸、腹胀满、腹痛、少腹急结等二十多个常见腹证及其类证的诊断标准，从表现部位、诊断要点、

————————

［1］ 陆云飞. 首届全国中医体质学说及腹诊学术研讨会学术总结［J］. 中西医结合杂志，1987（11）：702-704.

［2］ 赵文郁. 腹诊定位诊断初探［A］. 首届全国中医腹诊学术研讨会论文集，16-21.

［3］ 曹希和. 试论脐诊法［J］. 中医杂志，1988（9）：9.

［4］ 武定一. 腹诊划区及腹诊顺序探讨［J］. 中医杂志，1988（9）：26-27.

兼症方面提出了诊断依据，对具有不同病理意义的相似腹证进行了鉴别，并提出了各个腹证的参考方剂。腹证诊断标准的制订，为腹诊的客观化、规范化打下了一定的基础。

（三）腹诊的临床研究日趋深入

1. 阐明腹诊意义，探索应用规律

许多学者通过有关腹诊文献的研究，结合临床体会，对腹诊意义做了阐发。概言之，腹诊在临床上可判断病名，并作为诊断和鉴别诊断的依据，指示病变部位，审察病因病机，确立治疗方法，判断疾病的预后转归，观察临床疗效等。笔者等探讨了腹诊的临床运用规律，从据腹证、活用经方，察局部、整体论治分部位，因势利导等方面，说明了腹诊指导临床治疗的某些特点。这些对于阐明腹诊的特殊价值，扩大腹诊的临床应用范围均具有积极意义。

2. 着眼专科病种，研究腹诊特点

近年来许多学者将腹诊的临床应用研究，从个例摸索发展到针对某些专科病种，进行了大宗病例的观察研究，以探讨腹诊在这些病种的诊断治疗上的特殊意义。如金氏[1]总结分析了200余例中风患者的腹诊情况，根据腹诊所见，确定病位之深浅，判断病变之属中络、中经，病情之轻浅与危重，病证之属实、属虚。黄氏[2]对20例胃下垂患者做立位与卧位腹诊，并以X线摄片对照，发现均有不同程度的胃形低垂，下腹膨起，饱腹后舒服，腹壁脂肪菲薄和腹肌松弛，并发现剑突下沿中线向下触及空瘪的止点与X线片示胃小弯位置呈现一定相关性。李氏[3]观察了360例慢性前列腺炎的腹诊反应，发现湿热下注、血瘀、肾虚各型均有其腹诊特点，这些腹证表现随病情之加重、好转、痊愈而相应加重、减轻、消失。冯氏[4]对100例腹部动悸临床观察，发现脾胃虚弱、中气下陷者，易扪及腹部动悸，二者轻重程度一致，肋下角越窄，动悸越明显。张氏[5]总结分析了100例心下痞硬证与病种、病因、体质、辨证分型的关系。

3. 兼顾临床各科，指导临床治疗

目前，腹诊不仅在内科临床上得到广泛应用，而且也被应用于妇、儿、外伤科，以指导临床诊治。如叶氏[6]报道，对少女狂躁型精神分裂症，根据少腹急结，予桃核承气

———————
[1] 金鸿伟.试论腹诊在中风临床中的应用及意义［A］.首届全国中医腹诊学术研讨会论文集，73–77.
[2] 黄肖功.20例胃缓（胃下垂）腹诊体会［A］.首届全国中医腹诊学术研讨会论文集，86–87.
[3] 李夫道.360例慢性前列腺炎腹诊反应规律初探［A］.首届全国中医腹诊学术研讨会论文集，787–790.
[4] 冯振兴.腹诊动悸100例分析［A］.首届全国中医腹诊学术研讨会论文集，82–85.
[5] 张志高.心下痞硬证100例的临床分析与探讨［A］.首届全国中医腹诊学术研讨会论文集，77–81.
[6] 叶橘泉.仲景学说腹诊与方证的研究［J］.中西医结合杂志，1986（2）：74.

汤不数剂而愈；胆囊炎、胆结石、胰腺炎，诊得心下急，郁郁微烦，腹满痛，呕吐，往来寒热，予柴胡汤为主，随症加减，往往应手奏效；妇科病，月经障碍，诊得下腹急结，属瘀血证，予桂枝茯苓丸，屡获奇效。郑氏[1]从腹部望、闻、问、切所见各种病理变化方面，论述了中医腹诊在妇科临床上的应用。杨氏[2]阐述了小儿腹诊的方法和临床应用，并分析了小儿科临床常见的特殊腹候。潘氏[3]应用腹诊对闪挫伤见有两例腹直肌挛急如弓弦，脐周围有硬块疼痛，诊为实热型瘀血证；对上肢及腰脊部疼痛走窜，根据胸胁苦满一征，用小柴胡汤加减治疗，取得满意疗效。

（四）腹诊的学术交流日益广泛

1. 国际性学术交流

近年来中医腹诊进入了国际学术交流，扩大了其在国际上的影响。1981 年扬维益在北京召开的中日伤寒论学术讨论会上介绍了我国中医腹诊研究与应用情况，1987 年笔者在上海召开的中医药国际学术会议上报告了《论腹诊源流原理及其临床运用》的学术论文。笔者等的《论血瘀与腹证的研究意义》一文参加了 1988 年在北京召开的"血瘀证研究国际会议。"

2. 国内学术交流

中医腹证在国内通过多种学术刊物得到了广泛的交流。1987 年 8 月在秦皇岛市召开了首届全国中医腹诊学术研讨会，会上交流论文 189 篇，会议对中医腹诊的源流、原理、方法、临床运用及老中医独创的经验进行了广泛的交流。既总结了腹诊研究所取得的成就，又对今后进一步开展这方面的研究起到了良好的推动作用。

此外，近年也有一些学者对进一步开展腹诊研究的思路方法做了探索。如吴氏[4]从腹诊文献的系统整理、临床群体调查、腹诊比较研究及实验研究的途径与方法方面做了探索。陈氏[5]也对腹诊客观化研究提出了设想。张氏[6]提出了光电腹诊仪应用于中医腹诊的构想，即利用光电转换作用，通过 X 线荧光屏探测胃肠含气量以反映胀满程度。这些设想对于今后开展腹诊研究具有一定参考价值。

腹诊客观化是腹诊研究中一个亟待解决的课题，中国中医研究院腹诊课题组承担了

[1] 郑其国. 中医腹诊在妇科临床上的应用 [A]. 首届全国中医腹诊学术研讨会论文集，102-104.
[2] 杨卫平. 小儿腹诊的临床应用 . [J]. 云南中医杂志，1986（5）：18.
[3] 潘德孚. 腹诊浅识 [J]. 浙江中医药，1979（8）：284-285.
[4] 吴正治. 中医腹诊研究的思路与方法 [A]. 首届全国中医腹诊学术研讨会论文集，109-112.
[5] 陈玉琢. 中医腹诊及其现代化研究的构想 [A]. 首届全国中医腹诊学术研讨会论文集，112-115.
[6] 张鸣鹤. 光电腹诊仪应用于中医腹诊的构想 [A]. 首届全国中医腹诊学术研讨会论文集，116-120.

这一卫生部"七五"期间科研课题的研究工作，开展腹诊检测客观化、腹诊仪研制及临床验证的研究，采用自己设计的"腹诊病历"，详细记载主诉、病史及望闻问切等一般临床资料，突出腹部各区域的腹诊特点，并结合实验室检查及现代仪器的辅助检查，以系统研究腹诊与辨证论治的关系，探讨腹诊的临床应用规律。与清华大学合作研制腹诊仪的工作已完成。

总之，中医腹诊是一种古老而富有强大生命力的诊断方法，新中国成立以来，无论在文献整理、理论研究，临床应用研究方面均取得了不少成就，但也存在着一些问题，如对现有文献、临床资料尚缺乏全面系统、完整规范的整理，对腹诊的理论及临床研究缺乏计划性和系统性，对腹诊的多学科综合研究及现代研究重视的还不够。但随着对这一研究更加广泛深入的开展，把握中医理论体系的指导作用，并注意吸收现代科学技术手段，在重点开展临床应用研究的同时，重视开展实验研究，使研究多层次同步前进，必将能使中医腹诊进入高层次水平发挥更大的作用，为提高中医诊疗水平发挥重要作用，使我国中医腹诊处于领先地位。

四、腹诊学发展的新体系

前已介绍中医腹诊及日本汉方医腹诊的源流、发展与现状，由此不难看出，中医与汉方医腹诊同出一源而各具特点。

中医腹诊历来作为中医诊断学的组成部分，并受中医理论体系指导，以藏象、经络、气血津液的生理病理为依据，结合病因病机理论，对腹诊所得征象参照全身情况进行综合分析，以判断病位之所在、病因之属外感内伤、病性之寒热虚实，而后在因人、因时、因地制宜等原则的指导下，确立治则，选用恰当的方药进行治疗。因此，作为整个中医学理论体系两大特点的整体观念和辨证论治同样是中医腹诊的显著特点，亦是中医腹诊必须遵循的基本原则。这是由腹诊在中医学中所处的地位所决定的。因为腹诊随中医学的起源而产生，《内经》中的腹诊理论与实践没有成为一个独立的体系，仅将腹证作为与身体其他部位的证候表现同等重要来看待，而且应用还不如脉诊、舌诊广泛。从《难经》《伤寒论》《金匮要略》到隋唐宋金元明清历代各家著作中可以看出，中医学的发展基本上遵循了《内经》所确立的理论原则，中医腹诊自然也不例外，这是形成中医腹诊特点及其发展现状的原因所在。

日本汉方医腹诊亦源于中医学，中医学的一些理论原则对汉方医腹诊及整个汉方医学体系均产生了重大影响。但由于种种复杂的因素，与中医腹诊相比较，汉方医腹诊确实也具有某些自身的特点和优势。日本接受并崇尚中医学是以实用为目的，而且注重简捷易学、客观明了，不注重推理，而中医学腹诊明显具有这些特点，所以日本汉方医对腹诊很重视，广为推崇并精琢细研，逐渐形成了独特的腹诊理论和腹诊方法，并予以广泛应用。比较中医著作中有关腹诊的论述，《伤寒论》《金匮要略》中虽然直接讨论腹诊原理与诊法不多，但叙述腹证较为完备，尤为可贵的是在叙述腹证后，往往提出相应治疗方剂，这样正合日本汉方医"理论无用，实证至上"的心愿。如"心下痞，按之濡，其脉关上浮者，大黄黄连泻心汤主之。"（《伤寒论》159条）"按之心下满痛者，此为实也，当下之，宜大柴胡汤。"（《金匮要略·腹满寒疝宿食病脉证治》）因此，日本汉方医对于《伤寒论》《金匮要略》尤为推崇，"伤寒派"不仅在腹诊流派中占主导地位，实际上已成为整个日本汉方医的代表。所以方证对应是汉方医腹诊的基本特点，而且所谓方证对应的"证"主要是指"腹证"。尽管中医腹诊注重整体诊察、综合分析的原则对汉方医有一定影响，如《腹证奇览》中也有论腹证兼及其他证，《腹证奇览翼》对此更有多次强调，如"然不可单据腹证，须与外证对照辨察""然本方证自其外证辨之，关键在于胃气不和，不可只凭其腹证"。但总体来说，汉方医腹诊在以后的发展运用中注重腹证而忽视了他证，在病因方面比较注重气血水食毒，而忽视了其他，而较注重"随证治之"。总之，在突出"方证对应"原则的同时，对整体观念和辨证论治不够重视，有经验主义的倾向，正如日本学者桑木崇秀所言："但在日本腹诊可能有两种缺陷，其一是无视望闻问诊，以腹诊为最优，并采用忽视理论的腹诊而直接结合方剂运用。日本的腹诊技术比中国优越，但为经验主义，没有理论，今后应建立腹诊的理论体系。"

上述分析可使人们比较清楚地看到中医与汉方医腹诊各自的特点及其所存在的不足之处，这无疑有助于明确我国腹诊今后的发展方向，即立足中医学基本理论体系，遵循中医腹诊固有特点，借鉴日本汉方医运用腹诊的经验，取长补短，融合两家之长，加强腹诊的多学科综合研究和现代研究，逐步使腹诊理论系统化、腹诊指标客观化、腹诊实质明晰化和腹诊技术现代化，以建立中医腹诊学的新体系。这对于继承中医腹诊这份中医学中的宝贵遗产，使其获得新生，并予以丰富发展、宏扬光大、提高辨证论治水平都将具有重要意义。笔者愿在以后各章节里就此尝试，以引起广大中医学者的重视，从而推动中医腹诊学的不断向前发展。

五、腹诊著作叙录

（一）《诊病奇侅》

《诊病奇侅》为日本汉方医"难经派"腹诊之代表作，作者为多纪元坚（1795年生）。该书共有四种版本，第一种版本于天保四年（1833）出版，共收集北山寿安、森中虚、堀井对时等17家腹诊书之精要编纂而成；第二种版本除上述17家外，又增补竹田阳山、味岗三伯等10家腹诊论著之内容；第三种版本由松井子静编译成中文本，并又增加了5家腹诊论著的内容，成书于明治二十一年（1888），这是日本第一次向中国输出汉方医书，同年（光绪戊子年）在上海印刷发行；第四种版本为石原保秀（1877—1943）校订本，昭和十年（1935）刊行。目前我国现存经古越王慎轩重订，1931年苏州国医书社发行，以及经王毓校点，1986年山西科学教育出版社出版发行的汉译本，即第三种版本。

该本书共采摭日本中医论腹诊者32家，分上、下两卷。上卷包括叙说、下手法、平人腹形、部位、通腹形证、虚里、腹动通说，胸上、心下、中脘、水分等内容，详细论述了腹诊的意义、腹诊的方法、腹诊的分区、常人腹形、常见腹证、虚里诊法、动气诊法，及胸上、心下、中脘、水分等分区腹诊及临床意义。下卷包括脐中、小腹、腹中行、腹两旁、胁下、腹痛、腹满、妇女妊娠、小儿、众疾腹候、死生等章节，详细论述了脐诊、任脉诊及小腹、腹两旁、胁下等分区腹诊及临床意义，并对妇女妊娠、小儿、腹痛、腹满、死生及诸病腹诊方法和腹证做了阐述，最后附载有五云子腹诊法。

该书以《内经》《难经》为主要理论依据，荟萃各家之论，集前人腹诊经验之大成，从不同角度、不同侧面反映了中医腹诊的丰富内涵。其重视诊察胸腹部动气，将腹部分区与五脏相配，突出腹诊的临床意义为该书的基本特点，不足之处是对腹证的治疗论述较少，所列方药不多。

（二）《腹证奇览》与《腹证奇览翼》

两书均为日本汉方医"伤寒派"腹诊的代表作。前者由稻叶克文礼（卒于1805年）所著，成书于1800年，共四卷。后者为其入室弟子和久田寅叔虎所著，共四篇八卷，第一篇于文化六年（1809）出版，第二篇于天保四年（1833）出版，第三、四篇于永嘉六天（1853）出版。1981年5月间，医道日本社复刻《腹证奇览》和《腹证奇览翼》，并将二书合版名为《腹证奇览》（全）。我国现已存有由陈玉琢等编译，1988年10月中国书店出版部出版发行的编译本。为便于读者学习研究，该书打乱原书次序，分为总论和各论两大篇。总论包括腹证诊察方法及图解，《内经》诊尺图解及诊尺左右内外上下三部图，仲景腹证部位及周身名目、三阴三阳、表里内外图解，肾间动气说及图解，动悸辨证（附治法略案）和腹中诸块辨证及治法（附方九首）等内容，详细论述了腹诊的基本理论和方法，并对《内经》《伤寒论》的腹诊内容及肾间动气进行了探讨，同时还对动悸、腹中诸块进行了辨证论治。各论包括桂枝汤类方证、麻黄汤类方证、柴胡汤类方证、栀子豉汤类方证、泻心汤类方证、承气汤类方证、白虎汤类方证、十枣汤类方证、建中汤类方证、苓桂剂类方证、四逆汤类方证、真武汤类方证、奔豚汤类方证和其他类方证等内容，以《伤寒论》《金匮要略》原方类证并配以形象逼真的腹诊图，详细地论述了常见腹证的辨证论治。全书论述 140 篇，附图近 150 幅，图文并茂，以仲景经方为主体，以腹证为中心，方证相对为基本特点。

（三）《中医与汉方医腹诊》

《中医与汉方医腹诊》为我国第一部有关中医腹诊的专著，由刘文巨、周超凡编著，1985 年 8 月江西科学技术出版社出版。全书共分七章，第一章介绍了中医腹诊的起源和汉方医腹诊的发展，第二章介绍了常见的腹证和腹诊法，第三章介绍了按《伤寒类方》对腹证的论述，第四章介绍了《金匮要略》和其他方书中一些方剂的腹证，第五章介绍了中医与汉方医腹诊在内科疾病的用方，第六章介绍了中医与汉方医腹诊在妇科及其他疾病的用方，第七章介绍了腹诊与临床处方的常见格式，最后附录了由汉方医家思学斋著、中村悠手抄的《腹诊指掌图》一书。该书就诊腹方法和 20 种腹证进行了论述，并附有形象生动的插图，是中村悠在安政 3 年 3 月手抄的，并由长尾顺一于昭和 50 年 2 月 16 日（即 1975 年 2 月 16 日）在日本东洋医学会东海部会上进行了介绍。全书既重视古代中日腹诊经验的总结，又重视现代中日腹诊经验的积累，图文并茂，古今兼蓄，中日合参，突出了腹诊的临床运用，强调了腹诊的临床价值。

第三节　中医腹诊原理

腹诊以中医学基本理论体系为指导，其中藏象、经络、气血津液理论不仅说明了胸腹与人体整体功能相联系的原理，而且是通过腹诊判断病变部位、病邪性质的生理学依据。

通过诊察胸腹部的外在表现来判断内在脏腑、经脉、气血津液等方面的病理变化，这来自于长期临床实践经验的总结和积累，并在此基础上逐渐上升为理性认识，成为中医腹诊学的理论基础，随后，又反过来指导着中医腹诊学的发展，这种由实践到理论，再由理论到实践的发展过程完全符合自然科学的发展规律。下面从腹诊的方法论依据、腹诊与藏象理论、腹诊与经络理论、腹诊与气血津液理论、腹诊原理的现代认识等五个方面加以论述。

一、腹诊的方法论依据

腹诊方法是通过诊察胸腹部的外在表现，以判断内在脏腑、经脉、气血津液等方面的病理变化，是与古代历史条件相适应的一种诊断方法，属于一种据外揣内、由表知里的方法，因此，腹诊方法与中医其他诊法一样具有相同的方法论原理。《灵枢·刺节真邪》指出："下有渐洳，上生苇蒲，此所以知形气之多少也。"即从苇蒲的繁茂可以推断苇蒲下面湿地之大小和肥瘠。《灵枢·外揣》也提出"远者司外揣内，近者司内揣外"的原则，并将内在脏腑组织与外在表现的关系比做"日与月焉，水与镜焉，鼓与响焉"。因为"日月之明，不失其影，水镜之察，不失其形，鼓响之应，不后其声，动摇则应和，尽得其情"，所以"合而察之，切而验之，见而得之，若清水明镜之不失其形也，五音不彰，五色不明，五脏波荡，影之似形"。由此可见，诊察外部表现以推断内部病变的诊法，是建立在古人长期生活医疗实践基础上的，是我国古代人民在与疾病长期斗争中形成和发展的，是劳动人民智慧的结晶。中医学的基本研究方法之一是取象比类，又称援物比类，即运用形象思维根据被研究对象与已知对象在某些方面的相似或相同（援物、取象），从而认为两者在其他方面也有可能相似或类同（比类），并由此推导出被研究对象某些方面性状的逻辑方法，这是人类认识大自然的最基本方法之一。正如《内经》指出："援物比类，化之冥冥。""不引比类，是知不明也。"古代医家正是从日月、水镜、桴鼓之间的关系，推演到人体的外部表象与内在的变化机理之间也必定存在着确定的相应关系，内脏功能活动必然有其外在表现，内脏病理变化亦必有相应征象反映于外。对此，《丹溪心法》高度概括为："当以观乎外，斯以知其内，盖有诸内，必形诸外。"因此，可以通过观察人体外在表象，来认识人体内在脏腑的变化，"视其外应，以知其内脏，则知所病矣"（《灵枢·本脏》）。这就是司外揣内，或者说以表知里方法的认识论依据，同样也是望、闻、问、切四诊方法的认识论依据。

中医学对于人的生理、病理的许多认识都源于这一方法。如藏象理论的主要内容大都是这样得来的。所谓"藏象"，唐代王冰在注疏《内经》时说："象，谓所见于外，可阅者也。"（《素问·六节藏象论》）明代医家张景岳说得更清楚："象，形象也。藏居于内，形见于外，故曰藏象。"（《类经》）可见，"藏象"就是由外在信息推知的脏腑内在联系的图像，司外揣内是它的基本方法。反之，体现于《内经》《难经》的五脏六腑、五色、五声、五体等关系的藏象学说及其病理表现也为这种司外揣内的诊法提供了必要的条件。

虽然腹诊的部位仅限于胸腹部，属于一种局部诊法，但根据中医学的整体观念，胸腹部是人体的一个组成部分，因此，它必然与五脏六腑、四肢百骸具有整体联系，人体的整体机能活动情况完全可以通过胸腹部征象反映出来，这和耳穴耳针、五轮八廓，鼻部分区与鼻针，头面脏腑分区，第二掌骨侧微针系统，足底脏腑反射区等反映人体整体机能活动情况具有相同的原理，而且胸腹作为直接包罗五脏六腑的部位，理当更能反映机体整体机能的变化，腹诊方法实际上就是这种理论的具体运用。

二、腹诊与藏象理论

（一）腹诊与脏腑位置关系

脏腑居胸腹之内而排列有序，由于其所在的位置不同，则外应胸腹部位有别，这是构成不同胸腹部位与不同的相应脏腑具有密切关系的原因之一。《灵枢·胀论》说："脏腑之在胸胁腹里之内也，若匣匮之藏禁器也，各有次舍……夫胸腹者，脏腑之廓也……故五脏六腑者，各有畔界，其病各有形状。"《素问·诊要经终论》则有"凡刺胸腹者，必避五脏"，可见早在《内经》时代，中医就注意探究脏腑在胸廓内的排列位置，由此推测不同脏腑与相应胸腹部位的关系，并据其表现在外的不同"形状"，而用于辨证或指导针刺治疗。

古人对胸腹与脏腑位置关系的认识，虽然据外在现象推演所得，但主要是以古代的解剖知识为依据的。如《灵枢·经水》指出："若夫八尺之士，皮内在此，外可度量切循而得之，其死可解剖而视之，其脏之坚脆，腑之大小，谷之多少，脉之长短，血之清浊，气之多少，十二经之多血少气，与其少血多气，与其皆多血气，与其皆少血气，皆有大数。"明代章潢《图书编》记载："崇宁五年，梁少保知大名府，有群盗起，内一强寇杨宗，以计擒之。案首恶论死，临刑命官并画工画之，适徐州欧希范作恶，当刑三十人，亦送来刑，命画工于法场剖开诸人胸腹，详视画之。见喉咙中排三窍，曰水、曰食、曰气。相推惟水食同一窍走胞中入胃，上口一窍通肺，循腹抵脊胁，转脐下，两肾与任冲督三脉会。丹田者，气海也。喉管下有肺两叶，为华盖，盖诸脏腑。肺下有心，外有黄脂裹之，其色赤黄，剖视其心，箇箇不同，有窍无窍，有毛无毛，尖者长者。心下有罗膈，罗膈下有胃，积曲可容一斗物，外有黄脂，如旗旐。左有肝，一二三四五叶者，亦各不同。内有患眼，肝有白黑子两，张气喘而且嗽，其肺皱而黑，所谓表里相应也。其肝短叶上有胆，右胃左脾，与胃同膜，状如马肝赤紫。下有小肠盘十六曲，极莹净，化物通行。右有大肠亦十六曲，内有所出糟粕之路，外有黄脂粘作一块。下有膀胱居胯，亦莹净，外无所入穴，全借气施行津液，入胞为尿。"明代李梴《医学入门》绘有"内景全图"，对各脏腑的位置关系做了形象的描绘（图 2-1）。明代赵献可的《医贯》对脏腑位置、脏腑功能做了系统的论述。清代王清任的《医林改错》则为当时论述人体脏腑位置关系最为详细精确的一书，为了纠正前人医著中的解剖错误，他"竭思区画，无如之何，十年之久，念不少忘。"30 岁时，路过滦州稻地镇发现义冢处有许多被犬食残遗的"破腹露脏"的病死小儿尸体，他"初未尝不掩鼻，后因念及古人所以错论脏腑，皆由未尝亲见，遂不避污秽，每日清晨，赴其义冢，就群儿之露脏者细视之。""十人之内，看全不过三人，连视十日，大约看全不下三十余人。"通过上述观察，他发现了古人尚未发现的某些结构，如"卫总管"（腹主动脉）、"荣总管"（上腔静脉）、"遮食"（幽门括约肌）、"津管"（胆总管）、"总提"（胰脏）、"膈膜"（横膈膜）等，并纠正了古人所认为的"脾闻声则动""肺中有二十四孔""尿从粪中渗出"等错误观点，而且他也肯定了大脑主宰思维记忆的功能，提出"灵机记性，不在心在脑"。另外，宋代杨介通过尸体解剖编绘成《存真图》。清代陈寿田《经脉图考》、汪宏的《望诊遵经》等著作对脏腑位置也有专篇论述。

当然，限于当时的历史条件，解剖知识不可能精确无误，但据此也可看出胸腹体表与脏腑所居位置的对应关系。根据历代医家的有关论述，综合归纳如下：

人身胸腹体表以鸠尾骨（剑突）、肋弓为标志，上为胸，下为腹，其内则以膈膜为界，分为胸腹二腔，如元代滑寿所谓："凡人心有膈膜与脊胁，周迴相著，所以遮膈浊气，不使上熏于心肺也。"（《十四经发挥》）膈膜虽前附鸠尾，旁系季胁，然而膈膜中间上隆，类似于王清任所谓的"前高后低"，故膈膜上下脏腑外应部位常不以鸠尾、肋弓为界，因膈下之脏腑也有位于胸胁部位者。膈膜虽非脏腑之属，但以其膈膜分隔胸腹二腔，界分清阳浊阴之区，因而具有重要的临床意义。

膈膜之上，心肺居之。《难经·三十二难》指出"五脏俱等，而心肺独在膈上"，赵献可《医贯》说："喉下为肺，两叶白莹，谓之华盖，以覆诸脏。"可见，肺部最高，外应部位广泛。"肺之下为心，心有系络，上系于肺，肺受清气，下乃灌注……心之下有心包络，即膻中也，象如仰盂，心即居于其中，九重端拱，寂然不动"，可见心位于肺之下，包络与其同位，故心、心包络既外应膻中，又外应虚里。所谓"胃之大络，名曰虚里，贯膈络肺，出于左乳下，其动应衣，脉宗气也"（《素问·平人气象论》）。左乳下之虚里即相当于心前区，外当胸骨下部，诊察该部位可知心脏之搏动，以推断宗气之盛衰存亡。

膈下诸脏腑多外应腹部，也有与胁部相对应者。如"膈膜之下有肝"（《医贯》），其位在腹腔，而其外应部位以侧面观则外应右胁或胁下，以正面观则外应右上腹、连及心下。胆与肝表里相合，"肝短叶间有胆附焉"，故肝胆外应部位每相一致。

心下内当胃腑，赵献可谓"膈膜之下有胃，盛受饮食而腐熟之"（《医贯》），章潢则具体地描述道："心下有罗膈，罗膈下有胃，积曲可容一斗物，外有黄脂，如旗帜。"（《图书编》）

大肠、小肠盘踞腹中，外应大腹。赵献可谓："胃之左有小肠，后附脊胁，左环迴周叠积，其注于迴肠者，外附脐上，共盘十六曲，右有大肠，即迴肠，当脐左环迴周叠积而下，亦盘十六曲。"

小腹、少腹内应膀胱及部分大小肠，在女子尚有胞宫。所谓"广肠附脊以受迴肠，左环叠积下辟，乃出滓秽之路，广肠左侧为膀胱，乃津液之腑"（《医贯·形景图说》）。

上述脏腑位置与胸腹体表的对应关系，是构成腹诊分区的重要原因之一，由于脏腑与胸腹体表有对应关系，故脏腑病变常在其对应部位见其征象。然而，临证所见也有不一致者。如前述胃居心下，而"脾与胃以膜相连"（《素问·太阴阳明论》），即有"其左有脾，与胃同膜而附其上，其色如马肝赤紫，其形如刀镰"（《医贯·形景图说》）。由此言之，则脾当外应左胁，但一般而言，左胁部征象多责之于肝，而脾病征象常不在胁部，多与大腹有关。再如"肾有二，精所舍也，生于脊膂十四椎下两旁各一寸五分，形如豇豆，相并而曲，附于脊，外有黄脂包裹，里白外黑各有带二条，上条系于心包，下条过屏翳穴后趋脊骨"（《医贯·形景图说》）。据此从正面观，肾当与左、右上腹部相应，然而从中医临床看，两者之间并无特异关系，肾病的征象并不表现在上腹两侧，却以小腹多见。这是由于腹诊分区所反映的胸腹与脏腑的关系，并非完全取决于脏腑的解剖位置，而是多个因素综合考虑，有时则应从胸腹与脏腑功能特点之关系中得到说明。

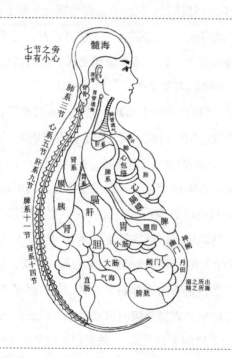

图2-1 《医学入门》之"内景全图"

此外，尚须说明的是，这里所说的脏腑位置与胸腹体表的关系皆以中医著作有关记载为依据，具体内容虽或与现代医学的形态解剖相类，但两者不能完全等同。

（二）腹诊与脏腑功能的关系

注重功能活动，观察活的机体所进行的生理活动及其所发生的病理变化，是中医认识人体的主要方法与途径，这也是中医学的特点之一。所以对胸腹体表与内在脏腑关系的认识都是建立在脏腑功能活动基础之上的，包括前述的腹诊与脏腑位置的关系，及下文的腹诊与经脉特定经穴的关系等皆是如此，如脏腑位置与胸腹的关系，只有当其在生理活动及病理变化中表现出密切的对应关系时，才能体现某脏腑与胸腹某一体表区域的联系，因而才具有临床意义。由此可见，胸腹与脏腑功能关系在腹诊分区中具有普遍意义。

另外，腹诊与脏腑功能的关系还体现在相对独立于脏腑位置、经脉循行等联系之外，而主要取决于某一脏（腑）特异功能所构成的特殊对应关系。例如，前述脾居胃之左，外当左胁部，然而两胁征象多属肝病，而脾病征象却常在大腹。究其机理，虽与脾经入腹不无关系，然以功能相关为其关键，主要是由脾主运化的特异功能所决定的。若从胸腹体表部位与内应脏腑位置关系而言，大腹内当大肠、小肠，而"大肠者，传导之官，变化出焉。小肠者，受盛之官，化物出焉。"（《素问·六节藏象论》）即小肠居胃之下，而与胃之下口相接，能够受盛经胃初步消化的饮食物，再进一步消化，并通过其分清别浊的功能，泌别水谷精微和食物残渣，进而吸收其水分精微，输送其糟粕，大肠上口紧接小肠，接受经过小肠泌别清浊后所剩下的食物残渣，再吸收其中多余的水液，形成粪便，经肛门而排出体外。再看脾胃的生理功能，脾主动化，一方面表现为对饮食物的消化、吸收和输布，另一方面表现为对水液的吸收、转输和布散作用。胃既主受纳、腐熟水谷，又主通降，并协助传送食物残渣、排泄糟粕。由此可见，脾胃与小肠、大肠的功能有很多相似之处。由于中医藏象学说以五脏为中心，而脾胃同为"后天之本"，所以饮食入胃后，其消化、吸收及排泄虽在大小肠中进行，但中医理论一般以脾胃概括大小肠的上述功能，所以大小肠功能失常所致的病理变化多责之脾胃，这是腹诊分区中脾胃主大腹的原因所在。

又肾位于腰部与脊柱两旁，具有藏精、主生长发育、生理及主水等生理功能。肾阴、肾阳，又称元阴、元阳，真阴、真阳，为人体阴阳之根本。肾阳亏虚，常见小腹冷痛，肾精不足，则动气见于脐下，所以《难经·十六难》有"暇令得肾脉……其内证脐下有动气，按之牢若痛"。有关男子生殖、女子经带胎产方面的病证，小腹、少腹部位也常有异常征象出现，如男子失精，每见"少腹弦急阴头寒"等证。

膀胱居小腹，而肾与膀胱表里相合，膀胱气化不利，常归之肾阳失于温化。诸如此类，病理上肾与小腹的密切关系，正反映了小腹部位与肾生理功能的特异关系，由此便有肾主小腹的腹诊分区。

此外，腹诊与脏腑功能的关系，还体现在五行生克制化方面。例如，心火肾水之间，正常情况下，心火下蛰于肾，以温暖肾水，则肾水不寒；肾水上腾于心，以制约心火，则心火不亢。如此构成水火既济的生理活动。病理情况下，水火之间的正常制约关系失调，肾水不能上济于心，则心火独亢而见心悸、怔忡、心烦等症；若心火不能下温肾水，肾水失于蒸化而泛滥于上，则成水气凌心之证，也可见心悸气短等症。二者病变征象虽同见于心胸部位，但其病机则一个为肾阴虚，一个为肾水凌心，皆和肾有关。再若肝脾之间，肝木疏泄条达，则脾土运化健旺。如果肝失疏泄，则脾土易于壅滞；肝气横逆则乘土犯脾，二者皆可影响脾胃运化功能，导致大腹胀满疼痛、大便溏泄等症，此时证虽见于大腹，而直接责之于脾土运化功能失常，然不可忽视肝木在这一病理环节中所起的重要作用。另外，脾湿不运阻碍气机也可见胁痛，虽为肝胆所主，但却是土壅木郁所致。

脏腑之间通过这种生克制化关系所形成的脏腑功能活动的复杂联系，使与某一脏（腑）具有密切关系的某一胸腹部位常与其他多个脏腑有关，即胸腹与脏腑既有对应关系又有主属关系，因而增加了腹诊与脏腑关系的复杂性。

三、腹诊与经络理论

（一）腹诊与经脉循行的关系

经络系统包括十二经脉（正经）、奇经八脉、十二经别、十五别络、孙络、浮络、十二筋、十二皮部等。经络系统纵横交错，联络五脏六腑、四肢百骸，沟通周身内外上下，并通过运行气血，对各脏腑组织器官发挥濡养作用。通过经络的这种生理联系及其功能活动使人体不同的组织器官构成一个有机的整体，内在脏腑器官发生病变则可通过经络的联系而反映于体表，并表现于某些特定的部位，这就是经络在腹诊原理中的基本意义。

十二经脉是经络系统的主干，"内属于腑脏，外络于肢节"（《灵枢·海论》），并依照一定的规律分布于人体的特定部位。通过经脉与不同脏腑的络属关系，使不同脏腑与一定区域构成特异性生理联系。脏腑有病，其相应经脉分布区域每见异常表现。因此，十二经脉在腹诊中的意义主要体现在两个方面，一是根据十二经脉分布区域来分析胸腹征象的内属脏腑经脉；二是从同一经脉联络多个不同脏腑组织和不同经脉相近循行路线的相互关系中说明某些胸腹征象的错综复杂关系。

现将十二经脉在胸腹部的循行路线与分布区域简述如下：

手太阴肺经，起于中焦，下络大肠，还循胃口（上口贲门、下口幽门），通过横膈膜属肺，至喉部，横行至胸部外上方。（图2-2）

手阳明大肠经，从大椎穴向前下行入锁骨上窝（缺盆），进入胸腔络肺，通过膈膜下行属大肠。（图 2-3）

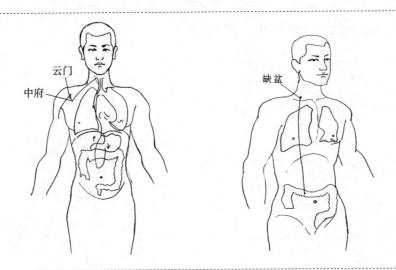

图 2-2　手太阴肺经在胸腹部的循行图　　　　图 2-3　手阳明大肠经在胸腹部的循行图

手少阴心经，起于心中，属心系，向下穿过膈肌，络小肠。其分支从心系分出，夹食道上行。直行者，从心系直行上肺，出腋下。（图 2-4）

手太阳小肠经，入缺盆，络心，沿食道下膈至胃，下行，属小肠。（图 2-5）

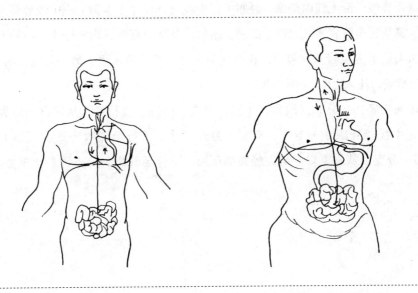

图 2-4　手少阴心经在胸腹部的循行图　　　　图 2-5　手太阳小肠经在胸腹部的循行图

手厥阴心包经，起于胸中，属心包，下行，依次络于上、中、下三焦。其支者，从胸中分出，横行至腋下三寸处，又上抵腋下。（图 2-6）

手少阳三焦经，入缺盆，布膻中，散络心包，过膈膜，依次属于上、中、下三焦，其支者，从膻中分出，上行出缺盆。（图 2-7）

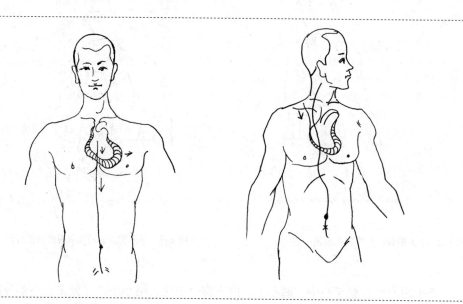

图 2-6　手厥心包经在胸腹部的循行图　　　　　图 2-7　手少阳三焦经在胸腹部的循行图

足太阴脾经，沿大腿内侧缘，经腹（正中线旁开四寸）至胸（正中线旁开六寸）之周荣穴，又从腹至腹哀穴处入腹，属脾，络胃。并从腹哀处分出一分支，向外上方行至腋，再折向后下方至腋下大包穴，再折向前上方，经中府入里，另一分支，从骨别出，上行通过横膈，注入心中。（图 2-8）

足阳明胃经，一分支入缺盆，下膈，属胃、络脾。直行者，从缺盆出体表，沿乳中线（正中线旁开四寸）下行，夹脐（旁开二寸）下行至腹股沟处的气街（即气冲穴）。另一分支，从胃下口分出，经腹部深层，下行至气街，与直行之脉相会合。（图 2-9）

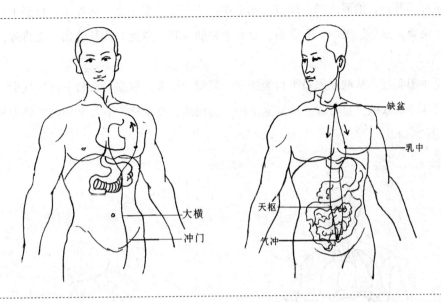

大横

冲门

缺盆

乳中

天枢

气冲

图 2-8　足太阴脾经在胸腹部的循行图　　　　图 2-9　足阳明胃经在胸腹部的循行图

足少阴肾经，从股内侧后缘入脊内，贯脊至腰，属肾，络膀胱，其分支从脊内分出，由会阴上经腹（正中线旁开五分）走胸（正中线旁开二寸），止于俞府穴。直行者，从肾上贯肝膈，入肺。另一分支，从肺中分出，络心，注于胸中。（图 2-10）

足太阳膀胱经，会于大椎，再分左右夹脊（正中线旁开一寸五分），抵腰，络肾，属膀胱。（图 2-11）

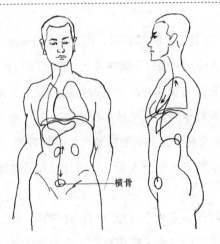

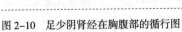

横骨

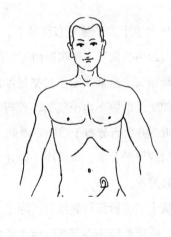

图 2-10　足少阴肾经在胸腹部的循行图　　　　图 2-11　足太阳膀胱经在胸腹部的循行图

足厥阴肝经，沿股内侧中线进入阴毛中，绕阴器，至小腹，向外上方行至十一肋端入腹，夹胃，属肝，络胆，上贯膈，分布于胁肋。其一分支，从肝分出，上贯膈，注肺中。（图2-12）

　　足少阳胆经，从缺盆入里下行至胸中，贯膈，络肝，属胆，沿胁下内出气街，绕毛际横行至环跳穴处。直行者，从缺盆下腋，沿胸侧，过季胁，下行至环跳穴处与前脉会合。（图2-13）

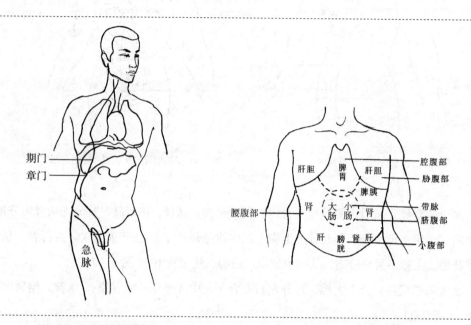

图 2-12　足厥阴肝经在胸腹部的循行图　　　　图 2-13　足少阳胆经在胸腹部的循行图

　　从上述十二经脉分布区域看，手六经虽络属于胸腹部脏腑，但都循行于胸腹腔内。而足六经则既循行于胸腹腔内与相应脏腑相络属，又循行于胸腹体表（除膀胱经外），并有本经腧穴。这就决定了根据足经循行路线分析胸腹体表征象之所属病位较手经尤有意义。如胆经沿胁下内出气街，直行者，沿胸侧过季胁，肝经从小腹向外上方行至十一肋端入腹，并上行分布于胁肋。因此，两侧胸胁部及少腹部病变征象常与肝胆有关。同理，大腹与脾胃的关系，虽取决于前述脾胃的功能特点，然与太阴、阳明经脉循行路线也有一定的关系。

　　从十二经脉循行路线看，除足太阳膀胱经外，其余十一经脉均穿过横膈，经过心下部位。临床上胸膈心下部位病变征象较为常见，而且相关脏腑较多，病理变化复杂，这既是由于该部位居清阳浊阴交界处，与心、肺、肝胆、脾、胃、大小肠等脏腑相邻，又与多数经脉过心下、穿横膈、联络膈膜上下诸脏腑具有密切关系。

奇经八脉虽不直接络属脏腑，但其纵横交叉于十二经脉之间，以密切十二经脉之间的联系，蓄溢调节十二经气血的运行，参与脏腑间的生理调节。由于奇经与正经相交或伴行于胸腹部，故其循行部位的征象，多从正经所属脏腑论治。在腹诊临床上，以冲任二脉尤有意义，因冲任二脉与周身气血的运行尤有密切关系，"冲脉者，五脏六腑之海也，五脏六腑皆禀焉。"（《灵枢·逆顺肥瘦》）同时冲脉又为"十二经脉之海"和"血海"，任脉任于前，统任诸阴，为"阴脉之海"，并主胞胎。因此，五脏六腑之阴阳、气血与冲任之脉有着极为紧要的关系，而且冲任之通盛与女子之月经及受孕也紧密相关。再从循行路线来看，冲脉起于胞中，下出会阴后，从气街部起与足少阴经相并，夹脐上行，散布于胸中，再向上行，经喉……其分支与足少阴之大络同起于肾，向下从气街部浅出体表，这正好可以说明临床所见奔豚病之气上冲胸大多与冲脉在胸腹部的循行路线一致。任脉也起于胞中，下出会阴，经阴阜，沿腹部和胸部正中线上行，至咽喉，并多次与手足三阴及阴维脉交会。因此，诊冲任脉以候动气之强弱迟数，可知元气之盛衰。

十二经别、十五别络、孙络、浮络都是十二正经的分支，起加强十二经脉中相为表里的两条经脉在体内的联系，及体表与体内、四肢与躯干的向心性联系等作用。如肝胆正经表里相应，流注相接，脏腑互相络属，而且足少阳经别同足厥阴经别会合，上行进入季胁之间，沿胸腔里，归属于胆，散布而上达肝脏……所以肝胆病证相互影响，胸胁部位的病变征象常统责于肝胆。

经筋是十二经脉连属于筋内的体系，其功能活动有赖于经络气血的濡养，并受十二经脉的调节。经筋的分布同十二经脉在体表的循行部位基本上一致。皮部是指体表的皮肤按经络的分布部位分区，十二皮部就是十二经脉及其所属络脉在皮表的分区，也是十二经脉之气的散布所在。因此，经筋、皮部在腹诊分区中的意义是从属于十二经脉的分布规律的，所谓"欲知皮部，以经脉为记"（《素问·皮部论》）。

（二）腹诊与特定经穴的关系

特定经穴是指十四经脉中具有特殊性能而给以特别命名的腧穴，与腹诊有关的主要是募穴。募穴皆位于胸腹胁肋处，为脏腑之气聚集通达体表的部位。因此，募穴与脏腑的生理病理反应十分密切，五脏六腑的病变常相应地反应于其募穴，出现压痛、过敏或局部硬结等征象。如杨继洲《针灸大成·标幽赋》有"岂不闻脏腑而求门海俞募之微"故可通过募穴来判断疾病的位置和虚实。

按压特定的穴位，以判断相应脏腑的病变，称为腹诊的穴位诊法。同时根据特定经穴与脏腑的关系，还可针刺、艾灸、按摩这些特定穴位以治疗相应脏腑的病变。如《伤寒论》中治疗肝乘脾、肝乘肺及热入血室，影响肝胆经脉而致胸胁下满如结胸状者，皆采取刺期门的方法。

从十二经脉循行图中可以看出，十二募穴的位置与相应脏腑所居部位甚为接近，或正当其体表投影区，如心募巨阙、胆募日月、肝募期门、肾募京门、胃募中脘等。但十二募穴中有少数在相应脏腑所络属的经脉上，如肺募中府、肝募期门、胆募日月。其他如大肠募（天枢）属胃经，脾募（章门）属肝经，肾募（京门）属胆经，另有六个募穴（心募巨阙、心包募膻中、胃募中脘、膀胱募中极、三焦募石门、小肠募关元）则同属于任脉。由此可见，胸腹部的募穴与脏腑的关系具有相对独立性。另一方面，肝、胆、脾等相应募穴的双侧性，又不能单从脏腑位置得到解释，而应当从经脉相关方面去考虑。临床上可见某一特定脏腑患病时，病变的相应穴位通常在身体的某一侧反应比较明显，例如，心绞痛的内脏体表反射常出现于左侧，而肝病患者则以右季胁部多见或较严重。这和其脏腑在体表的投影区是一致的，但也有某一脏腑患病，其反射见于对侧或双侧，这种病变反应的多样性，是由脏腑、经脉、募穴之间联系的复杂性造成的。

四、腹诊与气血津液理论

气、血、津液是构成人体和维持人体生命活动的基本物质，机体的脏腑、经络等组织器官进行功能活动所需要的能量，均来源于气、血、津液，而气、血、津液的生成、代谢和运行，又依赖于脏腑、经络等组织器官的正常生理活动。因此，无论在生理还是病理方面，气、血、津液和脏腑、经络等组织器官之间，始终存在着互为因果的密切关系。由于通过腹诊可以了解脏腑、经络等组织器官的生理病理情况，而脏腑、经络又和气、血、津液的生成、代谢及运行密切相关，气、血、津液的生理病理情况通过经络的运行而表现于外，因此，通过腹诊也可以了解气、血、津液的生理病理情况，而且，胸腹为"五脏六腑之宫城，阴阳气血之发源"，理应更能了解气、血、津液的充盈与亏虚情况。

气、血、津液的盈亏不仅直接影响着脏腑、经络等组织器官的生理活动，而且也关系到人体体质的强弱、正气的盛衰。这也是借腹诊以判断人体整体功能的重要原因之一。一般而言，胸腹体表润泽，腹壁柔韧有力，则反映了气血充盈，津液和调，体质强壮，正气旺盛；若腹软无力，肌肤失润，则表明气血亏虚，津液失调，体质虚弱，正气不足；故据此可辨病证之虚实。同时，气、血、津液运行不畅或停滞泛滥所致的病证，往往可通过胸腹部表现出来，故又可借腹诊以辨别病邪性质，这对于判断病因病机具有重要意义。

日本汉方医学对于病因学的认识，从开始的汉方医古方派泰斗吉益东洞倡言"万病一毒说""一气留滞说"到其长子吉益南涯提出"气血水说",变一毒为三毒,体现了对气、血、水病理变化的重视。汉方医以气、血、水病因说作为汉方医病因学的支柱,在临床上,将辨别气、血、水毒视为诊断之关键,而祛除气、血、水毒又为治疗之目的。这种认识和汉方医重视腹诊密切相关,因为气、血、水病理变化常可明显表现出相应的腹证,诸如气滞之痞满、水饮之动悸、瘀血之少腹急结硬痛等在仲景原著中皆有较多论述,而气、血、水病理变化乃根源于气、血、津液生理功能的失常。

五、腹诊原理的现代认识

随着现代科学技术和现代医学的不断发展,多学科地综合研究中医、探讨中医基本原理也正在蓬勃展开,如从气象学角度研究中医的"中医气象学",从地理学角度研究中医的"中医地理学",从体质学角度研究中医的"中医体质学",从心理学角度研究中医的"中医心理学",从系统论、信息论、控制论角度研究中医的"系统中医学""信息中医学"等都已应运而生。其中,"生物全息律"的发现是继细胞学、进化论、遗传学之后又一揭示生物体的重要普遍规律。这一新理论的诞生不仅为进一步探索生物体的系统、结构、层次开辟了新的领域,而且为提高现代医学理论的研究水平,特别是为中医诊断学的原理提供了现代的、科学的理论依据,是对中医学的重大发掘。目前,已有很多人致力于这方面的研究"生物全息律"是借用"全息摄影"中全息一词,来说明生物体中存在着局部是全局的缩影、并且在一定程度上可再现整体之象的规律。

所谓"全息摄影"是指在激光摄影中所得到的照片可碎裂成无数小块,而每一小块再现时仍可完整地给出整个物体的全部景象。

全息现象在自然界普遍存在,如高等植物的叶形、果形往往与整个树冠形成的株形相似;月球绕地球运动与地球绕太阳运动相似,因而全息现象的研究已从生物学和医学界迅速拓展到整个自然界甚至全人类社会,显示出其强大的生命力。

中医学蕴含着丰富的全息论思想,不仅理论上有所阐述,而且还自觉地运用到诊断和治疗中,形成了中国独特的医学诊疗体系。腹诊作为中医诊断学的一个组成部分,也必然贯穿着生物全息论的思想。从生物全息律看,生物体每一相对独立的部分在化学组成的模式上与整体相同,是整体的成比例缩小。因而头、耳、鼻、腹、背、手、足等微针系统以及面部色诊法、舌诊法、虹膜诊法、脉诊法、手反射学诊法、足诊法等实际上都是生物全息律的体现。腹部作为一个微针系统,同样其每一特定区域和穴位都包含着整个机体的生命信息,都是构成整体的全息单位(或者叫全息元),在化学组成上具有与相应内脏组织相似程度较大的细胞群,在结构上是整体成比例的缩小。同时也存在着

"全息反馈"现象，即人体整体的信息也对胸腹部发生影响，产生调节和控制作用，反过来，胸腹部的信息不但反映着整体的性质，也对整体产生影响和调控。因此，可以通过胸腹部的特定部位来诊断和治疗全身各主要经络和器官的病变。

中医学认为，人体的任何一个组织、器官、部位、物质都是不可能孤立存在，都受五脏所主。任何器官的构成、机能的实现、物质的生化，都是五脏共同作用的结果。因而中医在观察应用生命全息现象时，也具有以五脏为中心的特点。五脏的精微物质与机体的信息通过气血等沿着经脉而布达于周身，而全身各部分的生理病理信息也通过经气而传送于五脏。这样，就形成了中医学中以五脏为中心，以气血精微为载体，以经络为通道的整体生命观。这也就是机体任何一个相对独立的部分都有可能获得并反映出整个机体生命信息的原因所在。

此外，还有人从神经生理角度，以内脏－体壁反射来解释体表特定部位对相应内脏器官病变的反应。尽管对其具体机理认识尚有分歧，但一般认为，来自内脏的刺激冲动，影响到同一脊髓节段出入的躯体神经，引起相关体表部位的知觉过敏或痛觉过敏（图2-14）。如胸胁苦满的出现部位是以上腹部为顶点，以两侧肋弓脚为二等边的三角形范围内，即横贯上腹部顶点的水平线与肋弓最低点连线之间的部位。这个部位的腹壁，处于Ⅵ～Ⅷ脊髓胸节的支配区域内，构成腹壁厚度的为皮肤、皮下组织、肌肉。与Ⅵ～Ⅷ脊髓胸节有密切关系的腹腔脏器有肝、胃、脾、胰和膈肌。这些脏器如有病理变化，必然通过内脏－体壁反射，在上述三角形范围的皮肤、皮下组织、腹肌等处，出现紧张、感觉异常、皮内浮肿或腹肌挛缩等现象。而这些现象即可形成触诊上的抵抗和压痛，形成胸胁苦满证。研究表明胸胁苦满这一腹证是全身性病变在局部的反应，是全身性间质系统炎症的一个症状，局部穿刺检查证实是一种免疫性炎症，是机体防御反应的一种，是可逆性的，病变治愈时消失，体力下降、病变恶化时也消失。上述认识在腹诊中的意义尚有待在实践中得到进一步的证明。

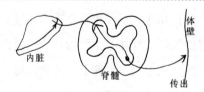

图2-14 内脏－体壁反射模型图

腹诊作为中医诊断学的组成部分，在长期的发展过程中，形成了其固有特点，以中医基本理论为指导，既重视局部征象的整体联系性，探究外在征象的内在本质，又注意局部腹证在辨证论治中的特殊意义，强调望、闻、问、切四诊同用，自觉症状与他觉征象并重，局部腹证与全身症状合参，辨病位、病因、病性融为一体。根据这个基本特点，多方面探讨腹诊原理，总结临床运用规律，开展腹诊检测的客观化研究，对于丰富发展中医理论体系、提高辨证论治水平，都将具有重要意义。

第三章 中医腹诊的研究思路与方法

第一节 腹诊研究思路

中医腹诊是通过诊察患者胸腹部的病变征象，以判断内在脏腑、经脉、气血津液等方面的病理变化，从而指导临床治疗的一种体现中医特色的诊断方法。腹诊对全身各部疾患均有诊断意义，尤其对胸腹部疾患的诊断更有针对性，是中医诊断学中亟待整理提高的内容。

腹诊在我国历史悠久，自《内经》《伤寒论》以来便有丰富的腹诊内容，但由于历史的原因，数百年来，腹诊没有得到很好的应用与发展，以致中医临床中近乎未用，长此以往腹诊将有失传的危险。

日本汉方界从16世纪起开始提倡腹诊，迄今已成为临证诊断中不可缺少的诊法之一，其重视程度更胜于脉诊，以致腹诊成了日本汉方医的特点之一，出现了腹诊源于我国，却在日本广为流传的局面，这应该引起我国中医界的高度重视。

分析现状，应遵循中医理论体系扬我之长，并借鉴日本有关研究补己之短。以中医理论为指导，以临床实践为依据，以现代科技手段为辅助，腹诊研究可望取得突破性进展。为此，对腹诊研究的思路与方法提出如下设想。

一、腹诊的文献研究

这是进行腹诊研究的基础工作，也是继承中医腹诊学术思想的主要方法。我国古代中医文献中存在着大量的腹诊内容，如《内经》中涉及腹诊内容的有19篇，《难经》中有腹诊内容的为9篇，《伤寒论》397条原文中114条有腹诊记载，《金匮要略》全书24篇中有腹诊内容记载者10篇。其他如隋代巢元方的《诸病源候论》、宋代成无己的《伤寒明理论》、清代戴天章的《广瘟疫论》等均有记载。特别是清代俞根初的《通俗伤寒论》，在"伤寒诊法"中专列"按胸腹"一节，首次提出"腹诊"概念，详论各种腹诊方法、辨证意义，考其部位层次，述其腹诊原理，提示虚里诊及脐诊之重要，内容系统全面，至今对腹诊的研究仍有重要参考价值。但总的说来，上述各书的腹诊内容大多较为散在零乱，因此，如何使这些庞杂散乱的腹诊文献集中化、条理化、系统化将是腹诊文献整理的主要内容。应该从腹诊原理和理论、腹诊部位和方法、腹诊的辨证诊断学意义及其临床应用等方面进行全面系统的整理分类。此外，对于日本汉方医腹诊文献、腹诊现代文献及民间经验也应进行系统的整理与研究，特别是汉方医腹诊文献，内容详细全面，图文并茂，学派众多，这些文献也无疑将对我国的腹诊研究起重要的参考作用。

二、腹诊的理论研究

一门学科的建立与发展往往取决于其理论体系是否完善。中医学之所以能历经几千年而不衰，关键就在于其具有一套独特而较为完善的理论体系，能够指导临床处方用药。因此要使中医腹诊学尽快成为一门独立的学科，就必须加强对其理论体系的研究。找出其理论根据，阐明其症状机理，完善其诊断方法，统一其诊断标准，使这一古老的诊法大放光彩。可主要从以下几方面着手：

1. 遵循中医理论，探讨腹诊原理

中医腹诊以中医基本理论为指导，如何从中医角度阐述腹诊的基本原理，是腹诊研究的重要理论问题，可从阴阳五行学说、藏象学说、气血津液及经络理论等方面进行探讨。目前，已有人用中医基本理论来阐述腹诊原理[1]，值得进一步深入研究下去。

2. 腹诊的规范化研究

从现有腹诊文献看，腹诊的某些内容和概念如腹诊的分区、腹诊的方法、常见腹证的诊断标准等尚缺乏统一的标准，这既不利于科研的进行，也不利于学术交流的开展，因此有必要对这些内容进行规范化研究。可采用流行病学调查方法或通过中医界学术权威人士论证后草拟，经广大中医工作者讨论、认可后推广使用。这不仅是中医临床及科研工作规范的需要，而且也是实现辨证论治规范化的重要内容。

3. 腹诊的比较研究

中医与汉方医、西医均有腹诊，但各自具有不同的特点。汉方医腹诊具有应用广泛、学派众多、方证相对、以腹定方等特点，西医腹诊则侧重于了解腹腔脏器内形态功能的变化。通过比较，可发现相通处，找到吻合点，为进一步深入研究中医腹诊提供思路和线索。

---

[1] 王琦.论中医腹诊源流与原理［J］.山东中医学院学报，1989（4）：6.

三、腹诊的临床研究

在腹诊研究中，文献整理及理论研究的内容常有待于临床研究加以论证、检验和评价，以确定其科学性和现实意义，而实验研究也需临床研究来提供线索和依据，临床研究是理论研究和实验研究之间的纽带。此外，通过临床研究还能发现许多理论研究中尚未涉及的内容，获得许多意想不到的结果，通过总结整理便可上升为理论，从而不断地丰富中医腹诊的理论体系。目前可着重在以下几方面进行：

1. 探索腹诊的临床应用规律

腹诊和其他中医诊法一样，在临床上也具有辨别体质之强弱、正气之盛衰、鉴别不同疾病、确定不同证候、审察病因病机、指导立法论治、选方遣药以及观察临床疗效、判断预后转归等作用。如何在临床上发挥这些作用以探索腹诊的临床应用规律，在全国普及腹诊方法，这是继承和发扬中医腹诊的主要问题。日本汉方医之所以对腹诊有较高水平的研究，原因就在于其腹诊方法和脉诊、舌诊方法一样在临床上得到了普及。笔者等从据腹证活用经方、察局部整体论治、分部位因势利导等方面探讨了腹诊的临床应用规律，说明了腹诊指导临床治疗的某些特点，这对于阐明腹诊的特殊价值，扩大腹诊的临床应用范围起了推动作用。

2. 研究腹诊在某些专科病种上的特点

腹诊不仅能广泛用于内科，而且也可应用于妇、儿、外伤等科。如何从个案摸索发展到针对某些专科病种，进行大、中样本的观察研究，以探讨腹诊在这些病种诊断治疗上的特殊意义，是开展腹诊临床应用研究的重要内容。目前已有人在这方面进行了有益的探索，如金氏[1]总结分析了200余例中风患者的腹诊特点，根据腹诊所见，确定病位之深浅，判断病变之属中络、中经，病情之轻浅与危重，病证之属实属虚；朱氏[2]探讨了腹诊在妇科临床的应用；杨氏[3]论述了腹诊在儿科的临床应用，并分析了小儿科临床常见的特殊腹候；叶氏[4]根据少腹急结的腹证，予桃核承气汤治疗少女狂躁型精神分裂症获得满意疗效。

---

[1] 金鸿伟.试论腹诊在中风临床中的应用及意义[A].首届全国中医腹诊学术研讨会论文集，73-77.

[2] 朱斌.腹诊在妇科临床上的应用[J].云南中医杂志，1987（4）：10.

[3] 杨卫平.小儿腹诊的临床应用[J].云南中医杂志，1986（5）：18.

[4] 叶橘泉.仲景学说腹诊与方证的研究[J].中西医结合杂志，1986（2）：74.

四、腹诊的现代研究

在充分把握腹诊文献，广泛进行临床验证，深入开展理论研究的基础上，利用现代科学技术的知识、方法及手段开展腹诊的现代研究和实验研究，逐渐实现腹诊手段的仪器化、腹证指标的客观化、辨证诊断的计量化、腹证实质的明晰化，是腹诊现代化的必由之路。如利用光电比色法测定腹部皮肤颜色，用光干涉条纹法检测腹形等使腹部望诊客观化，用声频图、音调指示器等使腹部闻诊客观化，用问诊程序的编制、多变量分析、计量诊断等方法使问诊规范化、定量化，用腹诊仪、医用热像仪、肌电图、多普勒血流计等使腹部切诊客观化。此外，通过建立某些腹证的动物模型开展实验研究，可逐步使腹证实质明晰化。

五、结语

中医腹诊是一种古老而富有强大生命力的诊断方法，对于捕捉早期病理信息，评价处方用药的疗效，明确内脏生理病理机制，了解脏腑的功能状态，开展"潜证"和"先兆证"的研究均有积极意义。有理由相信，通过腹诊的检测研究，结合传统与现代方法使腹诊检测系统化、规范化、客观化，必将能使腹诊成为独立的内容，以丰富和充实中医诊断学，成为中医辨证论治的重要组成部分。

第二节　腹诊分区

一、腹诊分区的回顾

胸腹不同区域与相应的脏腑组织构成特异性密切关系，某一脏腑组织为病，常在其对应的胸腹区域出现症状和体征，即某一特定区域的症状或体征较多地反映了相应内脏的病理变化，这种对应关系体现在中医腹诊中就是腹诊的分区。腹诊分区的生理基础是胸腹部与脏腑、经脉、气血津液的生理联系，这种生理联系既是腹诊分区的理论依据，亦是腹诊原理之所在，此内容在上一章已经论述，在此不再赘述。

腹诊分区是腹诊判断病位的主要依据，对于辨别病因、病性也有一定意义，因而也能指导立法论治、选方遣药，是体现中医腹诊特点的一个重要方面。关于腹诊分区从古至今历代各有探索，见解也有出入，现分述如下：

内经时代，《素问·脉要精微论》云："尺内两旁，则季胁也，尺外以候肾，尺里以候腹，中附上，左外以候肝，内以候膈；右外以候胃，内以候脾。上附上，右外以候肺，内以候胸中；左外以候心，内以候膻中。前以候前，后以候后，上竟上者，胸喉中事也；下竟下者，少腹腰股膝胫足中事也。"对本段经文的理解，多数医家认为是指尺肤诊法，如杨上善、王冰等。丹波元简《素问识》亦云："王注：尺内，谓尺泽之内也。此即诊尺肤之部位。"（图3-1）或者是指寸口脉诊法，如马莳《黄帝内经素问注证发微》曰："此言脏腑之脉，见之于各部者如此，尺内者，左右尺部也……附而上之，乃关脉也……又附而上之，即寸部也。"张志聪《素问集注》曰："此审别形身脏腑外内之法也……盖以左右三部之脉，兼候形身之上下四旁……所谓外内者，脉体本圆，用指向外以候内，向内以候外，候脉之两侧也。平按以候中，乃五脏之本位也。"但也有不少学者以腹诊作释，如日本的稻叶克文礼与和久田寅叔虎、我国的周朝进等。诚然，综观《内经》全文，其言"尺"者所指有三，一谓寸口脉，寸关尺之"尺"，如《素问·奇病论》曰："帝曰：人有尺脉数甚，筋急而见，此为何病？岐伯曰：此所谓疹筋，是人腹必急，白色黑色见，则病甚。"二谓尺肤（指前臂内侧皮肤），如《灵枢·论疾诊尺》曰："黄帝问于岐伯曰：余欲无视色持脉，独调其尺，以言其病，从外知内，为之奈何？岐伯曰：审其尺之缓、急、小、大、滑、涩，肉之坚脆、而病形定矣。"三谓心下，脐上部位，即《素问·脉要精微论》所论述的"尺"之含义。无论从利于掌握、直观明了的角度，还是从临床意义方面来考虑，此段经文的"尺"之含义是指心下，脐上部位似较合乎《内经》本意。日本汉方医家稻叶克文礼、和久田寅叔虎认为《素问》《灵枢》中"诊尺作诊腹，乃无庸质疑"，并详细解释了此段经文的含义。指出："《素问·脉要精微论》曰：'尺内两旁则季胁也。'鸠尾至脐作一尺，其两旁则胁肋下缘也。季者末也，胁肋之末之义。内，与外相对之词，相对脐下称'尺外'，故曰'尺内''尺中'为其义也。'尺外以候肾'，脐上称尺内，脐下称尺外，盖指气海、丹田，故曰候肾。'尺里以候腹'，尺里即尺内也，泛指心下至脐之域者称腹。尺里皆腹也，故曰候腹。'中附上'，躯干分三部分，鸠尾至脐称中。中附上由脐向上，附于中部也。'左外以候肝，内以候膈。右外以候胃，内以候脾。'中附上分为左右，左右又各分内外，下亦同。膈者，乃胸腹分界之名。'上附上'，鸠尾上至天突之下也。'右外以候肺，内以候胸。左外以候心，内以候膻中。'膻中者，两乳之间也。'前以候前，后以候后。'前者，前阴及面部七窍也。后者，肛门及颈项背也。候通塞，利不利，疑结之类。'上竟上者，胸喉中之事也。''上竟上者，上部之上也。'即天突以上，故谓候胸喉中事。喉者，咽喉也。事者，以候为事也。'下竟下者，少腹、腰、股、膝、胫、足中事也。''下竟下者，下部以下也。'谓自横骨、髀关以下至足。"（图3-2，图3-3）（《腹证奇览（全）》）

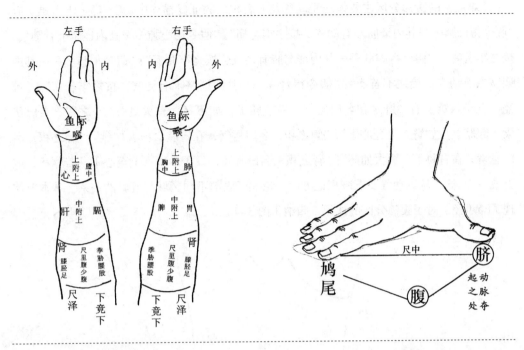

图 3-1 尺肤切诊部位示意图

图 3-2 诊尺图

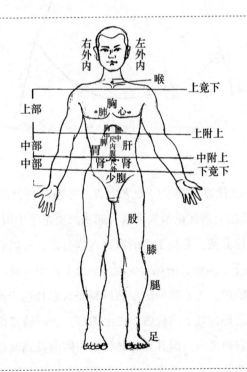

图 3-3 诊尺左右内外上下三部图

《难经》的腹诊分区主要体现于动气及五脏积证的证候描述中。《难经·十六难》有"假令得肝脉……其内证脐左有动气，按之牢若痛"；"假令得心肺……其内证脐上有动气，按之牢若痛"；"假令得脾脉……其内证与脐有动气，按之牢若痛"；"假令得肺脉……其内证脐右有动气，接之牢若痛"；"假令得肾脉……其内证脐下有动气，按之牢若痛"。《难经·五十六难》有"肝之积名曰肥气，在左胁下，如覆杯，有头足"；"心之积，名曰伏梁，起脐上大如臂，上至心下"；"脾之积，名曰痞气，在胃脘，覆大如盘"；"肺之积，名曰息贲，在右胁下，覆大如杯"；"肾之积，名曰奔豚，发于少腹，上至心下，若豚状，或上或下无时"。从诊动气及五脏积证方面，论述了腹部不同区域与五脏的关系，基本上体现了《难经》对于腹诊分区的认识、归纳（图3-4）。

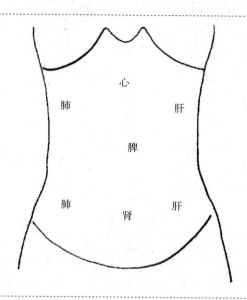

图3-4 《难经》腹诊分区图

东汉末年张仲景集汉代以前腹诊经验之大成，并通过自己的临床实践，在其著作《伤寒杂病论》中将腹诊法与辨证论治紧密结合起来，奠定了中医腹诊的辨证论治体系。书中虽未有专篇论及腹诊分区，但从书中的腹诊内容分析，可以看出仲景把胸腹部大致分为胸、胁（胁下）、心下、大腹、脐部、少腹（小腹）六个区域。

胸部属上焦，内应胸腔，为心肺所居。胁居胸侧，以其连于胸，故常胸胁并称，其部狭长，其上内应胸腔之侧，其下内应腹腔之上侧部，又因胁部征象多连及胁下，故仍以胁部概之。肝胆居于右胁之内，但其经脉循行于两侧而贯膈循胸，故胁部多应肝胆病变。心下上及鸠尾骨，旁及肋骨，下连大腹，胃腑居之。由于胸中心下仅一膜之隔，故心的病变有时也涉及心下区域，另胆位近心下，经脉贯行其间，故胆的病变有时也连及心下部位，如热结胆腑的大柴胡汤证。大腹属中焦上连心下胃脘，下连少腹，中央为脐，脾胃、大小肠居之。脐部指脐周围的区域，包括脐上、脐下、脐左、脐右、脐中等部分，脐部腹诊主要用于诊察动气的有无。大腹以下为少腹，位当两侧髂骨（髂前上棘）连线之下，横骨之上。后世虽有小腹、少腹之分，而仲景则以少腹概之。少腹属下焦，内居膀胱、胞宫及部分大小肠。然足少阴之脉"上股内后廉，贯脊属肾，络膀胱"，足厥阴之脉"循股阴，入毛中，过阴器，抵小腹"（《灵枢·经脉》），而且肝肾两脏的功能与少腹密切相关，故少腹也内应肝肾两脏（归纳起来，仲景的腹诊分区见图3-5）。

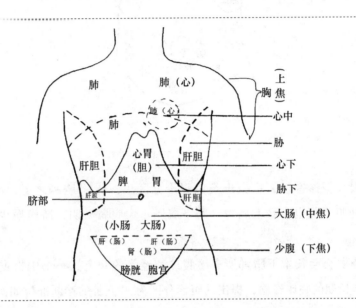

图3-5　仲景腹诊分区图

从图3-5可以看出，仲景的腹诊分区既考虑了脏腑位置，又考虑了各脏腑的功能特点及所属经脉的循行部位，因而较为全面客观地反映了胸腹体表与内在脏腑的关系，为中医腹诊的区域划分奠定了牢固的基础，并且有些区域划分至今仍在临床广为应用。此后，历代医家腹诊分区基本上都是以仲景的腹诊分区为基础的。

清代俞根初《通俗伤寒论·伤寒诊法·按胸腹》也提出了腹诊分区："考其部位层次，胸上属肺，胸膺之间属心，其下有一横膈，绕肋骨一周，膈下属胃，大腹与脐属脾，脐四周又属小肠，脐下两腰属肾，两肾之旁及脐下，又属大肠，膀胱亦当脐下，故脐下又属膀胱，血室大于膀胱，故小腹两旁，谓之少腹，乃血室之边际，属肝，少腹上连季胁，亦属肝，季胁上连肋骨，属胆。"（图3-6）

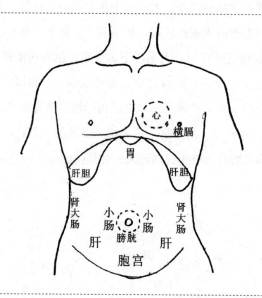

图 3-6 《通俗伤寒论》腹诊分区图

清代汪宏《望诊遵经》也提出类似腹诊分区法，谓："胸膈之上，心肺之部也；胁肋之间，肝胆之部也；脐上属胃，脐下属肠；大腹属太阴，脐腹属少阴，少腹属厥阴。"

日本针灸协会会长木下晴都所著《腹诊和经络的判定》一书中根据医著有关论述，参照自己长期的临床经验，提出的腹诊分区为："五脏的诊断部位如次：心在心下部，脾在脐上方之上腹部，肝在脐左外方之侧腹部，肺在脐右外方之侧腹部，肾在下腹部，心包在心之上部。六腑的诊断部位如次：胃是以中脘穴为中心而在脾之上部，胆是以日月穴为中心而在左右之季胁部，大脑在左天枢穴之下方左中腹，小肠在右天枢穴之下方右中腹，三焦是以石门穴为中心而在脐下部，膀胱是以中极穴为中心而在下腹部。"（图 3-7）

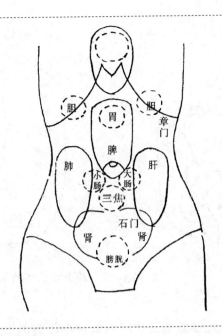

图 3-7 《腹诊和经络的判定》腹诊区图

从上可以看出其中关于五脏诊断部位的认识，与《难经》腹诊图基本一致。而六腑诊断部位的确定，除小肠外，均以相应募穴为中心，这基本上反映了日本汉方医腹诊"难经派"的学术观点。

日本 16 世纪的梦分针灸学派也绘有分区腹图（图 3-8），此派根据腹部触诊的阳性反应选穴，既用于诊断也用于治疗，治疗部位以腹部为主，采用浅刺轻刺激，但由于师传中断以及遗留书中对实际操作技术记载不详，现日本已不用。

日本汉方医家多纪元坚《诊病奇侅》也对腹诊部位进行了划分，指出："凡腹，鸠尾下至小腹，皆属脾胃，脐下属肾，宜细分别。气部脾部者，在第二行，大小肠者，天枢之外大横之处也。"（图 3-9）

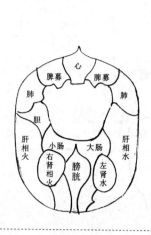

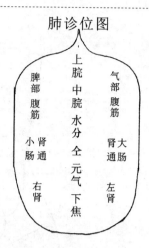

图 3-8　梦分针灸学派分区腹图

图 3-9　《诊病奇侅》腹诊分区图

此外，《诊病奇侅》还根据常见病因的致病部位提出了十三位腹诊分区法（图3-10），指出："第一第二位即两胁也，患疫者本位与两乳间热殊甚，按之手掌如烧。诊本位与虚里，皆用指掌，他则用食中二指，虚里动高者，由虚阳上冲或谷气上冲。第三位即心下也，积气上冲者，以大指强按之则愈。第四位按之水鸣者，留饮也，水留滞于此之故。第五位食滞者，察于此，甚者及第三位本位与第三四位按之坚如石者，食养不节也，此证多与大商家之小僮又小儿之时疫，或咳嗽不治，而有此候者，宜平胃散。第六位按之痛者，中焦虚也。第七位自本位至第九位者，血块也。第八位有燥屎，按之轻犹痛。本位与第七位，阳明胃部也，本位挛急者，宜建中汤。第九位脐下也，如沟者虚肾也，如绵者为难治或有治者。第十位疝为块者，第十一位筋急如夹棍，二位之证皆不为大害。第十二十三位即章门也，按之如绵者，气虚也，虚劳瘵疾而如绵者不治。"日本汉方医目前的腹诊分区大体分为以下几个部分：心下部：以剑突下端为顶点，以连接左右锁骨中线与肋骨弓交点的连接为底边，构成一类似三角的区域。胁肋部：即两侧肋骨下缘的区域。脐部：即脐周围。少腹部：也叫小腹，指广泛的下腹部。（图3-11）

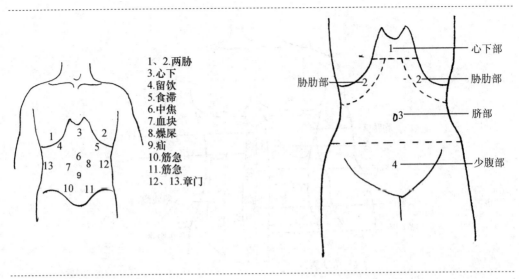

1、2.两胁
3.心下
4.留饮
5.食滞
6.中焦
7.血块
8.燥屎
9.疝
10.筋急
11.筋急
12、13.章门

图 3-10 《诊病奇侅》腹诊区域划分　　　　图 3-11 日本汉方医目前的腹诊分区图

　　在 1987 年召开的首届全国中医腹诊学术研讨会上，武定一和吕修业等也分别提出了自己的腹诊分区意见。武氏根据自己的临床经验，将腹部划分为腹诊线和腹诊区两大部分。腹诊线有四条线；第一线（腹中线），即从剑突下起至耻骨上缘，属于任脉。脐上之穴多是主病于脾胃，脐下之穴多主病于肾。第二线，即左右腹直肌，为足阳明经、足少阴经、冲脉的循行路线。第三线，从乳直下之肋缘下至胸骨窝，左右各一，为足太阴经的循行路线。第四线，从章门起至髂骨里侧，为足少阳经的循行路线。腹诊区有八个区：第一为胸胁区，从剑突下，沿肋骨弓缘分向两边至直乳下，两胁属肝。第二为心下区，即剑突下，中脘上部位。第三为胃脘区，即上脘至下脘之部位。第四为脐区，即脐上至下脘下至气海之部位。第五为脐下区，即气海至耻骨上缘之部位。第六为右少腹区，小腹之右方，即脐之右下方。第七为左少腹区，小腹之左即脐之左下方。第八为京门区，即京门穴之下部位。（图 3-12）

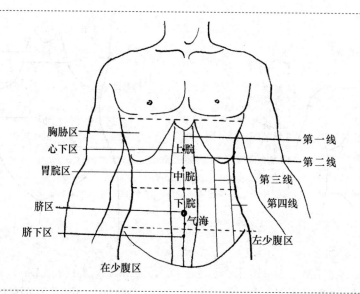

图 3-12　武氏腹诊分区图

　　吕修业等则建议将腹部划为脘腹部、脐腹部、小腹部（左中右）、腰腹部和胁腹部（左右）共五部九处。其包括的范围是：脘腹部：即从剑突下心口处至脐上，为脾胃所主。脐腹部：即肚脐上下左右，为大肠、小肠所主。小腹部：即肚脐至耻骨联合上缘，其中又可分为小腹中部、左部、右部三个部位，为肝、肾、膀胱、女子胞、任脉、冲脉以及小肠所主。腰腹部：即十二胁肋下的部位，通过肚脐绕腰腹一周，为肾、带脉所主。胁腹部：即肋缘下，分左右两部，为肝胆所主，左侧还包括脾和胰。（图 3-13）

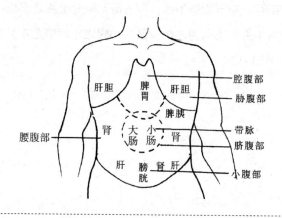

图 3-13　吕氏腹部分区图

《中医诊断学·按诊》将胸腹部划为"膈上为胸，膈下为腹。侧胸部腋下至十一、十二肋骨的区域为胁。腹部剑突下方位置称为心下，胃脘相当于上腹部，大腹为脐上部位，小腹在脐下，少腹即小腹之两侧。"（图3-14）

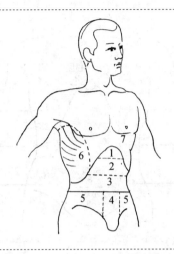

图3-14 《中医诊断学》胸腹部位划分图

1. 心下；2. 胃脘；3. 大腹；4. 小腹；5. 少腹；6. 胁肋；7. 虚里

二、腹诊十一分区法

对胸腹部位进行区域划分，并研究其与内在脏腑的关系，是中医腹诊的一大特点，也是进行腹诊科研工作和将腹诊运用于临床的基本条件。腹诊分区与脏腑关系的依据在腹诊原理中已有详细论述，概而言之，主要表现为：

对应关系：①脏腑位置外应一定胸腹部位；②经络系统分布于一定区域；③脏腑功能外应特定部位。

重叠关系：①脏腑位置相邻，外应部位相互影响；②经络循行路线相近；③脏腑功能之间相互协调。

为了使腹诊分区统一化、规范化，笔者根据以上关系，本着简便易行、切合实用的原则，并参考历代医家的有关论述，结合临床应用体会及现代解剖学知识，提出了十一区腹诊分区法，并探讨了各区的相应脏腑，以体现胸腹部不同区域与脏腑所主之间关系的一般规律。由于人体的整体联系性，脏腑之间的相互影响，病变征象的错综复杂，临床上在认识上述一般规律的同时，亦须参合四诊所得全身情况，灵活看待腹部分区与脏腑的关系。如此，方可求得病变的本质，使辨证准确、治有效验。

1. 十一区腹诊划分图（图3-15）

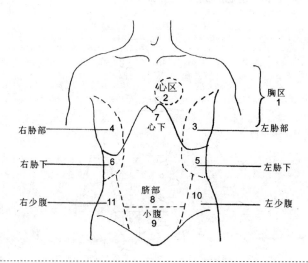

图3-15　十一区腹诊分区图

胸区：前胸部，剑突水平以上区域。

心区：相当于心前区。

左胁部、右胁部：侧胸部，肋弓以上区域（相当于西医腹部九分法的两侧季胁部）。

左胁下、右胁下：肋弓以下侧腹部，（相当于西医腹部九分法之两侧腰部）。

心下：剑突以下，两肋弓最低点连线以下的三角形区域（相当于西医腹部九分法之上腹部）。

脐部：指脐周围的区域，与西医腹部九分法的脐部区域相同，描述时尚有脐上、下、左、右以及脐中之分。

小腹：相当于西医腹部九分法之下腹部。

左少腹、右少腹：脐以下，小腹两旁的区域相当于西医腹部九分法之左、右髂窝部。

2. 十一区腹诊分区所对应的脏腑

（1）胸区

内应心肺两脏。

（2）心区

内应心脏。

（3）左胁部、右胁部

内应肝、胆。

（4）心下

内应胃、心、胆。

（5）脐部

内应脾、胃、大小肠。

（6）小腹

内应肾、膀胱、胞宫、大小肠。

（7）左少腹、右少腹

内应肝、胞宫、膀胱、大小肠。

3. 腹诊分区与相应脏腑的相关方式及依据

对应关系：胸腹某部位为某脏腑所主，则该部位的征象常归咎于相应脏腑的病变。

重叠关系：某一腹诊区域内属不同脏腑，或同一脏腑病变可在不同区域见其征象，如小腹区域可内应肾、膀胱、胞宫、大小肠等脏腑，这些脏腑的病变都可以在小腹区域出现征象。又如，肝的病变既可在左右胁部和胁下见其征象，又可在少腹见其征象。

第三节　中医腹诊检测方法

传统的中医腹诊，是与中医其他诊法结合运用的，因此，腹诊方法包括望、闻、问、切等中医的一般诊断方法，但在后世发展过程中，比较注重切诊法，如《通俗伤寒论》特列"按胸腹"等篇讨论胸腹切诊法。日本汉方医腹诊尤为注重切诊，如日本学者间中喜雄认为："所谓腹诊就是按压腹部的敏感区以诊断疾病的一个独特诊断系统。"笔者认为，根据中医诊法的一般原则，结合考虑腹诊理论的特点，中医腹诊方法应当是综合望、闻、问、切四诊，而以切诊为重点，同时结合现代有关检查手段，以冀所得结果系统全面、客观准确。

一、腹诊基本要求

腹诊时患者仰卧于诊察台上，松开衣衫腰带，暴露胸胁及腹部，两上肢自然平放于身体两侧，两下肢自然平伸，两足间距离 10cm 左右，枕头高低适中，以使患者舒适，避免腹肌紧张。腹诊时间最好在餐后 2～4 小时进行，因饱食之后易误诊为"心下痞"或"胃内停水"，饥饿腹易误诊为肠鸣、肠道痉挛或拘急，就诊前患者要排空大小便，以免误诊为"小腹满"，经过剧烈活动者应在诊室休息片刻后再进行腹诊，以免误诊为"心下悸"。要求患者心情平静，呼吸自然，全身肌肉放松。医者站立或坐在病人之左侧或右侧，精神安定，注意力集中，呼吸平稳，切诊时手要温暖，以免寒冷刺激导致患者腹肌紧张，影响切诊准确性。也不要突然用力按压，特别是腹痛及神经质患者，以免引起腹肌紧张。为了更好地诊察胃部振水音及腹腔深部其他病变情况，可令患者屈曲两膝，以使瘦壁松弛，有时为了检查心部及胁胁部的腹证，可令患者采取坐位。另外，腹诊时，诊室要保证充足的自然光线，气候寒冷季节必须注意保持室内温暖，以免患者受凉感冒。

《诊病奇侅》引森中虚言："凡医诊病者，要无一毫之杂念，彼我之神气相合。先问食之早晚，来之远近，二便之有无。自远方来者，使少时休息，瘦人而大便后，腹力益弱，肥人而大便燥结者，腹力益强，医宜察于此。先使病人仰卧，胸前拱手，两足直伸齐跟。若腹皮强张，动气不见者，使两足少屈，则可诊得焉。""病人仰卧，而医虽诊，不得其病根者，使病人左边横卧，尚不见者，右边横卧，手掌与腹皮和合，而可决其死生吉凶也。"提出了静心腹诊的要求，并指出了饮食二便对腹力的影响，以及腹诊不满意者，如何改变体位后再行腹诊，可供临床参考。

二、腹诊具体方法及内容

（一）望诊

望诊主要是医生运用视觉对胸腹部的形态、色泽、心尖搏动（虚里）、腹形、脐部改变及腹部动悸等情况进行有目的的观察，以了解人体胸腹体表的正常和异常状态及脏腑经络、气血津液的生理功能和病理变化，为临床辨证提供客观依据。

望诊的顺序一般是从上到下，首先观察胸腹部的形态，注意有无畸形、膨隆或凹陷，呼吸是否急迫（即咳逆上气），虚里及心窝部搏动有无亢进，有无局部凸起、肿块、创伤、溃疡，脐部是否凸起或凹陷，轮廓是否清楚，初生儿尤要注意脐的情况，其次观察腹皮的颜色和光泽，注意有无发红、瘀斑、黄疸条纹或青紫血脉，肌肤是否甲错，最后着重观察腹部动悸和胃肠蠕动。为了观察清楚，有时医者可下蹲，让视线与腹部相平。

正常人胸廓两侧对称，无异常隆起或塌陷，呼吸平稳，左乳下（虚里）隐约可见搏动，体瘦者较为明显，节律整齐均匀，不快不慢，全腹大小适中，肥瘦中等，肌肤细腻润泽，无肿块、黄疸、皮疹创伤、溃疡和色素沉着。一般情况下，上腹稍低，下腹较为丰满，中间稍凹、两旁稍高，坚实处无障碍，柔软处有力量，从鸠尾下至横骨基本上呈平坦状，两侧对称，脐部凹入，轮廓清楚。腹部一般见不到胃肠蠕动和搏动（但于消瘦者可见亦属正常），不同年龄性别和体型可稍有出入。小儿、肥胖之人大腹稍呈膨满，腹皮多润泽而滑腻。老人及瘦弱之人大腹稍呈凹陷，腹皮多皱褶而平坦。初生儿由于腹壁较薄，正常时亦可见胃肠蠕动和腹部搏动。成年男子腹部皮肤周密结实，胃经两行微高起，任脉微凹，小腹充实。成年女子腹形多宽而平，两行不起，脐旁软弱，小腹微隆。正常孕妇可见腹部渐次膨大，皮纹显露，正如多纪元坚《诊病奇侅》所言："大抵皮肤周密不粗，宗筋端正，细理条长，胃经两行，隐起作堤，左右均分，下及脐旁。任脉微洼，至脐按之有力，推之不拘挛，小腹充实。肥腻如凝脂，温润如抚玉。肢肉敦敦，血色洁净，不肥不瘦。清阳布阳，浊阴归府者，为阳腹。其如是者，形与气相任，体与象相应，不疾而寿，即是丈夫之腹也。阴腹抚之缓慢，按之如囊，形状横广，坦坦平衍，两行不起，筋理不端正，脐边软弱，便便无力，摩之薄皮著手者是也，但在女子则为常，因无妨。"

若见胸廓扁平，锁骨突出，两肩向前，甚至胸骨凹陷，或者是胸骨突出，胸胁狭小，状如鸡胸，多属先天禀赋不足，肾之精气亏损，或后天失养，脾胃虚弱。若胸胁膨隆，状如圆桶，多为素有伏饮积痰，以致肺气耗散，或伤及肾气，致肾不纳气。

乳房也属于胸区的部位，乳头属肝，乳房属胃，乳部情况对于妇科病证和外科病证具有一定的诊断意义，详细内容可参见中医妇科学和中医外科学。

若见全腹隆起，甚至胀大如蛙，可见于肥胖、腹部胀气、水肿、鼓胀、疳积等证，须与其他症状结合才能作出鉴别。肥胖之人，大腹便便，可为全腹隆起，但面部、颈部、臀部、四肢等处也丰满多肉，不难鉴别。肥胖并非病态，但如果过于肥胖，出现功能障碍，则也属一种病证。腹部胀气所致的隆起，皮肤颜色多无改变，不露青筋，腹皮厚度不变，叩诊高度鼓音，自觉胀闷不适，矢气后稍减，常伴嗳腐吞酸，多由食积引起。如果起病急躁，腹中剧痛，腹胀进行性加重，呕吐不已，而大便、矢气均无，应注意肠道梗塞的可能。水肿病引起的腹部隆起，腹皮会明显变厚，脐向里凹，多伴有面部、下肢等处的水肿。鼓胀所致的全腹隆起，初起仅腹皮较紧，其后胀大绷急，腹皮紧张光滑，皮色苍黄，甚至平卧时腰部向外膨出，其状如蛙，腹壁青筋暴露，脐心突起，常伴有腹中结块、腹痛、黄疸、气喘胸闷、发热、吐血、便血、衄血等症，患者面色暗黑，四肢消瘦，面颈胸臂出现红缕血丝，手掌赤痕，其病因病机较为复杂，主要由于酒食不节、情志所伤、血吸虫感染及其他疾病转变等，导致肝、脾、肾三脏受病，气、血、水瘀积腹内，腹部日渐胀大而成鼓胀，此病本虚标实，虚实交错，颇为难治，常以呕血、便血或昏迷而告终。疳积多发生于小儿，除腹部膨隆外，还可见面黄肌瘦，神倦喜卧或惊惕不安，时见腹痛，喜食异物，皮皱而燥，头大颈细，发稀面枯或结而成穗，发音迟缓等。

若见腹部局部隆起，可见于外疡、积聚和疝气。外疡如痈肿疔疖之类，常伴有红肿热痛等症状，积聚即癥瘕、痞块之类，多因情志郁结，饮食所伤，寒邪外袭以及病后体虚，或黄疸、疟疾等经久不愈，以致肝脾受损，脏腑失和，气机阻滞，瘀血内停，或兼痰湿凝滞，而成腹内结块。初起结块较小，一般通过切诊才能触知，若见局部隆起，则多属大积大聚，危证重证。疝气所致的局部隆起有腹壁疝和脐疝两种，腹壁疝多出现在腹部纵行的中线上，可以还纳；脐疝以小儿多见，主要表现为脐部突出，皮色不变，也可以还纳；此外，腹股沟也可出现疝气，而且较大，也可还纳，比较多见。不同部位的隆起也可见于不同的病证，如上腹较下腹明显隆起多见于胃扩张、胃脘胀气或胃下垂，中腹膨大除腹水症状特别明显外，亦见于肠腔胀气。下腹膨胀多见于肥胖或气虚无力、内脏下垂，亦见于尿潴留或妇女子宫肌瘤或盆腔疾患。此外，如阑尾脓肿（肠痈）、巨脾症等也可在相应部位凸出膨大。

若新生儿出现脐部红肿溃烂，或潮湿不干，或脐中出水久久不愈，甚至流脓出血，这是断脐不慎或衣服尿布不洁，以致湿热邪毒入侵所致，须及时治疗，以免引起全身疾患。

若腹部脉络怒张，青筋显露，则多为积聚、鼓胀所致，腹皮色赤为火热邪壅聚于腹部的征象，常因胃肠溃破而引起，一般伴有剧烈的腹痛，腹皮按之疼痛，放手时更甚。多属危重证候。腹皮颜色枯萎干瘪者，多为营血不足，瘀血病人可见皮肤瘀点瘀斑甚至肌肤甲错。

若腹部大大低于胸部和横骨，甚至腹皮几乎与脊柱相贴，其状如舟，即为全腹凹陷，多见于极度消瘦、严重津亏液脱或多日不进水分者，轻度凹陷则常见于老年人、病后及虚劳患者，如果凹陷见于胃脘和左右胁下，腹中剧痛，腹壁板硬，则有胃已溃破的可能。若妊妇见腹部松弛下陷，则多为胎萎不长或胎死腹中。胸腹部可随呼吸上下移动，男子以腹式呼吸为主，女子以胸式呼吸为主，如腹内气机逆乱，上冲皮起，可见到胃型、肠型及胃肠蠕动波。若见腹部动悸则多为心阳不振，肾阳亏虚，水饮为患，常伴有心悸、眩晕、气喘及下肢水肿等症，有时积聚也可托起血脉而使腹部跳动明显。

若见腹中蠕动持续明显，则多属胃肠病变。当蠕动从左胁下近处开始，缓慢向脐的右上方移动，形成宽大的波形，一起一伏，周而复始，则其病在胃，多为胃下口狭窄梗塞，水谷难通，常伴有食入即吐、大便燥结、形容枯槁。当蠕动见于脐周，其形近乎平行排列，此起彼伏，状如索条，或粗或细，腹部隆起，则其病在肠，为肠中梗塞不通，多并见呕吐不已、大便矢气全无、腹中剧痛不解等症。

（二）闻诊

闻诊主要是医生运用听觉来了解胸腹部的情况，必要时也可借助听诊器。诊察内容包括脏腑自然发出的声音和叩诊或按压胸腹时所出现的音响，前者如呼吸咳喘、呕吐呃逆、嗳气、太息、喷嚏、虚里动等，后者主要根据对不同部位叩压后所反应出来的鼓音、实音、浊音等，以判断内在脏腑组织的胀气、肿块、水饮、瘀血等不同病变。

正常人呼吸平稳，不快不慢，不粗不细，无咳喘、呕吐、呃逆、嗳气、太息、喷嚏等病理声响，肠鸣音也不亢进。若呼吸气粗而快，为外感邪气有余，属热证、实证；呼吸气微而慢，为内伤正气不足，属虚证、寒证；呼吸微弱困难，气来短促，不足以息，为元气大伤、阴阳离决之危候。若呼吸困难，短促急迫，甚至张口抬肩，鼻翼扇动，不能平卧，则为喘证，多由实热壅肺、痰饮内停，或肺肾虚损、气失摄纳所致。若呼吸急促似喘，声高断续，喉间痰鸣则为哮证，多因内有痰饮，复感外寒，束于肌表，引动伏饮而发。

咳嗽多为肺系痰患，然他脏有病也能影响到肺而见咳嗽。若咳嗽声音重浊，兼见痰清稀白，鼻塞不通，多是外感风寒。咳而声低，痰多易咳，多是寒咳或湿咳或痰饮。咳声清脆者，多属燥热。咳声不扬，痰稠色黄，不易咳出，咽喉干痛，鼻出热气，属于肺热。咳声连续片刻者，多属风。咳声阵发，发则连声不绝，甚则呕恶咳血，终止时作"鹭鹭叫声"，则为"百日咳"或称"顿咳"，常见于小儿，多由风邪与伏痰搏结，郁而化热，阻遏气道所致。咳声如犬吠样，则为白喉，多属肺肾阴虚、火毒攻喉。

呕吐、呃逆、嗳气均为胃气上逆的病变。若吐势徐缓，声音微弱，吐物呈清水痰涎，或呃声低沉而长，音弱无力，良久一声，多为虚寒。吐势较猛，声音壮厉，吐物呈黏痰黄水，或酸或苦，或呃声频频，连续有力，高亢而短，多为实热。嗳气而伴有酸腐气味，胸脘胀满，多为食积胃脘。嗳声响亮、频频发作，过后较舒的多为肝气犯胃。嗳气低沉，无酸腐气味，纳谷不馨，多为脾胃虚弱。

太息多由心有不平或性有所逆，愁闷之时发出，为情志病之声，属肝气郁结之象。

喷嚏为外感风寒，肺气不宣，上冲于鼻而作。若外邪郁表日久不愈，忽有喷嚏者，预示外邪将解，为病愈之佳兆。

肠鸣是腹中漉漉作响，若其声出现在脘部，如囊裹浆，振动有声，起立行走或以手按抚则漉漉下行，为痰饮留聚于胃；音出脘腹，得温得食则减，受寒，饥饿时加重，多为中虚肠胃不实；腹中肠鸣如雷，多属风寒内侵。肠鸣音减弱甚至消失见于极度虚衰或关格不通患者，用手指冲击脘部出现振水音，多为胃内停水。腹部叩诊主要用来判别病证的性质，腹腔内有无积气、积液和肿块，实质脏器的大小和部位的变化等情况。对于病证的性质，据曹永康经验介绍，凡叩之铿之然，必有实邪内含；叩之空之然，乃属无形气滞；腹痞胀而叩之咕咕然，非气体作胀（此多肠胀气）即食滞发酵（大便多溏污）；腹胀满而叩之汩汩如水泉，为水邪内蓄而偏于寒（或水肿或鹜池）；叩之漉漉如雷鸣，为湿热内蕴而偏于湿；腹大不收，叩之泊泊然如烂熟似果，弹力消失者，乃中气虚惫之候；如推之呈波浪样者，为水肿之虚证。

正常腹部叩诊应为轻鼓音。腹腔胀气则叩之咚咚如鼓，腹腔积液则叩之为实音，同时，可结合西医腹诊法进行详细检查。

（三）问诊

问诊是医生询问病人或陪诊者，了解疾病的发生、发展、治疗经过、现在症状和其他与疾病有关的情况，以诊察疾病的方法。

腹诊中的问诊，一者借以了解患者对腹证的有关自我感觉、病变历史、发展变化情况、加剧或缓解的因素及各种伴随症状，二者与切诊配合运用，以了解患者对切诊的反应，诸如疼痛、胀满、拘急等。因此，问诊在腹诊中亦是不可缺少的，问诊的顺序一般也是从上到下，先胸部后胁部再腹部。问胸部主要是了解心肺的病变，如胸痛憋闷、痛引肩臂者，为胸痹，多由胸阳不振，痰浊内阻或气虚血瘀导致心脉气血运行不畅所致；胸痛彻背，汗出肢冷、面色青灰，手足青至节者，为真心痛，多由心脉急骤闭塞不通所致；胸痛而烦，壮热面赤，喘促鼻扇者，为肺实热证，多因外感风热犯肺、肺失宣降所致；胸痛咳血，潮热盗汗者，为肺阴虚证，多由阴虚内热、肺络灼伤所致；胸闷咳喘、痰白量多者，为痰湿犯肺，多由脾虚聚湿生痰、痰浊上犯所致；胸痛发热，咳吐脓血腥臭痰者，为肺痈，多由热毒蕴肺、气血瘀结、肉腐成脓所致；胸痛而胀，部位不定，太息易怒者，属气滞为病，多因情志郁结不舒、胸中气机阻滞所致；胸痛如刺，固定不移者，属血瘀为病，多由跌仆外伤，或气郁日久、血行不畅、瘀血阻滞胸部脉络所致。

问胁部主要是了解肝胆及其经脉的病变。如胁肋胀痛、太息易怒者，多为肝气郁结、情志不畅所致；胁肋灼痛、面红目赤者，多由肝火郁滞、火灼胁部脉络所致；胁肋胀痛，身目发黄，属黄疸病，多由肝胆湿热蕴结所致；胁部刺痛，固定不移，多为瘀血阻络所致；胁痛、患侧肋间饱满，咳唾引痛，属悬饮病，为饮停胸胁所致。

问腹部包括心下、脐部、小腹及少腹等部位，主要了解脾胃、大小肠、肝、肾、膀胱、胞宫及冲任二脉等脏腑经脉的病变。腹部问诊常和切诊同时进行，这是获取腹证的主要手段，其详细内容将在相关章节具体介绍。

（四）切诊

切诊是指医者用手抚按、切压胸腹不同部位以了解腹证的一种腹诊方法，其在腹诊中较其他三种诊法重要，诊断意义也更加突出。因此，古今不少医家学者曾认为腹诊即是腹部的切诊。如清代医家俞根初就谓"胸腹为五脏六腑之宫城，阴阳气血之发源，若欲知其脏腑何如，则莫如按胸腹，名曰腹诊"。南京叶橘泉老先生亦谓："中医腹诊，与脉诊一样，都属于四诊之一的切诊……腹诊就是按腹的诊法。"日本汉方医持这种观点的也不乏其人。如本章开头所述的间中喜雄等。虽然这种认识未必全面，但亦从一个侧面反映了切诊在腹诊诊法中的重要性。下面予以重点介绍。

1. 切诊手法

《诊病奇侅》云："下手之法，轻重大抵可准于《难经》菽法也。轻手循抚，自鸠尾至脐下，而知皮肤之润燥，定部位之相应。中手寻扪而问疼与不疼，以知邪气之有无，察膈下诸空所之强弱，动气之静否。重手推按，而更问疼否，察脏腑之虚实，沉积之如何，动气之深浅。"将腹诊手法，依轻重不同分为轻手循抚、中手寻扪及重手推按三法。

（1）轻手循抚法

轻手抚法与覆手压按法相似，如《诊病奇侅》云"以右手覆按其心上，消息须臾，而徐徐左右移候虚里，及心胸之动悸，名之谓覆手压按法。"《腹证奇览》也谓："其诊按的次第为，首先将轻按的手，徐徐地往左右移动，诊察虚里之动，以及胸中烦悸的症状，此法名为覆手压按之法。"并绘有覆手压按法图。（图3-16）

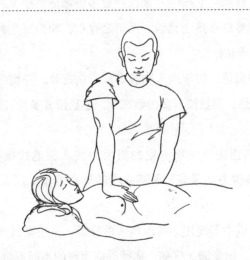

图3-16　覆手按压法及抚循法

该方法操作时四指并拢平伸，以手掌平放于病人胸腹部，轻加压力，自胸上而脐下做轻轻滑动触按或扪按，此法适用于了解胸腹部的一般情况，对于推测病人的整体情况、判断病证的寒热虚实具有重要参考价值。根据诊察目的及具体手法之细微差别，轻手循抚法又可分为：

轻按（抚按）：通过轻轻按压和滑动触摸，以了解胸腹皮肤的温、暖、凉寒、润泽、粗糙、干燥，腹壁的肥满瘦薄，有无疼痛及其他异常感觉，主要目的在于诊察病人的一般情况，如正气的强弱、津血的盈亏及病变的寒热性质等。正常人腹壁肥硕，腹力柔韧而有弹性，肌肤润泽，温度适中。若腹满充实紧张，按之有抵抗感，或拒按，按之痛甚者多为实证。腹壁瘦薄，张力不大，喜温喜按，按之痛减者多为虚证。若腹虽胀满而缺乏弹性喜抚摩者，此属虚满或气分病证。若腹部瘦削缺乏活力，腹肌弹性低下者，多为脾肾亏虚而精血内乏。

抚按腹壁肌肤之润燥滑糙，可以检查内在津液精血之荣枯。在热性，病腹壁肌肤润泽津津是津液充沛、汗源有资之据，如干燥灼手为热炽津耗、不得发汗之征，有汗湿而黏滞不爽者为湿热郁滞，无汗灼热为热邪鸱张。慢性病腹部以润滑丰腴为佳，是有病而精气未伤，如腹部枯燥欠泽，肌现皱纹重叠为营血亏虚、皮下脂腴失荣，如腹部肌肤粗糙甲错，摸之戟手，为血枯或内有瘀血之象。

扪按：将手掌固定按压在胸腹的某一局部，并停留一段时间，通过医者感觉到的体表温度变化以了解疾病不同的寒热性质。如始按甚热，久按反不觉热者，多为外感发热；久按热益甚者，多为内伤发热或湿温发热或肠腑有湿热积滞；如腹部觉冷喜热抚，久按缺乏温煦阳和之感者，提示中下阳气不足，一般多虚寒证，如少腹不仁之证便是。对于危重病人，可借此法以鉴别寒热之真假，元阳之存亡，如扪按左乳下虚里处，据其搏动之强弱，可判断正气之盛衰存亡。

热手按：医者将手温热，按压病人胸腹部或有病变处，并询问其喜恶，观察病人的反应，以判断病证的寒热，喜热按者多为虚寒证，恶热按者多为实热证。

（2）中手寻扪法

多以食、中、无名指密排，用一定的指力由浅入深地按压病人胸腹部或病变局部，本法主要用于了解腹力之强弱、脏腑病变的所在部位，以及腹部动气的强弱。具体手法有：

中按：密排三指，以中等度用力按压病人的腹部，依感觉抵抗的大小，判断腹力的强弱。中按法切按胸腹，据胀满、疼痛、痞硬等症出现的不同部位，判断病变所在脏腑，据胀痛硬满不同性质程度，及病人对按压的不同反应，判断病邪的性质、病情的轻重、人体正气的强弱。

揉按：以手指或手掌按压病人腹部，边按边揉，主要用于诊察腹痛、腹胀、硬满等证，在使用中按法切诊确定病变部位后，进一步了解患者对揉按的反应，以明确病变之虚实。

揣摸：指用手指探摸腹腔肿物，是一种滑动按诊法，将手指微曲在腹壁上，适当用力沿肿块表面缓缓滑行触摸揣度，以了解病变情况。如病人主诉某一局部胀满、疼痛或有瘤块，可用此法以了解病变有形无形，进而鉴别病变之属癥瘕积聚、在气在血。对于有形肿块，又可借本法以了解其大小、形状，质地之软硬，有无压痛，边缘是否清楚完整，表面是否光滑，有无粘连，以了解肿物之有根无根。

（3）重手推按法

重手推按法与三指探按法类同。如《诊病奇侅》云："以食、中、无名三指头，从缺盆至肋骨，逐次探按，名之谓三指探按法。"《腹证奇览翼》也指出："将右手的食指、中指、无名指三只指头斜侧，仔细地探索，由上缺盆，逐次转到左右肋骨之间，此法名为三指探按之法。"并绘有"三指探按法"图（图3-17），本法一般在轻手循抚法和中手寻扪法之后运用，用力最重，主要用于"察脏腑之虚实，沉积之如何，动气之深浅"（《诊病奇侅》）。《腹证奇览翼》也谓："此法诊胸中虚实缓急，若下有碍指之感者，留指按之，问其痛否。"重手推按法主要在于了解腹腔深部及腹底的情况，一般以食指、中指、无名指三指侧按或垂直按压，以了解腹内肿物的部位、形状、质地软硬、压痛与否。当重按触及肿块后，从肿块的边缘进行挤压，以了解肿块的移动程度。《诊病奇侅》谓："沿髀骨下鸠尾，一浅一深，以诊心下之虚实；沿季胁至章门，却又从上脘至脐下，及小腹左右中数回探按，停及髀骨之际，气冲之脉，复以覆手法，从心下压按至脐下，其间指头有障碍者，须审其形状，凡有正按而不痛，斜按而痛者；有浅按而应手者，有深按而彻散者，其缓急、大小、滑涩、坚脆、寒温须细细按摸，不可仓卒。"

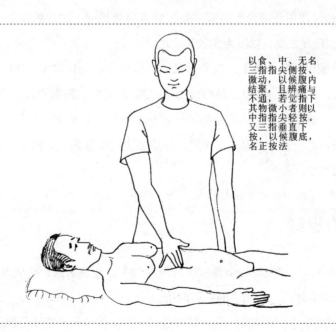

以食、中、无名三指指尖侧按、微动，以候腹内结聚，且辨痛与不通，若觉指下其物微小者则以中指指尖轻按。又三指垂直下按，以候腹底，名正按法

图3-17 三指探按法

此外，重手推按法中以食指、中指、无名指或者单用某一指由腹壁迅速压向深部，或者叩击腹壁某一局部，使之振动，根据声响的特点及指下感觉，判断病变的性质。如无响声，指下空软或有抗力，而无撞击感者，多为腹中气胀；若冲按有气过水声，指下有震撞之感者，多为水饮内停。

2. 下手次第

下手次第以使腹诊全面而不遗漏，并尽可能取得满意腹诊效果为原则。包括手法之先后及部位次第两个方面。手法先后一般先轻后重，即先行轻手循抚法，次行中手寻扪法，最后以重手推按法，并根据不同部位切诊所得不同征象、病者对切诊的不同反应等具体情况，灵活掌握手法之轻重，交替运用各种不同手法。

切诊不同部位的先后次序，历代医家说法虽不尽相同，但基本上提出了一致的看法。如《诊病奇侅》引述诸家认识，或谓："下手次第，先抚胸膈，次胃经，次任脉，次脾经，天枢，次脐下，次诸空所，再按胃经。着着潜心熟察以自得大筋之候，而知其阴阳虚实，及男女年龄之异同。"或谓："先按其左胁下，至右胁下，次中脘水分，两天枢及天枢左右，下边，后气海，丹田，中极，一一按抚，可以上中下浮中沉之九候推求焉。"或谓："诊虚里以候宗气之虚实，轻手按心下，缓缓循两胁而及胁下，手法轻重得宜，按大腹渐渐至脐小腹焉。"或谓："先以食中二指候虚里，而后自膻中至丹田，循抚二三遍许，次按心下三脘，及少阳、阳明、两胁、小腹，最后察神阙，是其大纲也。诊已遍，宜摩胸腹一过。"俞根初《通俗伤寒论》亦有"先按胸腹胁肋是……次按满腹""按胸必先按虚里""积聚之候，按腹之要，以脐为先"等论述。

总之，切诊顺序宜从上到下，先胸后腹，一般而言，先按虚里，次膻中、两胁及胁下，次心下三脘，次大腹、少腹，最后诊脐（神阙）。同时，根据病者的不同主诉，重点切按的相关部位。尚须注意，病者主诉某一部位有胀满、疼痛者，切诊时宜先按其他部位，最后才切按该部位，以免因切按疼痛，导致整个腹壁紧张，妨碍了其他部位的切诊，而影响腹诊之准确性。

三、腹诊的步骤

综合上述内容，可知腹诊的步骤应该是从上到下，先胸后腹，由表及里，由一般到重点地进行，并综合运用望、闻、问、切四法。

首先诊察胸腹部的一般情况。注意形态是否正常，体型是消瘦还是肥胖，有无膨隆、凹陷或脐凸。呼吸是否急迫，有无局部肿块、创伤、水肿和溃疡。腹皮是否润泽、潮湿、干涩、甲错或皱褶，肤色如何，有无发红、黄疸、皮疹、条纹、瘀斑、水疱，色素沉着或青紫血脉。皮温是否正常，有无局部灼热或寒凉。腹正中线（任脉）是否凹陷或宽度增大，腹壁是平软、肥厚还是瘦薄，弹力如何，紧张度怎样，有无疼痛，部位所在，是喜按还是拒按，有无痞闷、胀满和动悸，在什么部位，有无气上冲的感觉，循行路线如何，胸腹叩诊情况如何，肠鸣音是亢进还是减弱，有无振水音等。

根据以上胸腹一般诊察结果便可得出对患者的初步印象：体质是强还是弱，正气是盛还是衰，病位是在哪一区，病证性质是寒还是热，是虚还是实，病邪是痰饮、水气、瘀血还是气滞，或是其他邪气，然后再根据病变位置及患者主诉进行重点的分区腹诊。

1. 心区（虚里）腹诊

问诊时注意询问患者有无自觉动悸或憋闷，程度如何，有无诱发或加重的因素。有无疼痛，程度、性质、放射部位、诱发或加重的因素怎样。望诊时注意观察虚里搏动是否明显，隐约可见还是不可见，范围如何，是否波及心下。闻诊时可应用听诊器进行，注意了解心音是强、中还是弱，心律是齐还是不齐，有无杂音。切诊时注意了解虚里搏动的次数、节律，喜按还是拒按，按压后有无疼痛等情况。

2. 胁部（包括胁下）腹诊

胁部腹诊主要进行问诊和切诊。问诊须注意询问患者有无苦闷、痞胀、疼痛的感觉，如果有则须进一步询问其程度、时间、诱发和加重的因素及牵涉部位，对疼痛还须询问其性质如何，是否固定。切诊时，以右手或左手三个手指沿胁肋从上至下诊察两胁区的情况，有无膨满，紧张等，然后从肋骨弓的下缘向胸廓内上方按压，了解其张力，有无抵抗感，同时注意观察患者是否有痛苦不适的反应。最后了解皮温是否正常，有无包块，其大小、形状、质地、移动度怎样，有无压痛，其性质、牵涉部位如何。

3. 心下腹诊

心下腹诊主要了解胃脘的情况。望诊时注意有无局部饱满或凹陷，有无搏动，腹上角如何。闻诊时了解有无振水音及心音。问诊时询问痞塞、胀满、疼痛、动悸的感觉及程度、时间、诱发或加重因素，牵涉部位如何。切诊时注意皮温是否正常，有无抵抗和压痛，是喜按还是拒按，是否有动悸，与心跳、振水音的关系怎样，涉及哪些部位。

4. 脐部腹诊

望诊时注意观察脐的形态、色泽及脐周的情况。闻诊时主要了解肠鸣音是亢进还是减弱。问诊主要了解胀满、疼痛、动悸的情况，内容基本上和前述相同。切诊内容也基本同步，同时还应注意有无蛔虫腹证及异常肠蠕动。关于脐周动气的诊察意义，将在脐诊中重点介绍。

5. 小腹腹诊

望诊时主要观察小腹有无膨隆或凹陷，肌肤是润泽还是干涩。问诊时除和上述相同的胀满、疼痛、动悸的感觉外，还须注意询问有无气上冲的感觉及上冲部位。切诊时要注意皮温及某些穴温如气海、关元、中极等是否正常，必要时可用仪器测量。同时还须注意腹壁的紧张度、胀满、拘急及压痛等情况。

6. 少腹腹诊

少腹也主要进行问诊和切诊。问诊主要询问患者有无胀满、拘急，疼痛的感觉以及程度、时间和诱发加重的因素怎样，疼痛的性质如何。切诊时除注意皮温、抵抗、胀满、压痛外，还应注意有无急结、拘急、不仁、肿块和瘀血征，若为男性患者应注意有无阴缩。

根据以上腹诊步骤及内容，笔者曾设计了腹诊病历，可供临床参考（见第五章第三节）。

附：常见诊法与图谱

中医腹诊图是腹学的重要组成部分，它对于学习和掌握中医腹诊的基本知识起着重要作用，可为临床、教学、科研提供比较直观的感性认识。

中医腹诊图如同中医腹诊学一样，具有悠久的历史，自16世纪腹诊传入日本以来，日本汉方医对此特别重视，一些腹诊著作中相继出现了腹诊图的记载，如现存的庆长七年（1602）曲直濑道三《百腹图说》和濑丘长圭（1733—1781）《诊极图说》，及后来的《腹证奇览翼》等都有不少腹诊示意图，可以说日本的腹诊医著几乎都载有腹诊图。与此相比，我国的腹诊医著中却少有腹诊图记载，但无论日本还是中国，能较全面反映腹诊内容的腹诊图尚属缺如，为使这一内容得到系统整理，切合临床实际需要，笔者在既往文献的基础上，结合临床实际，对腹诊图进行了补充、完善。主要内容有：一般介绍、一般胸腹体检法、中医腹诊手法、常见腹诊图、常见病腹形特征等五个方面。"一般介绍"主要对胸腹分区、脏腑对应关系、脏腑经络理论，结合现代解剖知识进行图解；"一般胸腹体检法"则介绍了现代医学的常规检查方法，以对"中医腹诊手法"进行参照；"中医腹诊手法"则介绍了常用的手法，并较全面地介绍了手法的运用；"常见腹诊图"是集各家腹诊图之精华，遵照有关文献说明，切合临床实际进行编绘，较为系统、规范；另外还介绍了常见病的腹形特征供临床参考。

总之，腹诊图的编制，希望有助于读者更直观地了解腹诊学内容，指导临床实践，进一步推动腹诊的运用。（附图3-1～附图3-65）

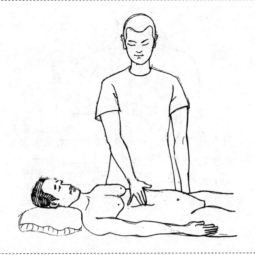

附图 3-1　中医腹诊图

（一）一般介绍

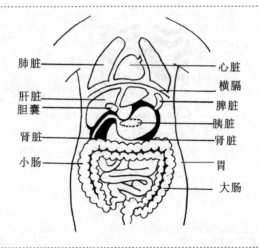

附图 3-2　西医学胸胁部脏器解剖图

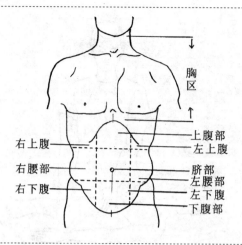

胸区

右上腹
右腰部
右下腹

上腹部
左上腹
脐部
左腰部
左下腹
下腹部

附图 3–3　西医学胸腹分区图

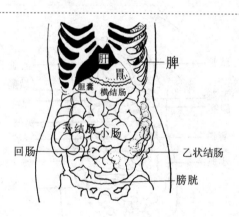

肝
脾
胃
胆囊
横结肠
升结肠
小肠
回肠
乙状结肠
膀胱

附图 3–4　腹部各区正常脏器分布图

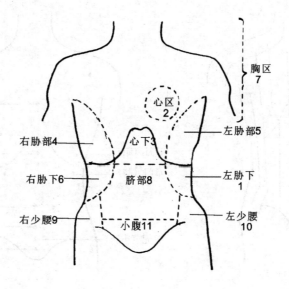

附图 3-5　中医十一区腹诊分区图

此分区法是由笔者等在腹诊研究中，集众医家之分区法思想，结合临床实践，制订的较为规范的分区方法

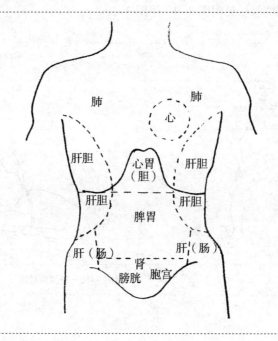

附图 3-6　腹诊分区与病变脏腑关系图

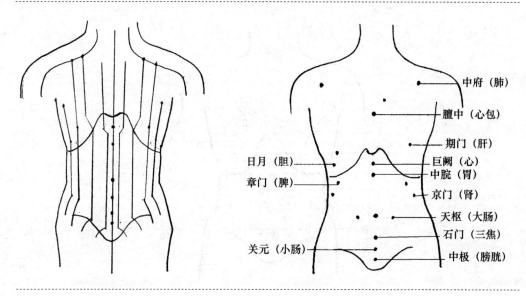

附图 3-7 腹部经络图　　　　　　　附图 3-8 腹部募穴图

中府（肺）
膻中（心包）
期门（肝）
日月（胆）
巨阙（心）
中脘（胃）
章门（脾）
京门（肾）
天枢（大肠）
石门（三焦）
关元（小肠）
中极（膀胱）

（二）一般胸腹体检法

基本腹围与胸围测量法见附图 3-9、附图 3-10。

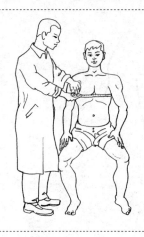

附图 3-9　胸围测量法

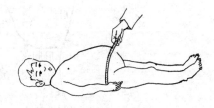

附图 3-10　腹围测量法

1. 腹部一般触诊法

（1）浅表触诊法

浅表触诊法主要用于检查腹壁皮肤过敏及肌紧张。两手（或一手）手指伸直并拢，平放在腹壁两侧，手指不动，用腕关节的活动轻轻抬起和压下，靠手指感觉对比其是否有肌紧张，并轻轻抚摸局部皮肤是否有痛觉过敏。腹壁出现肌紧张，见于腹膜炎、肺炎、阑尾炎、肠系膜淋巴结炎等，也可见于病人怕痒、紧张等。腹壁紧张度减弱，见于佝偻病、重病体弱的小儿或老年人、腹直肌分裂的妇女等。（附图3-11）

（2）滑动触诊法

五指并拢，以食、中、无名三指逐渐压向腹部深处的脏器或肿块，然后手指与腹壁皮肤一起在脏器或肿块表面滑动触诊。也可用左手压在右手背上，帮助加压。如为肠管等器官，应以其长轴相垂直的方向横行滑动触诊，此法可检查较深部脏器或肿块的表面状况、坚硬度、轮廓、压痛、移动度等。（附图3-12）

（3）浮沉触诊法

浮沉触诊法适用于检查腹水病人的腹腔内脏和肿块。检查方法：五指并拢，以指端抵腹壁，然后迅速地向下一按，反复数次，即可推开腹水而触及内脏或肿块，手指可有触及"硬块"向上浮顶的感觉。（附图3-13）

（4）触诊时腹式呼吸法

触诊时为了减少腹壁紧张，除利用谈话以转移病人的注意力外，尚应教会病人张口做均匀的腹式深呼吸以配合。如实在有困难，可给病人膝下垫上高枕，或同时以手掌压在胸骨下部，逐渐加大压力，使胸式呼吸改为腹式呼吸。（附图3-14）

（5）腹痛单指触诊法

用单指或双指触诊，才能明确腹部局限性疼痛与压痛部位。如阑尾炎的阑尾点、胆总管的压痛点等。（附图3-15）

（6）反跳痛

以手指徐徐压迫腹痛局部，然后突然放手，在放手的一刹那间，病人感到此处"抽痛"，即称反跳痛，反跳痛说明此处腹膜（壁层）有炎症刺激现象。（附图3-16）

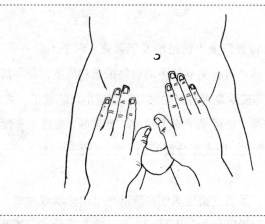

附图 3-11　浅表触诊法

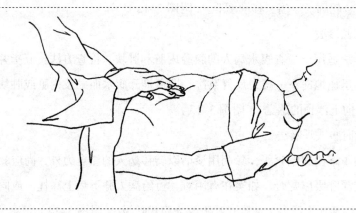

附图 3-12　滑动触诊法

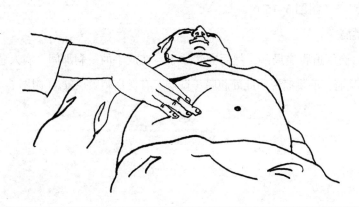

附图 3-13　浮沉触诊法

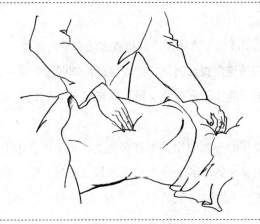

附图3-14　触诊时腹式呼吸法

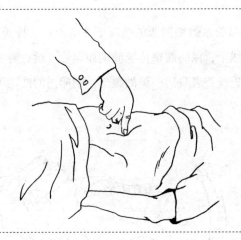

附图3-15　腹痛单指触诊法

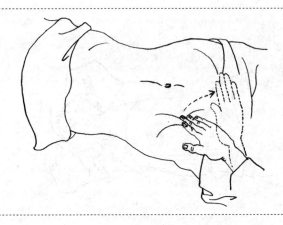

附图3-16　反跳痛

2. 腹水检查法

（1）移动性浊音

移动性浊音是腹腔积液的主要体征。其检查方法有下列几种：

①病人仰卧。因积液流向腹部两侧，所以腹部两侧叩诊为浊音，而脐周围为鼓音区。然后，病人侧卧位，由于液体向低处流，所以腹部低的一侧仍为浊音，而高的一侧转为鼓音。（附图 3-17）

②病人仰卧。在腹部的一侧叩出其浊音区的上界水平面，做上记号。然后病人向叩诊这一边侧卧，再叩出其浊音区的上界水平面，做上记号。即可发现侧卧时水平面已上升，证明腹腔内有积液。（附图 3-18）

③膝肘位叩诊法。病人以肘及膝跪在床上，裤带松开，让腹部自然下垂。如腹腔有少量积液时，则脐周围叩诊为浊音。（附图 3-19）

（2）液波现象

液波现象只有在大量腹水腹壁紧张的情况下才能出现。检查方法：病人平卧，助手将一手纵压于腹部正中线上，以防腹壁传导波动而误诊。检查者以左手掌紧贴对侧腰部，右手指弹击（或叩击）近检查者身边一侧的腰部，则叩击的波动可传至对侧手中。（附图 3-20 ）

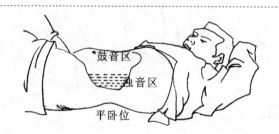

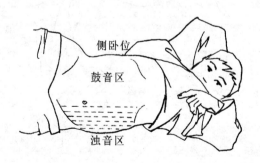

附图 3-17　移动性浊音

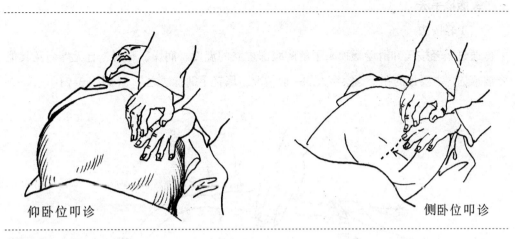

仰卧位叩诊　　　　　　　　　　　　侧卧位叩诊

附图 3-18　移动性浊音

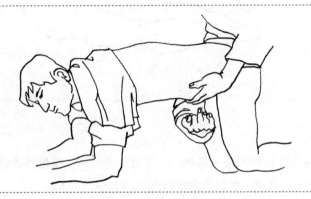

附图 3-19　移动性浊音

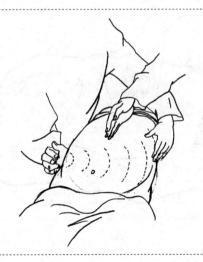

图 3-20　液波现象

3. 腹诊手法

（1）轻按法

通过轻轻按压和滑动触摸来了解胸腹部皮肤的温度、润燥、肥瘦、有无疼痛及其他异常感觉，主要目的在于诊察病人的一般情况，属轻手循抚法之一。（附图 3-21）

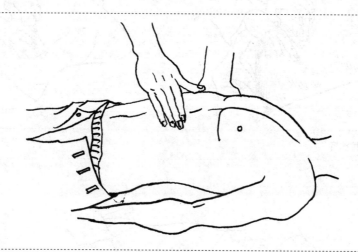

附图 3-21　轻按法

（2）扪按法

将手掌固定按压在胸腹的某一局部，并停留一段时间，通过医者感觉到的体表温度变化以了解疾病的寒热性质，属轻手循抚法之二。（附图 3-22）

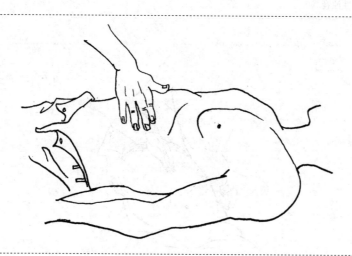

附图 3-22　扪按法

（3）热手按法

医者将手温热后，按压病人胸腹部或有病变处，并询问其喜恶或观察其反应，以判断病证寒热之真假，属轻手循抚法之三。（附图3-23）

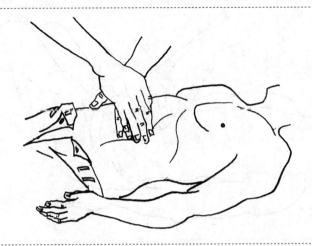

附图3-23　热手按法

（4）中按法

医者以中等度用力按压病人的腹部，依感觉抵抗之大小来判断腹力之强弱；根据是否有压痛及患者不同反应来判断病变所属脏腑、性质及病情轻重，属中手寻扪法之一。（附图3-24）

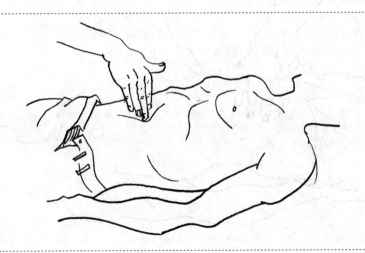

附图3-24　中按法

（5）揣摸法

用手指探摸腹腔肿物，是一种滑动按诊法。手指微曲，在腹壁上适当用力沿肿块表面缓缓滑行触摸揣度，以了解病变情况，属中手寻扪法之二。（附图3-25）

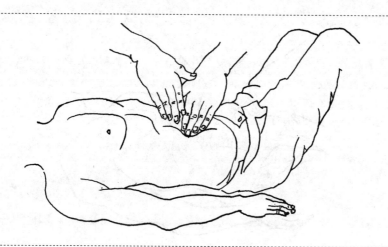

附图3-25　揣摸法

（6）揉按法

医者以手指或手掌按压病人腹部，边按边揉，以明确病变之虚实，属中手寻扪法之三。（附图3-26）

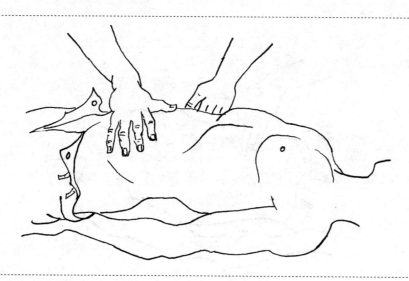

附图3-26　揉按法

（7）重手推按法

本法也称三指探按法，一般在轻手循抚法和中手寻扪法之后运用，主要用于了解腹腔深部及腹底的情况，有侧掌和直掌两种方法，肝脏的触诊就属此法（之一、之二、之三）。（附图3-27 ～附图3-29）

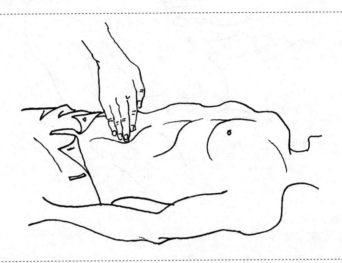

附图 3-27　重手推按法（之一）

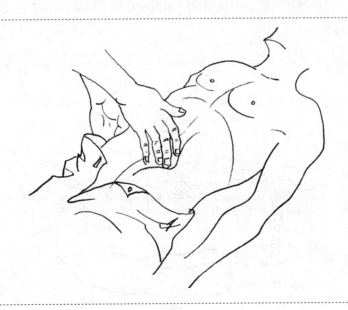

附图 3-28　重手推按法（之二）

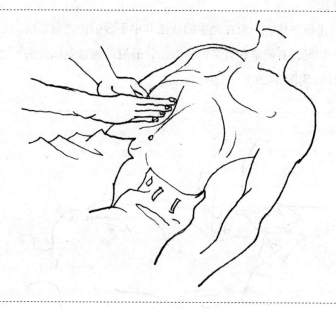

附图 3-29　重手推按法（之三）

（8）叩诊法

本法也是腹诊常用的手法。医者将一手手掌平按腹壁，另一手指头在手背叩击，或四指并拢轻拍，用以测知气滞、水鼓和胃脘部振水音等不同病性（之一、之二）。（附图 3-30，附图 3-31）

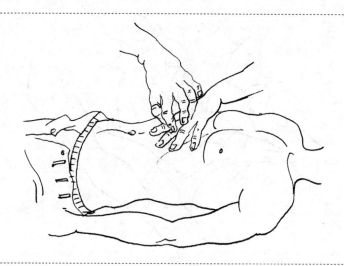

附图 3-30　叩诊法（之一）

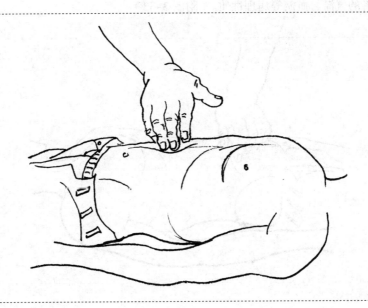

附图 3-31　叩诊法（之二）

（9）虚里触诊法

医者用指腹或小鱼际部位触及患者心尖搏动处，主要了解虚里搏动的次数、节律、喜按、拒按，以及按压后是否疼痛等情况，以明确宗气之强弱。（附图 3-32）

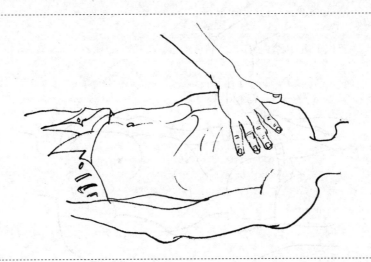

附图 3-32　虚里触诊法

（10）腹部捏诊法

医者用拇、食指捏起胁腹部的皮肤，然后细细摩擦，以病人的疼痛胀满和医者的感

觉来了解患者的气滞、血瘀等病理性质。（附图 3-33）

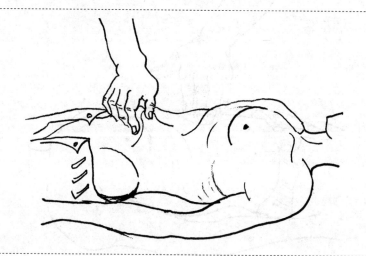

附图 3-33　腹部捏诊法

（11）穴位按压法

医者用中指尖按压所检查的穴位部位，以一定的指力来了解患者该穴位的过敏或疼痛、酸胀等感觉，测知疼痛所属经络、脏腑部位。（附图 3-34）

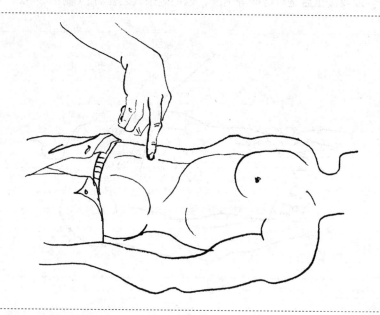

附图 3-34　穴位按压法

4. 常见腹诊图

（1）胸胁苦满（附图 3-35）

参考方剂：小柴胡汤。

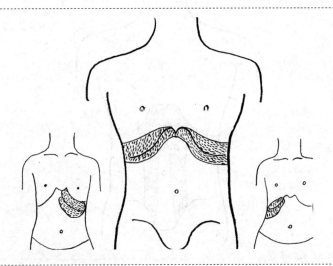

附图 3-35　胸胁苦满（左、右侧）腹图

（2）胁下硬满（附图 3-26）

参考方剂：小柴胡汤，大柴胡汤。

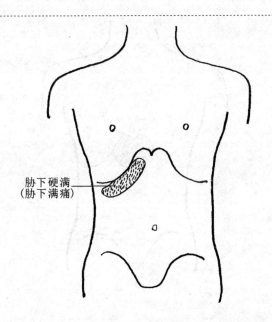

胁下硬满
（胁下满痛）

附图 3-36　胁下硬满腹图

（3）大结胸（附图 3-37）

从心下至少腹硬满而痛不可近，心下按之石硬，脉沉而紧。参考方剂：大陷胸汤。

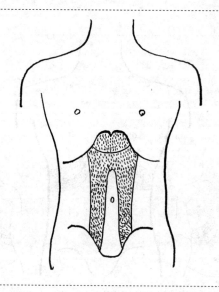

附图 3-37　大结胸腹图

（4）小结胸（附图 3-38）

正在心下，按之则痛，脉浮滑。参考方剂：小陷胸汤。

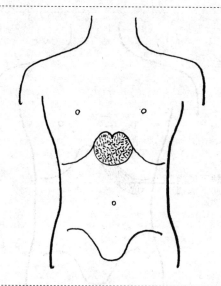

附图 3-38　小结胸腹图

（5）心下痞（附图3-39）

参考方剂：心下痞按之痛——大黄泻心汤合小陷胸汤。心下痞按之濡——大黄黄连泻心汤。

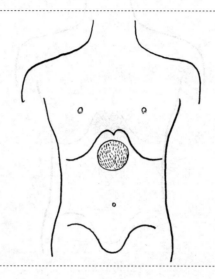

附图3-39 心下痞腹图

（6）心下痞满（附图3-40）

参考方剂：半夏泻心汤，甘草泻心汤，生姜泻心汤。

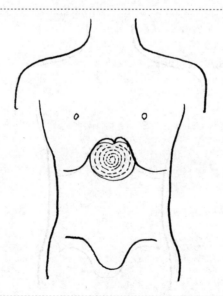

附图3-40 心下痞满腹图

（7）心下痞硬（坚）（附图3-41）

参考方剂：泻心汤类，木防己汤。

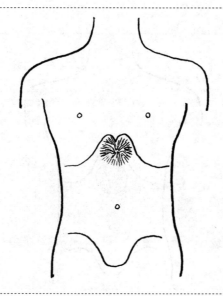

附图3-41　心下痞硬（坚）腹图

（8）心下濡（附图3-42）

参考方剂：人参汤，桂枝加芍药汤。

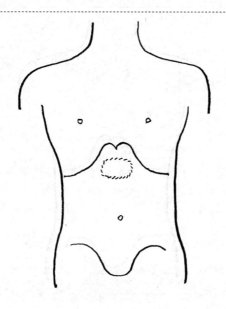

附图3-42　心下濡腹图

（9）心下急（附图 3-43）

参考方剂：柴胡桂枝汤。

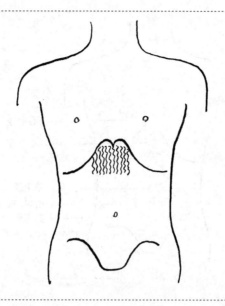

附图 3-43 心下急腹图

（10）心下痛（附图 3-44）

参考方剂：实证：大柴胡汤，大黄黄连泻心汤等。虚证：小建中汤、人参汤。

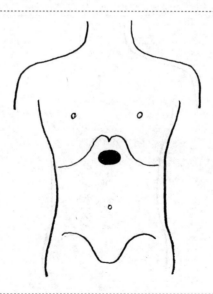

附图 3-44 心下痛腹图

（11）胸腹动悸（附图 3-45）

参考方剂：据兼症不同选用桂枝汤类，或苓桂剂。

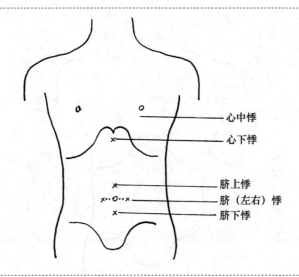

心中悸
心下悸
脐上悸
脐（左右）悸
脐下悸

附图 3-45　胸腹动悸腹图

（12）心下痛（附图 3-46）

参考方剂：实证：大柴胡汤、三承气汤、厚朴七物汤。虚证：理中汤、桂枝加芍药汤、朴姜半夏甘草人参汤。

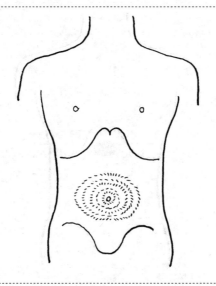

附图 3-46　心下痛腹图

（13）大腹痛（附图3-47）

参考方剂：实证——大柴胡汤、三承气汤、桂枝加大黄汤。虚证——气滞性：人参汤、厚朴生姜半夏甘草人参汤；寒直中：附子粳米汤、大建中汤；虚寒内生：小建中汤。

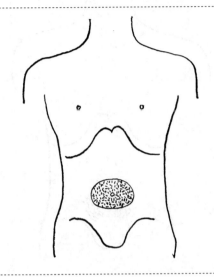

附图3-47　大腹痛腹图

（14）肠管蠕动亢进（附图3-48）

参考方剂：大建中汤。

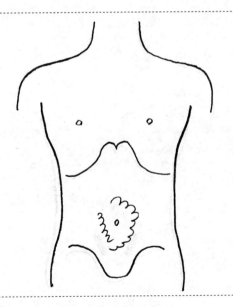

附图3-48　肠管蠕动亢进腹图

（15）少腹拘急（弦急）（附图3-49）

参考方剂：桂枝加龙牡汤、小建中汤。

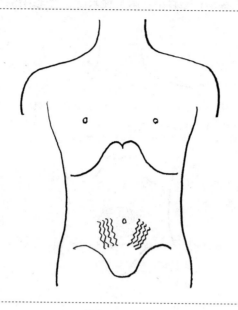

附图3-49　少腹拘急（弦急）腹图

（16）少腹急结（附图3-50）

参考方剂：桃核承气汤、大黄牡丹皮汤、桂枝茯苓丸。

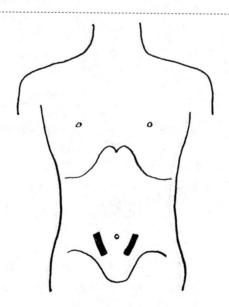

附图3-50　少腹急结（左右）腹图

（17）腹皮拘急（附图 3-51）

参考方剂：腹弱——小建中汤、桂枝加芍药汤。腹力中等——芍药甘草汤、芍药甘草附子汤。脐上为主者——大柴胡汤。脐下为主者——桂枝加龙牡汤。

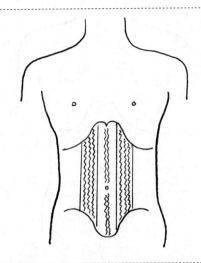

附图 3-51　腹皮拘急（左右、上下）腹图

（18）少腹硬满（附图 3-52）

参考方剂：抵当汤、桃核承气汤、桂枝茯苓丸。

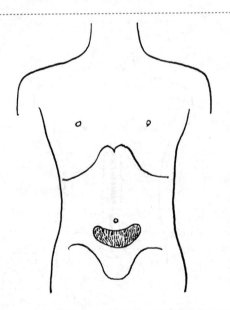

附图 3-52　（小）少腹硬满腹图

（19）少腹不仁（附图3-53）

参考方剂：肾气丸。

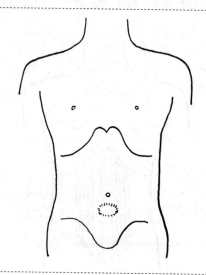

附图3-53　少腹不仁腹图

（20）正中芯（附图3-54）

参考方剂：连贯脐之上下——真武汤、小建中汤、人参汤。限于脐上——人参汤、四君子汤。限于脐下——八味丸。

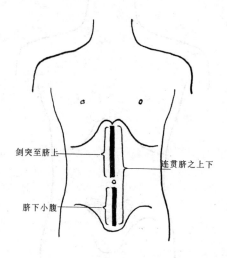

附图3-54　正中芯腹图

（21）瘀血腹证一（附图 3-55）

参考方剂：腹力中等者——桂枝茯苓丸。腹力弱、脉弱——当归芍药散。

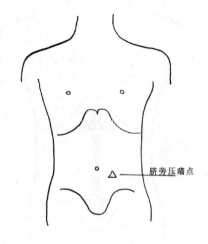

脐旁压痛点

附图 3-55　瘀血腹证腹图 -1

（22）瘀血腹证二（附图 3-56）

参考方剂：腹力强、便秘——桃核承气汤（左）、大黄牡丹皮汤（右）。腹力强（其身甲错、腹皮急、按之濡）——薏苡附子败酱散。

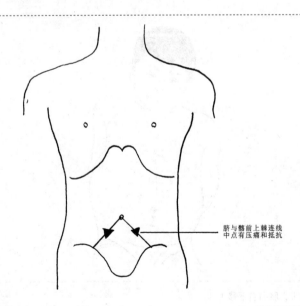

脐与髂前上棘连线
中点有压痛和抵抗

附图 3-56　瘀血腹证腹图 -2

（23）奔豚（附图 3-57）

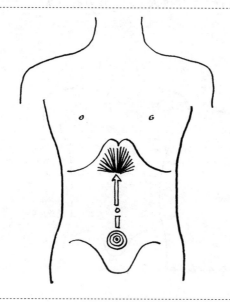

附图 3-57　奔豚腹图

奔豚为气从少（小）腹直上冲胸。参考方剂：奔豚汤、桂枝加桂汤。

5. 常见病腹形特征

（1）痞块（附图 3-58）

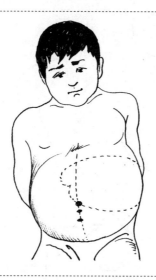

附图 3-58　痞块（脾肿大，脐向右下移）

（2）轻度脐疝（附图 3-59）

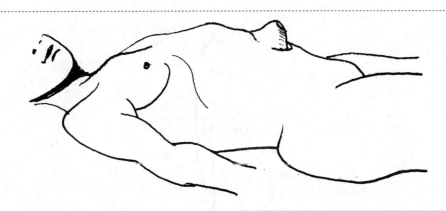

附图 3-59　轻度脐疝（先天性脐疝）

（3）重度脐疝（附图 3-60）

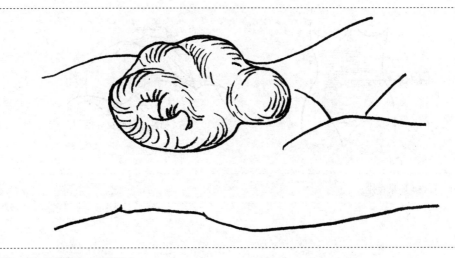

附图 3-60　重度脐疝（脐膨出）

（4）石瘕（附图 3-61）

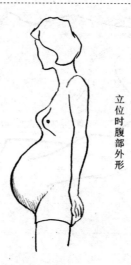

立位时腹部外形

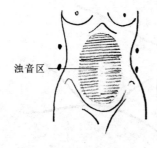

浊音区

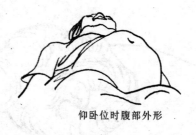

仰卧位时腹部外形

附图 3-61　石瘕（卵巢囊肿）

（5）鼓胀（附图3-62）

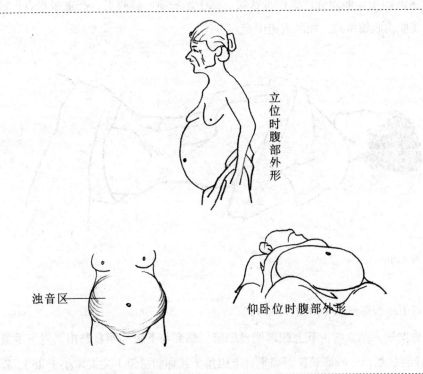

立位时腹部外形

浊音区

仰卧位时腹部外形

附图3-62　鼓胀（腹水）

（6）癃闭（附图3-63）

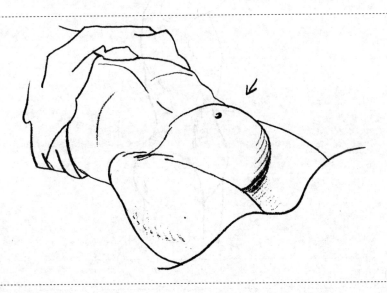

附图3-63　癃闭（尿潴留）

（7）腹部凹陷（附图 3-64）

整个腹部凹陷，形如舟，故称舟状腹。见于恶病质、脑膜炎、严重脱水者；或由于腹壁与肠壁肌肉收缩所致，如严重铅中毒。

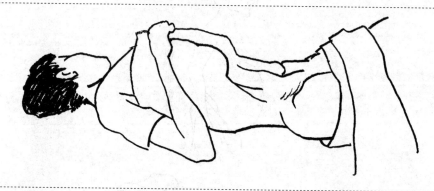

附图 3-64　腹部凹陷

（8）胃下垂腹部形态（附图 3-65）

胃下垂的病人站立时，其上腹部明显凹陷，脐部与下腹部明显凸出。胃下垂或肠下垂，常见于脊柱后凸、胸廓长狭而扁平、上腹角（或称肋弓角）尖锐（小于 45°）、腹肌松弛无力者。

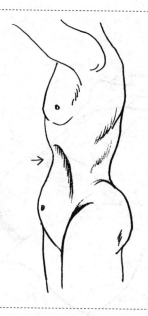

附图 3-65　中气下陷

第四章　常见腹证的诊断

第一节　腹部穴位诊

腹部穴位诊是以经络学说为理论基础，通过按压胸腹部的特定经穴（主要指募穴）所出现的阳性反应（如凹陷、疼痛、结节、条索、肌张力变化等）来判断相应脏腑的病变，从而指导临床治疗的一种物理诊断方法。

腹部穴位诊既是穴位诊断法的一个组成部分，也是中医腹诊的一个分支，具有易于掌握、操作简便、方法可靠、省时省力的特点。它不受地点和条件的限制，既可用于诊断也可用于治疗，对病人无任何痛苦，适合于平时，也适合于战时，在工矿、农村、部队中都可应用，因而具有广泛的临床用途和较高的实用价值，不少学者对此进行了长期的理论探索和广泛的临床观察，并积累了丰富而宝贵的临床经验，如詹永康的"漫谈经穴压痛诊断法"、盖国才的"穴位诊断法"、日本学者间中喜雄的"间中氏腹诊系统"等。现结合这些论述介绍如下。

一、穴位诊原理

穴位是人体脏腑经络之气输注并散发于体表的部位，《内经》称此为"脉气所发"的"气穴"，后来又有"输穴"（气血转输的部位的含义）和"孔穴"等名称。穴位作为针灸施术的部位，对经络学说的形成起了重要的作用。起初，人们并不知道人体上有所谓穴位，仅是由于偶然的触碰、砸伤、灼伤或抚摩而使疾病减轻，便使人们对体表的某些部位的特殊作用，开始有了一定的认识，随着医疗实践的不断开展，人们进一步认识到体表的某些特定部位，对某些疾病有肯定疗效。于是就根据主治功效和体表特征而加以取名定位，如"肾俞"治疗肾病，"睛明"治疗眼疾，"合谷"在两掌骨之间等，这样穴位的概念就形成了。同时，通过长期的医疗实践，人们还认识到，针刺或按压特定的穴位，病人会产生酸、麻、胀、沉重等感觉，即所谓"得气"，并且沿一定的路线传导，这种"得气"传导的"通道"就是经络的最初概念。通过古代医家对针刺或按压"得气"现象的长期观察，归纳了针刺感应路线的规律，进而总结出手足十二经脉和奇经八脉等的循行分布与其属络脏腑的关系，以及脏腑经络的证候创立了经络学说。另一方面，随着对针灸穴位针感传导的观察，人们不仅认识到穴位有其内部联系的通路，而且认识到这种联系通路是呈线状分布的，穴位与经络是点与线的关系，而在线状的联系通路上，有"脉气"的运行，所以《内经》称穴位为"脉气所发"和"气穴"。由于同一条"线"上的穴位在主治功能上有共同之处，提示了人们以"线"为基础（不仅限于"线"），将穴位系统全面分类，从而深化了对穴位的认识，这时已不再把穴位看成是孤立的、局部的、单一的，而是把它们看成是互相联系的、整体的、多种的。经络学说，无疑就是包括穴位互相联系的整体观念的具体论述。例如，手少阴心经的穴位，一般都能主治心血管系统的疾病及体表相应部位的疾病，同时，十二经病候中手少阴心经所出现的证候，又同该条经脉的穴位主治基本一致，由此可见，经络学说与穴位的主治性能有不可分割的关系，可以说是对穴位主治功能的总结。

由于经络与气血津液、五脏六腑密切相连，而穴位又为经络学说的一个重要组成部分，在生理病理上互相影响，因此，穴位与五脏六腑、气血津液也存在着不可分割的关系，是输注气血、反映病证、防治疾病的窗口，内脏有病必然会沿着有关的经络传至体表穴位而反应于外，根据按压这些穴位所出现的阳性反应，便可以作为诊断内脏病变的依据。如《灵枢·九针十二原》谓："五脏有疾也，应出十二原，而原各有所出，明知其原，睹其应，而知五脏之害矣。"《灵枢·背腧》也谓："……则欲得而验之，按其处，应在中而痛解……"

根据国内外大量对经络穴位的研究资料表明，穴位在形态组织学上有如下的特点：

①多数穴位位于神经干或神经束的通路部位，尤其是位于神经组织最接近体表的部位。

②在穴位的皮肤局部与皮下组织中，各种效应器与感受装置远较非穴部位为多。

③穴位乃是体表－内脏相关联的体表反应点，该点既是反应点也是治疗点。

④经络与穴位与神经系统，尤其与自主神经系统关系极为密切，换言之，神经系统（包括自主神经系统）的结构与作用特点乃是经络与穴位存在的基础。

由上可知，穴位与非穴位、特定穴与一般穴位、有关经络的穴位与无关经络的穴位在反映脏腑病变的功能上，具有相对的特异性，即某一经的穴位较多地反映了该经所属脏腑的病变。这种穴位反应的特性，也为运用穴位来诊断有关疾病提供了理论依据。同时也是穴位与经络密切相连的一个有力证明。近来出现的"经络按诊""经络望诊""知热感测定""穴位导电量测定""经穴诊断仪""穴位测温仪"等就是穴位反应特性的具体运用。临床实践证明，穴位压痛是疾病状态的一种反应，在一定程度上反映了机体的功能障碍，如果说经络是脏腑的反应带，穴位就是脏腑的反应点，内脏病变是因，穴位压痛是果，脏腑病变与穴位压痛具有因果关系。

运用穴位不仅能诊断疾病，而且也能治疗疾病。中医认为疾病的发生是在致病因素的作用下，导致机体阴阳的偏盛偏衰、气血失和、脏腑功能紊乱所致。而针灸或按压特定穴位，则能够刺激穴位激发经络气血的功能，使经气得以运行，气血得以宣通，从而达到扶正祛邪、调整阴阳、恢复脏腑功能治愈疾病之目的，因此，穴位疗法也是整体疗法的一种，穴位既是疾病的反应部位，也是治疗的刺激部位。

募穴是脏腑经气汇聚于胸腹部的特定穴位。由于它是脏腑之气通达体表的部位，因而与五脏六腑的关系更加密切，五脏六腑的病变常首先通过其募穴而反应于外。并且募穴压痛点是脏腑病变时最敏感的反射点，有的募穴正好在其脏腑体表投影区，或者与相应脏腑所居位置甚为接近，募穴压痛感的轻重往往代表着相应脏腑病变的轻重深浅，针灸或用药后募穴压痛减轻或消失，说明病已减轻或痊愈，反之，则说明病已加重或恶化。因此，募穴是反映内脏病变的重要腧穴，相对其他穴位来说，则有更加可靠迅速反映内脏病变的特点，西医对体表反应点也很重视，如麦氏点诊断阑尾炎、胆囊压痛点诊断胆囊炎等，这和中医的腹部穴位诊具有同样的原理。

二、穴位诊方法

穴位诊是通过按压穴位来诊察疾病，穴位既有固定的名称，又有一定的位置，每个穴位还具有相对的特异性，因此，取穴的准确与否直接影响到穴位诊的可靠性和准确性。选穴时，要充分利用胸腹部的体表标志，如乳头、鸠尾、脐窝及各种骨性和肌性标志，折量分寸的方法可用骨度分寸法，如天突至歧骨（胸剑联合）为9寸，歧骨至脐中为8寸，脐中至横骨上廉（耻骨联合上缘）为5寸，两乳之间折作8寸等。此外，也可采用手指同身寸和简便取穴法，一般胸部先定"膻中"穴，上腹部先定"中脘"穴，下腹部先定"关元"穴。运用穴位诊既可进行疾病普查，也可针对某一病经或根据患者主诉重点对某一经进行诊查。

穴位选准之后，接着便是寻找阳性反应。阳性反应包括色泽、形态、凸凹、温度的异常，以及在皮下或肌层摸到的圆形、扁平形、梭形、椭圆形、条索和不规则形态的结节或连珠形气泡，或压痛或肌张力的变化等，均为阳性反应。反应物的不同可表示不同的病证，如梭状形及粗条索的出现，多表示实证，常见于急性病；扁圆形和细条索的出现，多表示虚证，常见于慢性病；穴温偏低多表示寒证，穴温偏高多表示热证。肌张力的变化也可反映体质的强弱，肌张力强的一般体质也较强，肌张力弱的一般体质也较弱。

1. 寻找阳性反应的方法

主要靠手法按压，医者应用拇指或食指的指腹或侧面对患者的穴位进行按压、推移、循摸等，以便发现阳性反应。临床上常用的有四种方法：

（1）滑动法

用拇指或食指指腹沿着经络线轻轻滑动，用于发现经穴表层的阳性反应物。

（2）揉按法

用力较滑动法稍重，并在穴位处稍作停留，来回揉按，主要用于发现皮下组织的阳性反应物。

（3）移压法

以指腹尖端用力按压，以便探查深层的阳性反应物。

（4）推动法

以拇指指腹沿经络线推察，适用于郄穴和腰骶部触诊。

腹部穴位诊的步骤一般也是根据十二经募穴在胸腹部的分布位置由上到下进行诊察。先以医者两手四个指头搭在病人肩上，以两拇指同时按中府穴，先轻按随即重按，问病人有无痛感、哪边更痛，同时注意指下感觉如何，有无凹陷、凸起、结节、条索及肌张力变化，中府按毕，医者再用食指或拇指依法按压膻中、巨阙、中脘、期门、日月、章门、京门、天枢、石门、关元、中极等穴，以了解有无异常变化，也可根据经络在胸腹部的循行路线，逐条经脉进行按压，并配合其他部位的穴位以判断哪一经有病变。

2. 使用注意

在进行腹部穴位诊时，必须注意以下几点：

（1）医者指甲不能过长，以免在按压穴位时因指甲嵌入皮肤而引起疼痛，患者体位要端正，肌肉要放松，检查姿势一般取仰卧位和坐位，不宜过多改变体位。

（2）检查时医者态度必须高度庄重严肃，不能带有丝毫嬉笑与粗鲁的动作，以免引起病人害羞而拒绝检查，尤其给女病人检查膻中、巨阙、中极、曲骨等穴时，更应注意这一点。

（3）遇有对称穴位者，医者须用两拇指或两食指同时用同样的力量左右按压，以便于两侧对比。如果出现两处以上的压痛点，必须问清何处最痛，一般最痛的压痛点便是原发病、重要病、主要病，而其他的则为继发病、次要病。

（4）在按压巨阙中脘等穴时，应防止病人鼓气和腹肌紧张，因鼓气和腹肌紧张则很难检查出阳性反应，一般引病人说话则气自松，或趁患者呼气时按压穴位。在按压京门、章门等穴时，动作必须迅速而准确，因为久按患者会因痒发笑，最好看准部位，以左右两手同时向穴位按压，随后即缩手。

（5）全身风湿病患者、精神病患者及昏迷患者不能用穴位诊来诊察疾病，因全身风湿病人十二募穴都有压痛，精神病患者及昏迷病人则不知道是否有压痛。

三、腹部穴位的诊断意义

胸腹部的穴位具有重要的诊断意义。我国古代医家早就对此十分重视，如杨继洲《针灸大成·杯幽赋》谓："岂不闻脏腑而求门海俞募之微。"国外对募穴的研究也很重视。如 F.Mann（1963）把募穴系统称为警报穴系统（alarm point system），因为募穴对触诊反应灵敏，好像一种警报。当医师触诊时，如发现某一募穴出现阳性反应，便可以知道与该募穴有关的经络和内脏器官发生了病变[1]。R.A.Dale（1976）则认为募穴系统是身体唯一具有同样比例的微刺系统，即每一募穴都接近于相应内脏器官在体表皮肤表面上投影处[2]。

一般而言，十二经的募穴均能准确反映相应脏腑的病变。如肺经募穴中府出现阳性反应时，则提示有呼吸系统的病变；胃经募穴中脘出现阳性反应时，则可考虑为胃的病变；肝经募穴期门有压痛时，多表示肝脏有病变；胆经募穴日月有压痛时，多表示胆囊或胆道有病变等。

运用腹部穴位诊还可帮助腹诊进行辨病辨证。如心下痞硬，是患者自觉或切按后感觉心下窒闷、堵塞或胀满；按压巨阙、上脘、中脘等穴有压痛，多见于消化系统疾病；进一步检查梁门穴若发现有压痛，则右侧应考虑为胆石症、十二指肠溃疡，左侧应考虑为胃溃疡、胃体胃炎和慢性萎缩性胃炎；鸠尾至中脘间空虚陷瘪多见于胃下垂；巨阙、中脘有压痛为胃痉挛；不容、中脘有压痛多为胃炎；巨阙有压痛也可见于胃酸过多；天枢有压痛多见肠道病变；若左天枢有压痛多为便秘；右天枢有压痛多见于腹泻。

有人对慢性前列腺炎的腹诊反应规律进行了研究，发现腹部穴位诊目前可作为本病重要辅助检查手段之一；若能密切结合临床综合分析，将进一步提高确诊率。并且对于慢性前列腺炎的辨证分型也具有重要意义，如湿热下注型可在左右维道区出现阳性反应，瘀血型可在左右天枢穴出现阳性反应，肾气虚损型可在中极、气海、天枢、维道穴出现阳性反应，同时不同的阳性反应也有助于辨证分型。如深压痛多提示为瘀血和肾虚，条索结节多提示为湿热，按压则舒多提示为虚损。

盖国才的"穴位诊断法"以十二经的募穴及俞穴、郄穴作为定位穴，以临床上治疗

————————

[1] 武定一.腹诊划区及腹诊顺序探讨［J］.中医杂志，1988（6）：26-27.

[2] 吴正治.中医腹诊研究的思路与方法［A］.首届全国中医腹诊学术研讨会论文集，109-112.

某些疾病效果好的穴位作为定性穴，二者结合起来进行辨病诊断，经过 20 多年的临床观察与实践，确定了 157 个穴位，用于 126 种疾病的诊断，其符合率达到 68%，证明穴位诊断法确有一定的临床价值。

法国学者德勒菲在其著的《中国针灸》一书中提出了十二经穴及任、督二脉经穴压痛的诊断意义，其中涉及胸腹部穴位的诊断意义如下：

中府——严重肺部疾病

云门——肺部疾病

华盖、天突——上呼吸道疾病

璇玑——口臭咳嗽

紫宫——慢性支气管炎

玉堂——上呼吸道炎

膻中——三焦、呼吸系统及肝肠病

中庭——咳痰咳血、上呼吸道疾患

鸠尾——神经衰弱、小儿痉挛、癫痫、呕、咽喉炎、心神经炎、性欲强、少年房事过度，衰弱不妊、偏头痛延及眼外角

巨阙——心脏病连及胃、嗳气、喜冷饮、腹泻、痉挛性腹剧痛、继以衰弱冷汗

上脘——胃疾痉挛

中脘——消化障碍及肺病

建里——胃心痛、呕、腹坚硬膨胀、食欲虽佳仍瘦、便秘或泻

水分——慢性化脓症

阴交——生殖泌尿、胆、心合并症

气海——久病后之补穴

石门——呼吸、消化、生殖疾患

关元——生殖泌尿病、小肠病

中极——膀胱病

曲骨——生殖及肝障碍

京门——肾病连及胆

日月——胆疾及脾胰病

渊液——胆之急性阳病

带脉、维道——胆疾表现于肾

俞府——肾及呼吸系统疾患

彧中——肾及呼吸、消化系统疾患

神藏——肾结石、肾炎、腹痛、血尿、呼吸困难、胸满呕血

神封——肾急性充血、急性肾炎

步廊——小便浊有红或白色沉淀、慢性肾炎尿中蛋白沉淀无圆柱、消化不良、不思食、嗳气心悸、呼吸困难、耳聋

幽门——心肾病、心衰可能、水肿以下肢为最、蛋白尿慢性肾炎

通谷——肾炎尿少色深含蛋白、膀胱无力、小便失禁、蛋白尿、全身水肿、小便灼热、不消化、呕吐、腹痛、脾痛

石关——尿热、尿中有砂、尿带绿色、尿道略痛、前列腺肥大、尿浊上有油层、尿意频尤其在晚间、便秘腹痛

肓俞——肾炎、尿道炎、慢性肾炎、尿中有沉淀

中注——蛋白尿、间隙组织肾炎、血尿、急性肾炎、肾痛尿闭、月经痛、下腹部发炎（子宫颈、输卵管炎）、便秘

四满——肾炎或充血、尿少，蛋白质肾盂肾炎，尿中有上皮细胞、尿中有脓、肾炎积水、月经少、少腹痛

左大赫、右气——下腹痛、腰痛、尿中红褐色沉淀（由肾来）、便结、月经不调

横骨——性病或肾及循环系统疾病

期门——肝、胃、肠及肺病

章门——肝胆脾胰病又引起心肾肺疾病

缺盆——呕吐、胃病

库房——胃出血、胃痛、咳痰

膺窗——嗳气、恶酸、心悸、呼吸困难、百日咳

乳根——嗳气、胃疾、头痛、呼吸困难、吐血痰

不容——上腹部空而重、大饥

梁门——呕绿色胆汁、嗳气

太乙——嗳气、呕胆汁及水、觉胃沉重、眼睑下垂

天枢——晨餐前呕吐、胃灼痛觉空、食后呕

外陵——胃肠积气嗳酸、胃痉挛、消化不良、急慢性盲肠炎、假盲肠痛

大巨——嗳气酸味、胃痉挛、呕吐

归来——腹痛胃疾、胃肠积气、背痛，下腹痛、子宫痛、便秘、排尿困难、月经闭止

大横——肝、胆、脾、胰、心、肾、肺合并症

大包、日月——脾、胰、胆疾患

日本学者间中喜雄根据自己的临床经验提出了间中腹部诊断点（图4-1），并且对十二经的募穴提出了不同的看法。如根据脉象和其他症状诊断为肾虚的病人，压敏点多见于脐旁的肓俞穴，而不在十二肋端的京门（原为肾经募穴），刺激肾经的原穴时，肓俞穴的压敏反应明显减轻，因此，他认为把肓俞穴作为肾经的募穴用于腹诊更具有实际意义。又如，当大肠经的原穴合谷出现压敏反应时，腹部的反应是多见于大巨，而不出现于大肠经募穴天枢。当刺激合谷穴时，腹部大巨穴的压敏反应明显减轻，而刺激三焦经的原穴阳池时，则可使天枢穴的压敏反应明显减轻。因此，天枢作为三焦经的诊断点，而大巨作为大肠经的诊断点似乎更合理。

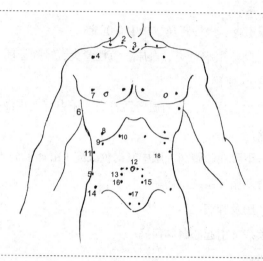

图4-1　间中氏腹部诊断点

1.缺盆、阴跷脉；2.气舍、冲脉；3.天突、阴维脉；4.中府、肺；5.神封、心；6.大包、脾；7.天池、心包；8.期门、肝；9.日月、胆；10.梁门、胃；11.章门、肝；12.肓俞、肾；13.带脉、带；14.居髎、阳维和阳跷；15.外陵、大肠；16.大巨、小肠；17.横骨、膀胱；18.天枢、三焦

第二节　虚里诊

虚里诊是通过诊察虚里的位置、动态、搏动的声音及至数等方面的情况，以了解宗气、胃气、心气的盛衰，病证之虚实，预后之吉凶，从而指导临床治疗的一种体现中医特色的诊断方法。属于中医腹诊的一个组成部分。古代医家对此法极为重视，常用它来测知宗气的存亡、胃气的有无、心气的盛衰，并由此而决断患者的死生。如清代医家俞根初认为虚里"按之微动而不应者，宗气内虚；搔之跃动而应衣者，宗气外泄；按之应手，动而不紧，缓而不急者，宗气积于膻中也，是为常。按之弹手，洪大而搏或绝而不

应者，皆心胃气绝也，病不治，虚里无动脉者必死。"（《通俗伤寒论》）日本汉方医家多纪元坚也谓："虚里者，胃之大络，而元气之表旌，死生之分间也。"（《诊病奇侅》）

虚里诊作为一种历史悠久的传统中医诊法，在暴厥证、大虚大实证和脉象皆伏的情况下具有重要的临床意义，是察知宗气存亡、胃气有无、心气盛衰、决断患者死生的重要方法。但长期以来，虚里诊法没有得到很好的研究与发展，以致临床上近乎未用，长此以往，虚里诊将有失传的危险。因此，为了继承和发扬中医学的宝贵遗产，有必要对此法进行深入系统的整理与研究，使这一濒于失传的诊法获得新的生命力，以丰富和发展中医诊断学。根据历代文献有关论述及笔者的临床学习体会介绍如下。

一、虚里诊原理

"虚里"一词最早出自《内经》，《素问·平人气象论》曰："胃之大络，名曰虚里，贯膈络肺，出于左乳下，其动应衣，脉宗气也。"

虚里位于左乳下，第四、五肋之间，内藏心脏。既为心尖搏动处，又为宗气之外候，而宗气乃心肺之气，故虚里为诊心肺的重要部位，同时，虚里又称胃之大络，因而虚里与胃气的盛衰也密切相关。概言之，虚里诊的原理主要表现在虚里与宗气的关系、虚里与心气的关系、虚里与胃气的关系三个方面。

1. 虚里与宗气的关系

宗气是由肺吸入自然界的清气和脾胃运化而来的水谷精气相结合，聚于胸中而成，故又称为胸中之气。肺的呼吸功能与脾胃的运化功能正常与否，直接影响着宗气的旺盛与衰少，因而也有人称它为后天的根本之气。《灵枢·邪客》有"宗气积于胸中，出于喉咙，以贯心脉而行呼吸焉"，宗气的功能是走息道以司呼吸，贯心脉以行气血。凡语言、声音、呼吸的强弱以及气血的运行，肢体的寒温和活动能力，视听的感觉能力，心搏的强弱及其节律等皆与宗气的盛衰有关。宗气聚于胸中，行于十二经隧之中，为脏腑经脉之宗。出于虚里，通过虚里的搏动而反应于外。故虚里为宗气汇聚之处，是宗气之外候，为诸脉所宗，虚里之动态能直接反映宗气的盛衰和脏腑气血的变化。如虚里搏动含蓄不露，按之应手，动而不紧，缓而不迫者，为宗气旺盛而不泄，若宗气外泄，则虚里搏动外越，按之洪大弹手，所谓"乳之下，其动应衣，宗气泄也"（《素问·平人气象论》），反之，若虚里搏动微弱而不显则为宗气内虚。

2. 虚里与胃气的关系

胃气为平人之常气，如《素问·平人气象论》曰："平人之常气禀于胃，胃者平人之常气也，人无胃气曰逆，逆者死。"

人以胃气为本，胃为宗气之源，即"五脏之脉，资生之胃，而胃气之通于五脏者，乃宗气也"(《素问·集注》)。宗气出于虚里，故虚里又被称为"胃之大络"，其循行径路自胃上行，贯通横膈，络肺，出于左乳下，故通过虚里可察胃气之盛衰。正常虚里搏动应手柔和，不徐不疾，从容和缓，节律一致。如搏动过疾或应手过缓，都反映中气异常。过疾则中虚有热，结滞则中州有积，过缓则示胃气将竭，故《内经》曰："盛喘数绝者，则病在中；结而横，有积矣；绝不至曰死。"

3. 虚里与心气的关系

心气泛指心的功能活动。心气旺盛，则心的功能活动正常，血有所主，神有所藏。反之，心气虚衰，则心的功能活动失常，血无所主，神无所藏。

虚里位于左乳下心尖搏动处，为心气之所至，因此虚里与心气的关系也极为密切。根据虚里的状况可直接得知心气的虚实盛衰，可比寸口脉候心更为直接有利、客观明了。尤其因虚里内应心脏，为心之外窗，因此，诊虚里是诊心的重要部位和方法。通过观察虚里的搏动数疾、端息迟缓、振振动摇、搏动间歇及弥散内陷等状态，可得知心脏的生理病理情况，推断心之气血阴阳盛衰，也可以此来判断寸口之脉的虚、实、迟、数、结、代。

二、虚里诊方法

虚里诊作为腹诊的一个组成部分，故其诊察方法也和腹诊一样，包括了中医的望、闻、问、切一般诊察方法，是四诊方法在虚里处的综合运用。

1. 虚里望诊

虚里望诊主要运用视觉来观察虚里的位置、搏动范围、强弱及色泽等情况。平人虚里搏动位于左乳下锁骨中线内第五肋间处，距任脉 7～9cm，搏动范围为 2～3cm，但可随着体型、体位和呼吸的变化而稍有不同。若虚里位置出现左移、右移、上移、下移及凹陷、外凸时，均表示心脏、胸部或腹部有病变。正常虚里搏动的强弱与体型也有关系，肥胖的人因胸壁较厚，可见虚里搏动较弱，范围亦较小；瘦弱的人胸壁较薄，可见虚里搏动较强，范围亦较大；女性可被乳房所掩盖，因而看不到搏动。劳动、体育活动或精神紧张时，虚里搏动可加强。在病理情况下，若见虚里搏动微而不显的，为不及，是宗气内虚；若见虚里搏动弥散，动而应衣的，为太过，是宗气外泄之象。

虚里处的色泽应以光明润泽、含蓄不露为主，若见晦暗枯槁，鲜明暴露，或见瘀点瘀斑均为异常之象。

2. 虚里闻诊

虚里闻诊主要是运用听觉来了解虚里搏动的声音，或通过叩打虚里所发出的声音来了解心脏位置、形状、大小有无变化。必要时可借助听诊器进行诊察，并参考西医心脏听诊和叩诊方法。正常虚里搏动的声音应该是清晰无杂音，节律一致，强弱适中，若见声音浑浊，伴有杂音，节律不齐，过强或过弱等均属异常。

3. 虚里问诊

虚里问诊主要是询问患者有无自觉或切按虚里穴后感到疼痛、悸动、憋闷的感觉，以了解心脏的病变。正常虚里处无疼痛、动悸、憋闷的感觉，若出现这些感觉必属病态无疑，多与心虚胆怯、心血不足、阴虚火旺、心阳不振、水饮内停、瘀血阻络等因素有关。临证时尚须结合其他症状才能进行辨证施治。

4. 虚里切诊

虚里切诊主要是用手抚按或切压虚里部位以了解虚里搏动的至数，动势，喜按还是拒按，按压后有无疼痛及疼痛的变化等情况。一般情况下，虚里搏动至数一息四五至，按之应手，动而不紧，缓而不急、有力有根。若见虚里搏动至数超过一息四五至，多属热证，不足一息四五至多属寒证；若见按之弹手，洪大而搏，无力无根，或乍疏乍数，节律不整，多属危重证候，对于孕妇胎前产后或劳瘵病者见有这些表现，应当密切注意，以防恶变。若虚里搏动喜按，或按之痛减者，多为虚证；虚里搏动拒按，或按之痛增者，多为实证。

三、虚里诊的临床应用

1. 虚里动甚的诊查及辨证

虚里动甚包括两个含义，其一为搏动过疾，其二为搏动过强应衣，虚里动甚非大虚即大实，皆为不吉之兆。但剧烈运动之后出现虚里动甚则为正常现象。

邪气过亢，正气不衰，虚里动甚多为大实，如胃中有火，惊伤忿怒，过酒纵欲，痰涎壅盛，食积不化，水湿泛滥，瘀血内阻等病变皆可引起；正气虚损，心气不敛，宗气大泄而见虚里动甚则为大虚，如人阳气欲脱，阴血枯竭，正气将绝等。大实之兆寸口必应而有力，大虚之兆寸口必应而无力。因此诊虚里动甚与诊寸口脉象是相应的。临床上虚里动甚常出现于高热咳喘、心悸怔忡、大汗亡阳、失血过多、水毒攻心等病证，危证、急证尤须诊查虚里，以决断患者的死生，推测预后的吉凶。

临床辨证，若虚里动甚伴见高热、咳喘、心悸、气急、鼻扇等症为邪热壅肺、心气亢奋；若虚里动甚伴见高热腹胀、便秘、谵妄、胸高气粗等症则为阳明火炽，邪扰心舍致心气外逸；若虚里动甚伴见心悸眩晕、胸脘痞满、形寒肢冷、小便短少或下肢水肿、渴不欲饮、恶心吐涎等症，则为水饮凌心、心气外逸；若虚里动甚伴见胸闷心痛、心悸不安、唇甲青紫、舌质紫暗或见瘀点瘀斑、脉涩或结代等症，则为心血瘀阻、心阳被遏；若虚里动甚伴见心悸头晕、面色不华、倦怠乏力等症，则为血虚心失所养、心气不敛；若虚里动甚并见面色㿠白、形寒肢冷、唇青甲紫、冷汗淋漓、气短息促、脉疾数而散乱或伴心痛剧烈不解，则为心阳虚脱、心气欲绝之险证。

此外，虚里动甚也常见于小儿及妇女，如《诊病奇侅》曰："虚里之动，不问男女，皆在左乳之下，或风寒，或痘疮，或食滞。而虚里动甚者，俄顷昏倒，此证多于小儿，稀于大人。有小儿久泄泻后，卒倒死者，其证胸膈上有热，而虚里动甚，是元气虚脱故也。""虚里之动，应手数而高者，恶候也，妊妇最忌。"因虚里动甚为宗气外泄之象，于养胎不利，故妊妇最忌，产妇若见此候，则易发危急之证。"凡治小儿不论诸证，宜先揣虚里穴，若跳动甚者不可攻伐，以其先天不足也。"（《厘正按摩要术》）

2. 虚里欲绝的诊查及辨证

张景岳曰："虚里跳动最为虚损之本。"这说明虚里搏动与内脏虚损尤为关联。虚里既为胃之大络，宗气之外候，心气之窗户，又为"元气之表旌，死生之分间"，故若其绝而不至则为生机将竭。

虚里搏动微弱，若于久泄或大吐之后，伴面黄呃逆，食物不下则示胃气将竭。

虚里搏动欲绝发生在久咳喘嗽后期兼见喘息气微，面色青灰，张口抬肩，心悸脉微为宗气欲绝。

虚里绝而不至，若在怔忡、心悸、喘息、胸闷之后并有面青唇紫、冷汗淋漓、气短息促之危证，则为心气将竭之恶候。

3. 虚里疼痛的诊查及辨证

正常虚里绝无疼痛之感，如出现疼痛，无论是何种性质的疼痛包括刺痛、胀痛、压痛、隐痛、闷痛、烧灼痛等均为病变征象。如虚里隐隐作痛，病程较长，伴有心悸、气短失眠、舌淡嫩、脉小弱或结代等症，为心气不足、气血运行涩滞、经脉不利所致；虚里刺痛，兼胸闷气憋，痛引肩背内臂，时发时止，舌质紫暗或有瘀点瘀斑，脉涩不利又为心血瘀阻之象；虚里闷痛，伴见体胖多痰、身重困倦、舌苔白腻、脉象沉滑等症，则为痰阻心脉所致；虚里剧痛暴作，得湿痛减、兼见畏寒肢冷、舌淡苔白、脉沉迟或沉紧，为阴寒凝滞心脉所致；虚里疼痛而胀，并受精神情志因素的影响，兼有舌淡红或暗红苔薄白、脉弦，为心脉气滞之征；如虚里疼痛如绞，并见面色苍白、冷汗淋漓、气短心悸、四肢厥冷、口唇青紫、神志模糊或昏迷、脉微欲绝，则属心阳暴脱的危象。

综上所述，虚里诊在临床上确有一定的作用，可候宗气、心气、及胃气的虚实状况，特别是在暴厥证、危重证的诊察方面更具有其独到的用途。但虚里诊作为腹诊的一部分，有一定的适应范围和局限性，临证时，还须与腹诊、脉诊、舌诊等其他诊法合参才不致发生误诊、漏诊等情况。一般虚里出现的征象脐腹不一定出现，但如脐腹与虚里同时出现则多揭示病情较为严重；若虚里动悸，脐部也出现动悸，则比不合并动悸更为不良。又，虚里动甚鉴别大实之证或大虚之候必参以脐腹，大实之证，脐腹必膨隆，腹壁必发紧；反之，大虚之候，脐腹心凹陷，腹壁亦松弛。

虚里搏动与寸口相应，一般而言，虚里与寸口是一致，正如《诊病奇侅》所言："虚里高者，寸口亦高，寸口结者，虚里亦结。"但由于虚里内应心脏，为心气之外窗，故在危证、急证、暴厥证的情况下，寸口脉伏或寸口脉绝，而虚里犹动，则应以虚里为主。这是在寸口、趺阳、人迎、脐腹等部位无脉的情况下，审察生机存亡的唯一主要部位。

第三节　脐诊

脐诊是通过对脐的形态及脐周动气的诊察，以判断内在脏腑、经脉、气血津液等方面的病理变化，从而为辨证论治提供依据的一种中医诊断方法。

脐诊在诊察元气的盛衰、气血的盈亏和脏腑虚实的变化方面具有重要意义，特别是当临床出现病机错综复杂、证情隐晦不明、虚实病情难以确诊的情况下，可能通过脐腹之诊，以发现特殊证情，推断病机病性，探索疾病的本质，从而在临床辨证上重视患者体内脏气的变动及人体的机能反应，在治疗上注意调整肾中阴阳，保护元气免受损害。正如日·丹波元简（多纪元坚）《诊病奇侅》所言："人之寿夭，相脐可知也，疾之浅深，按脐可察也，故诊腹之要，以脐为先。盖人身之有脐，犹天之有北辰也，故名曰天枢，又名曰神阙。"

脐诊理论首见于《难经》，如《难经·十六难》有"假令得肝脉……其内证脐左有动气，按之牢若痛"；"假令得心脉……其内证脐上有动气，按之牢若痛"；"假令得脾脉……其内证当脐有动气，按之牢若痛"；"假令得肺脉……其内证脐右有动气，按之牢若痛""假令得肾脉……其内证脐下有动气，按之牢若痛"。

此后，历代医家对此也有些散在论述，如张仲景《伤寒论》65 条："发汗后，其人脐下悸者，欲作奔豚，茯苓桂枝甘草大枣汤主之。"俞根初《通俗伤寒论》："按腹之要，以脐为先。"张景岳《景岳全书》："盖动气之在脐旁者……诚真阴不守，大虚之候也。"吴坤安《伤寒指掌》亦谓："动气者筑筑然动于脐旁上下左右，甚则连及虚里心胁而浑身振动也，此病由于妄汗妄下，血气大亏，以致肾气不纳，鼓动于下而作也。"但多数较为零散，未有专篇论述。

目前，国内对脐诊的研究不多，仅曹氏[1]等对此有过专门研究。笔者认为脐诊在临床上确有一定的实用价值，因此，有必要对脐诊的原理、方法、意义简单介绍，以便引起大家对脐诊研究的重视。

一、脐诊原理

脐，穴名神阙，又名"气含""气合"，属任脉，是诸体穴中结构最特殊、唯一以目可见、伸手可触的腧穴。它位于腹白线的中央，即在剑突与耻骨联合的中点，是婴儿出生后，经断脐后脐带愈合的瘢痕。由结缔组织构成，腹白线内有腹内斜肌、腹外斜肌、腹横肌等，这些纤维组织左右交错。扁平坚固的筋膜有巨大的抗力，上有皮肤，下有横筋，再下是腹腔，脐区循上腹壁动脉，分布于肋间神经前行支，深部容小肠。

中医认为，脐乃人体上下左右交会之中心，如许浚《东医宝鉴》云："脐者，齐也，言其上下齐也，身之半，正谓脐中也。"

在胎儿出生前，脐是胎儿供给营养、排除废物、进行呼吸的唯一通道。此通气之道，上开于口，至咽喉与气管为一路，下达肾间，形气相结而行呼吸。来自母体的精、神、气、血、津液均通过脐而源源不断地输送给胎儿，以保证胎儿正常的生长发育。胎儿出生后，元气即结于脐底。因此，脐系人身血脉之蒂，为精、神、气、血往来之要冲，与神气、元气及人体脏腑经络均有密切关系。

1. 脐与神气的关系

"神气"是指人的生命之气，为人体生命活动的外在表现，属人体生命的象征，也即人体的正气，如《灵枢·小针解》："神者，正气也。"而"脐通五脏，真神往来之门也，故曰神阙"（《厘证按摩要术》）中"阙"乃宫殿之意，脐居正中，如门之阙，神通先天乃神为心灵之生命力，阙是君主居城之门，为生命力居主的地方，故名"神阙"。故"神阙"为神气守舍之处。正如《诊病奇侅》所言："夫脐之凹也，是神气之穴，为保生之根。环中幽深，轮廓平整，徐徐按之有力，其气应手者，内有神气之守也。若软柔如纩，按之其气不应者，其守失常也。突出而凸，气势在外者，其守不固也。至于弱如泥者，其命必不远，何得永保天年乎。"

2. 脐与元气的关系

元气，又称为真气，其根源在于肾间动气，即命门之少火。肾间动气，是藏于两肾

---

[1] 曹希和.试论脐诊法 [J].中医杂志,1988 (9):9.

之间的元阳之气，具有推动和激发各脏腑组织的生理功能、维持人体的生命活动、防御病邪侵袭人体等作用。

脐下丹田处，是肾间动气的出入之处，而肾间动气又为元气之根源，如《难经·八难》曰："所谓生气之原者……谓肾间动气也，此五脏六腑之本，十二经脉之根，呼吸之门，三焦之原，一名守邪之神。"唐容川《血证论》也谓："元气是人生之气，生于脐下丹田气海之中。"因此，脐和脐下丹田气海处为元气之所系，真气之所聚，乃十二经之根，五脏六腑之本，呼吸之门，三焦之原。据考，"脐中"为古代丹家练功过程中所发现的"玄关一窍"，即气穴。人出生后，脐带被剪去，则一点真元之气聚于脐下，乃生命的根本。古代气功家认为人体有一个以脐为中心的太极图，直径为三寸大小，中间有两个对持而抱阴阳鱼，产生阴阳感应，气血升降出入，生机周流不息。据报道，有人在人体上找到了以脐为中心的九宫分布，也找到了人们生命的中枢，即生命之根。

3. 脐与脏腑经络的关系

脐为任脉上的"神阙穴"，任脉能总任一身之阴经，属"阴脉之海"，与督脉互为表里，共理人体诸经百脉，故脐与诸经百脉相通，脐又为冲脉向上循行必经之地。冲脉，为总领诸经气血的要冲，其脉上至于头，下至于足，能调节十二经气血，故有"十二经之海"和"血海"之称。且任、督、冲一源而三歧，三脉经气相通，更由于奇经纵横贯穿于十二经之间，具有蓄溢和调节十二经脉气血的作用。可见脐联系于全身经脉，通过各种经气的循行，交通于五脏六腑、四肢百骸、五官九窍、皮肉筋膜。古今医家以灸脐治中风、泻痢、胞病、肛肠病、癃闭、霍乱等病证并用药物外敷以治疗全身其他疾病。这也从一个侧面反映了脐与经脉脏腑的密切关系。在生理情况下，元气和脏腑经络互相协调，共同完成人体各脏腑组织的生理功能。在病理情况下，肾间动气、气血津液和脏腑虚实的变化，势必影响冲任二脉的正常运行，并通过冲任而形诸于脐腹，出现当脐动气或脐周动气，正如清代医家吴坤安所言："动气筑然动于脐旁上下左右，甚则连及虚里心胁，而浑浑然振动，此气血大亏，以致肾气不纳，鼓动于下而作也。"

二、脐诊方法

脐诊方法和腹诊方法基本相同，也应包括望、闻、问、切四部分，但主要进行望脐和切脐，患者的基本要求同腹诊。

1. 望脐

望脐，又称为相脐，即用视觉观察脐的外表形态：轮廓是否清楚，有无位移，脐的深浅和色泽如何等情况，以了解病变情况。

正常脐的结构分脐底（脐根）和脐缘两部分，底和缘连接一起即为脐的整个轮廓。脐有皮肤、皮下组织和筋膜，脐底是由于婴儿出生时剪脐留下的瘢痕组织，故在脐底可摸及结节状的脐根。

在人体，脐的形态可由于年龄的增长，体质的不同，健康状况及患病情况而产生相应的变化。一般而言，小儿脐形为圆形或椭圆形，与腹部皮肤相平行或稍微凸出，仅是大小不同而异，随着年龄增长，脐逐渐由凸变凹，至成人脐形基本成形，固定不变，至老年由于腹部肌肤萎缩，肌力弹性减弱，甚至皮肉相离，故脐变浅，或者脐蒂外凸（结节显露），这都是正常现象。由于体型体质不同，壮实肥胖者其脐较深，边缘丰满，瘦长形的脐则可能较浅。另外，人体患某些疾病以后也可引起脐形的改变，如腹水征可致脐外凸，慢性内脏疾病可致脐蒂无力，腹部手术后的牵拉可致脐移位等。笔者在进行脐诊时，发现脐形千姿百态，差异不小，各不相同，归纳起来，大致有以下几种形态。

（1）圆形脐

左右上下直径几乎相等，有大圆形和小圆形两种。

（2）椭圆形脐

有直椭圆形和横椭圆形两种，上下左右的直径可相差约 1/3。

（3）"一"字脐

有横"一"字形和直"1"字形，看起来好像一条直线或横线，两边脐缘靠拢。

（4）三角形脐

有直三角和倒三角两种，但三角并非等边，一般直三角常是抛锚形，倒三角像海鸥形。

（5）不规则形

即脐的轮廓极不规则，或一边残缺，或歪斜不正。

判断脐的大小，可用有刻度的小仪器测量，如最大径 >2.0cm 称为大圆脐或大椭圆脐，最大径 1.0～2.0cm 称中等大，<1.0cm 称为小脐，其他形态的脐则以形状而定。脐深度 >1.5cm 称为深，<1.0cm 称为浅，突出于腹皮者称脐凸。

脐的大小应与人体相应，与腹面大小相应。日本医家认为脐大而深，轮廓约束清楚，丰满有神，脐根坚实为寿相，为体实；反之，如脐太小、太浅，轮廓不整，脐根无力为有病，体质较弱。

正常脐的色泽应以明润含蓄为主，若见色泽枯晦、紫暗或苍白则多属病态。

2. 切脐

切脐主要是用手指或手掌切按病人的脐部，以了解脐底的有力无力、是否移动和脐周动气的情况。切脐又可分为按脐和推脐两部分。

（1）按脐

可分按压脐底和脐周动气两部分。按压脐底时即用医者的食指按压，先轻后重，以体察脐底的有力与无力。平人之脐底应坚牢有力，富有弹性，重按时感到脐隐然搏动，规则有力。诊察脐周动气时，医者可密排右之三指或左之三指切按病人的脐部，也可用手掌鱼际切接。切按时可按照切脉的举、按、寻等步骤。分别行轻、中、重之切按，以体察脐动脉之动势。为便于区分病因病机，脐诊在部位上可分当脐及脐上、脐下、脐左、脐右等部位，在动势上可分缓与急、粗与细、深藏与浮露等征象。

正常的脐周动气是动而和缓有力，一息四至，绕脐充实，深藏不露，且常人每无所觉察，若见脐下部位脐跳细弦或拘紧而急，按之较深，则多为寒邪内盛；若见脐跳，按之躁急，一息五六至，浮露不藏，甚则上冲至脘，则多为冲逆阳浮；若见当脐或脐上部位脐跳沉微细弱或粗大无力，手下虚冷则多为肾阳亏虚；若见手下热燥不润，脐动细数上支中脘者，则为阴虚之动；若按之分散，一息一至者，为元气虚败之候。

（2）推脐

医者用食指或食指中指在脐缘左右上下推动，从左推右，从右推左，从上推下和从下推上，以探测脐根能否移动。正常脐根坚牢紧束，如果有蒂，左右上下推之不动，若见脐根不紧，或左或右，或上或下，推而移者，则为脐绝，乃精气衰败之象。但老年人或体型消瘦者在皮肉相离的情况下，推之可动，说明脏腑功能欠佳，一般不作病态而论。

此外，脐诊时还需注意诊察脐周有无凝滞，有无结节，脐的周缘二寸（同身寸）内有无压痛，脐根有无压痛等情况，如脐周有结节则多提示可能有内脏器质性病变，须进一步检查以明确病变部位。

脐诊属于中医腹诊范畴，是用于"体质辨证"的重要手段，通过对脐的形态及脐周动气的诊察，以辨析冲气上逆之微甚，寻求"肾虚"本质。关键在于掌握"冲逆阳浮"的共性，再紧密结合脏腑辨证，同中求异，为"下虚上逆"所导致的各种病证提供辨治依据。因此，在正确运用脐诊时，必须注意以下两点：

①必须注意患者的体质情况及年龄性别情况。一般而言，凡体型消瘦、肌肤松软、腹壁脂肪较薄者，脐跳较正常明显而极易按得；相反，体型肥胖、肌肉结实、腹壁脂肪较厚者，常不易按得，故需细心体会。从年龄性别上看，老人、小孩及妇女由于肌肤松软，脐跳常较易按得，青壮年男子由于肌肤壮实，脐跳常不易按得。

②必须与腹诊同步进行，同时结合脉诊、舌诊。腹诊是对腹部的胀、痛、满、悸、痞、硬、急、结等病变征象的诊察，这些征象有时可与脐部征象同时并见，因此，脐诊与腹诊同步进行。有助于进一步分析病因病机，如阴寒内盛或寒凝不化者，腹诊多见脐

腹板窒，喜温喜按，但若同时出现脐跳，则为阳气既虚，阴寒也盛；若见腹中柔软而脐跳者，则以肾虚为主，往往阴精亦伤，虽有寒邪内伏，但其势不甚。在脐诊的同时结合脉诊、舌诊也有助于正确推断病因病机，如脉诊时见尺脉虚弱无力而伴有脐跳，多为肾脏阳气虚衰；但若尺脉虚浮甚或虚弦而伴有脐跳者，则多为阴失内守，阳不敛藏或相火上炎；舌诊时若见舌苔根中白厚，或底白而罩黄，舌质一般正红或淡红而伴有脐跳者，多为阳虚气不展化，阴寒凝集；但若舌苔根中白厚，前半光红而伴脐跳者，则多为阴盛于下，火浮于上，寒热相格，不可误诊为湿热或热盛伤津。

三、脐诊意义

由于脐为人体之元精及元气固藏汇通之处，为生气所系，内通五脏而关系于肾，与脏腑气血之盛衰，以及人之生命活动密切相关，脐又通达四旁，故脐与脐周动气，以及其他脐腹状态，可反映脏腑的病机、元气的虚实、气血的盈亏，推断疾病的预后。如《难经·十六难》有"假令得肝脉……其内证脐左有动气，按之牢若痛""假令得心脉……其内证脐上有动气，按之牢若痛""假令得脾脉……其内证当脐有动气，按之牢若痛""假令得肺脉……其内证脐右有动气，按之牢若痛""假令得肾脉……其内证脐下有动气，按之牢若痛"。《诊病奇侅》引浅井南溟言："察元气之虚实在脐。按之无力者，元气虚也，表里俱有力者，元气实也。"引荻野台州言："平人之脐坚实，上下左右推之而不动者，是气血充实也，年高者推之则动，是精气衰也。"引鸟巢道人言："诊腹之要，在识脐蒂之绝与不绝，其吉凶可知也。脐蒂绝者，脐旁之气脱，而脐与肉相离也。按之，脐旁陷，如容指者，死无日。脐旁凝坚者，为脾胃虚，不脱不坚，气实者，佳也。"

脐诊在临床上，对于下虚上逆、冲逆阳浮诸证的辨证施治，也有一定的实践意义。曹氏根据近代苏南名医朱莘农的脐诊经验，再经自己多年的潜心实践研究，对上述诸证的辨证施治积累了较为丰富的临床经验，现简单介绍如下：

曹氏认为脐跳并不局限于肾虚冲逆一个方面，也有因肝火、肝阳冲激或肠热蕴结而致者，临床应予鉴别，不能一见脐跳，便作为肾虚冲逆而论。他认为脐跳病机，多缘肾虚水亏、下虚上逆，但不乏虚中夹实之候。脐诊辨证可分肾虚冲逆与冲肝上逆两类。

1. 肾虚冲逆

按肾虚冲逆之微甚，而有脐腹动气部位之不同。

（1）动气在脐下

此为肾阳式微，寒邪内郁。真阳无以鼓舞，阴寒因而凝聚，寒伤冲脉，动及真气。

症见脐跳弦紧或弦细，腹部拘急，腹中线部有较明显的弦急感，病人喜蜷卧以缓其急，兼有面色淡，足冷体寒，神疲欲寐，舌质胖嫩，舌苔白润，若寒重于虚，则腹肌板窒，小腹拘痛，尿窒不畅，腹部喜按，按之则痛缓。

治疗：①在表为太阳下虚证，治用桂枝汤温阳宣气、和营卫而解肌达邪，加独活、细辛以搜下部伏寒；如下寒较重，可加附子以温肾散寒。②在下则为水逆证，用桂枝加桂及真武汤以振肾阳、展气化、泄水邪、平冲气。③寒在冲脉血分，血郁寒凝，则用当归四逆汤以温经活血、逐寒平冲。④若当脐动气较甚，则在诸方中加龙骨、牡蛎，潜摄以镇冲逆。

（2）动气在当脐

此为脾肾虚寒，命门火衰，不能温煦中土，冲脉失去镇护，冲气因而逆动。症见脐跳濡软，腹肌板窒，脐腹时痛，痛而喜按，肠鸣有声；兼有支胁满闷，心觉微悸，神情怠惰，口淡不渴，大便或溏，苔白脉濡。

治疗宜用附子理中汤、苓姜术甘汤、小建中汤等，以温脏安中、祛寒平冲。

（3）动气在脐上

由于病久重夺其虚，或阳伤及气、阴伤及血，以致冲脉失于温养，下虚则宗气无根，下寒则相火难藏，内不司守，故呈现冲逆阳浮、阴精内损的病理现象。其中又可分为两种证型：

①下焦虚寒，冲逆阳浮。症见脐跳躁急，渐浮于表面，腹肌板窒少活力；兼有面色潮红或油光，时或烦热，足冷，渴不善饮，小便反多，舌质嫩红，苔白少津，苔底湿润，脉大或迟弱。

治疗宜导阳养阴，镇摄平冲，方选桂枝加龙牡汤之类。

②阴精亏损，虚阳浮越。症见脐上筑动，按之虚弦或大而不实，上及脘中或虚里，腹壁软绵，环脐无力；兼有头昏耳鸣，咽间气塞，心悸自汗，脉大无力，足露不藏，舌苔前半色红，根中白厚。

治疗：若偏于阴虚阳越，下焦湿热相火亢动，见证以脐跳躁急、少腹板窒、溲黄难出为著，宜用通关滋肾丸合桂枝龙牡汤以滋肾坚阴、导阳制亢。若阴精耗伤，阴不涵阳，须佐龟板、元精石、生地黄、玄参、何首乌等滋养安下，以守阳气。而导火诸法，应当慎用。

脐上动气，连及虚里而憺憺大动、虚跃不息者，此为下虚已极，摄纳无权，亟宜培元固脱。偏阳虚者用温养潜纳，偏阴虚者用咸寒滋育，分别选用参茸龙牡救逆汤、三甲复脉汤、生脉散、黑锡丹，酌加紫石英、紫河车、坎炁等，以填补精血、摄纳真元。

2. 冲肝上逆

有水亏木旺及肠热冲激之分。

（1）水亏木旺，冲阳上冒

症见脐跳在当脐或左旁，或上冲脘中，其势如新张弓弦，按之弦劲搏指；兼见头昏眩晕，或头痛耳鸣，咽间气阻，胸脘窒闷，气逆似喘，心悸不宁，舌红苔黄或薄黄，脉细弦数或浮滑数。

治疗以滋阴柔肝为主，药用生地黄、龟板、元精石、白芍、枸杞子、何首乌、石决明、玳瑁、珍珠母、龙骨、牡蛎等。

（2）肠热蕴结，阳明气逆

症见当脐跳动筑筑，其势充满搏指，腹肌灼热，满腹虚胀而不拒按（腑实证胀满拒按）；兼有小便黄赤，大便秘结，苔黄或黄腻，脉来滑数。

治疗以苦寒清泄为主，药用川连、川柏、知母、山栀、牡丹皮、牛膝、青盐等。

附：脐眼辨证

据杂志报道，一位日本医生根据临床经验发现，从肚脐眼的形状，可以判断一个人是否健康。现介绍如下：

（1）圆形

肚脐圆圆的，下半部丰厚面朝上，这是男子中最好的一种脐眼形状，这表明血压正常，肝、肠和胃等内脏都健康，而且此人精力充沛。

（2）满月形

看样子结实、丰满，下腹有弹性，这是女子中最好的一种脐眼形状，这表明身心健康，卵巢功能良好。

（3）向上形

肚脐向上延长几乎成为三角形，多半胃、胆囊和胰脏的情况不佳，要多注意。

（4）向下形

形状与向上形相反，这种肚脐表明患者可能有胃下垂、便秘等病。亦要注意慢性肠胃病及妇科疾病。

（5）偏右形

易患肝炎、十二指肠溃疡等病。

（6）偏左形

肠胃不佳，宜注意便秘、大肠黏膜等疾病。

（7）浅小形

有这种形状肚脐的人，不论男女身体都较虚，激素分泌不正常，经常会感到浑身无力等。

四、脐诊临床病案举例

根据上述脐诊理论，笔者在临床上做了一些初步探索和研究，发现脐诊除了具有反映脏腑病机、元气虚实、气血盈亏和推断疾病的预后等作用外，还可判断人体的体质、疾病反应力以及患者性格。如从脐的形状上大体可分为三类：

1. 脐小而浅

这种脐形有小圆形和"1"字形，多数病人体质较弱，对疾病反应力较差，慢性虚损疾病较多，不耐受攻伐，治疗应以补养为主，其性格偏于内向，多忧郁，沉默寡言。

2. 脐大而深

这类脐型以大圆形或椭圆形多见，也有一些是三角形。此型体质多壮实，对疾病反应性强，早期以实证为多，常见于急性病，其抗病力较强，治疗起效较快，可耐受攻伐，预后较佳，其性格偏于外向，多开朗、直爽、急躁、易怒，精力比较充沛，但比较亢奋，易患高血压、溃疡病和失眠等疾病。

3. 三角形脐型

有向上型（尖向上）和向下型（尖向下呈倒三角形），多见于消化系统疾病患者，如慢性胃肠炎、胆囊炎和肝炎等，体质强弱随脐的大小丰满而不同，一般大的、边缘丰满的其体质较强，小而浅、边缘不丰满者其体质偏弱。至于性格须结合观察脐底纹理来判断，一般纹理多者比较活泼，思维能力较丰富；纹理少者偏于思维简单，性格比较直爽开朗；但脐形很小者，也属于内向型，多爱忧愁。

典型病例

例1：黄某，男，54岁。

患者因心悸胸闷，误诊慢支并感染，于1985年12月6日收住中医病房。次日出现柏油样大便，化验OB（隐血试验）（++++），追诉15年前因十二指肠溃疡做过手术，术后并无症状。这次出血除心悸、胸闷、头昏、黑便外，无其他症状。腹诊：腹平软，脐小而浅，全腹部无压痛。用生大黄粉3g内服，每日3次作为常规治疗。西医处理为输液、抗炎、止血。服药后大便次数增多，每日3~4次，量多，色如猪肝，化验Hb（血红蛋白）44g/L，即输血300mL，8日请外科会诊，腹部无压痛点，无肿物，告观察保守治疗，大便仍日行3~5次，量多，急做纤维胃镜探查未见残胃及吻合口有出血点存在，也无炎症充血。12月9日再输血300mL，10日晚上出现心慌、气急，心率120

次/分，BP80/60mmHg，Hb 40g/L，冷汗淋漓，四肢不温，舌质淡胖苔薄白，脉弱。再详细腹诊：全腹凹陷，按之无力如棉絮感，全腹部无压痛，心下部皮温偏冷，脐小圆而浅，按之脐无力，搏动微弱而数。从腹诊结合四诊合参，提示为元气大虚、元阳将脱之候，急用独参汤10g炖服，停用生大黄粉，再输血300mL，从12日开始，每日别直参6g炖服，三七参粉3g冲服，每日3次，连服3天，自服独参汤后，大便一直未解，但腹部若无所苦，进而能进食，先进流质，渐进半流质，至17日已改进软食，并解大便一次，先黑后黄，化验OB（++），19日大便一次，黄软便，成形，化验OB（-），此后，大便每日一行。再用6.26-3型半导体皮温计测量腹皮温度，发现心下部确有一冷区，皮温35℃，腹部其他部位及胸部皮肤温度为36.5℃，故以归脾汤调治20天，全消化道钡餐造影无异常发现，多次OB化验阴性，Hb 100g/L，饮食及活动正常，于1986年1月9日痊愈出院。

按：本例病人除大便发黑和贫血症状之外，毫无腹证可查，因常规服生大黄粉后下血加剧而重视腹诊。腹诊特点：①脐小而浅，按之无力；②全腹呈舟状；③按诊软弱如棉，全腹无压痛；④心下部有一冷区。这些腹证提示了虚证、寒证，因而停用生大黄，改用别直参治疗，效如桴鼓。同时也说明在临床不可一遇上消化道出血的病人就用生大黄粉止血，必须遵循中医辨证论治的原则，勿犯"虚虚实实"之戒。

例2：张某，女，38岁。

患者因绝育手术后8年，发作性抽搐3年，频繁发作15日而入院。发作时，神志清楚，四肢呈抽搐状态，颈项强直，呻吟不绝，每次发作几分钟，时间不定，每日发作3～5次，自诉发作后感头昏乏力，后脑胀痛，无二便失禁、呕吐、咬舌等现象，口微苦，纳呆，精神怫郁，苔厚黄腻，脉滑。腹诊：腹平如常人，按之心下部微满，脐形呈"1"字形，浅小，关元穴有手术瘢痕。

中医辨证：属"郁证"，乃气郁痰阻、筋脉瘀阻、阴阳气不相顺接所致，治拟理气化痰、舒筋通络。

处方：黄连温胆汤加减。黄连6g，枳壳10g，法半夏10g，茯苓15g，橘皮10g，石菖蒲10g，胆南星6g，川贝6g，丹参15g，丝瓜络10g，橘络6g，木瓜10g。

复诊：服药5剂后，抽筋次数减少，时间缩短，精神好转，苔已化，腹诊如前，原方再进5剂。

按：此例病人脐呈"1"字形，浅小，性格内向，多愁善感，体质偏弱，易患气郁痰阻之证，故以理气化痰为法。这类病人与日本人报道的"脐浅小者，不论男女，身体都较弱，激素分泌不正常"相吻合，此例可能是由于绝育手术后诱发"郁证"（癔证）。

例 3：邹某，女，33 岁。

患者因患慢性肾炎肾病型在 2 年内先后住院 4 次，每次发作都见全身水肿、尿少、腹胀、口苦、恶心呕吐。尿化验蛋白（++++），血化验肌酐、尿素氮、二氧化碳结合力均在正常范围，血清蛋白偏低，血钾偏低（3.6 毫克当量）。现症：面色苍白，周身水肿，尿少腹胀，恶心呕吐，舌质淡苔薄白，脉细弱。腹诊：腹大而满，腹皮偏厚，脐大而深，按诊坚实有力，先以虚证论治，用温阳利水法，方用真武汤、实脾饮加减，但患者每服补剂后出现腹胀、纳差，小便反而短少、口苦、口干喜冷饮等情况。后根据腹诊情况，改用苏叶黄连汤合温胆汤以清热化痰止呕，五皮饮加云苓、槟榔、滑石、车前子以理气淡渗利水而获效缓解，随后用益气利水法调理出院，随访 1 年，未再发作。

按：此例如只凭四诊，见其面色苍白、周身浮肿、舌淡苔白、脉细弱，必以温阳利水法治之，然每用之必无效。后参以腹诊，获悉病人素体壮实，腹象、脐象也示实证，故改用清热利水法而获良效。这充分说明了腹诊、脐诊在临床上的实用价值——可补传统四诊之不足，提高临床诊断准确率，减少临床误诊率。

第四节　瘀血腹诊的研究意义

张仲景著《伤寒杂病论》明确提出了"瘀血"概念，并详述其辨证与治疗。在"瘀血"的诊断上，仲景主张望、闻、问、切四诊合参，并将腹诊方法运用于瘀血证的诊断。这些思想对于我国及日本汉方医均产生了重大影响。目前，日本汉方医在诊法上十分重视腹诊：在证本质研究上，1979 年日本科技厅制订的五年计划即以瘀血证为突破口；在瘀血证的诊断标准中，腹证占有重要地位，体现了瘀血证与腹证之密切关系。

一、对瘀血诊断标准的回顾与分析

日本对瘀血证本质研究时，先经汉方医辨证诊断，然后以现代医学方法进行诊察，通过大量资料的统计分析，以计分法制订了瘀血证的诊断标准。1983 年寺泽捷年通过对311 例受检查者所进行的 31 个证候的研究分析，得出了瘀血诊断标准的客观计分表（表4–1）。

表 4-1 瘀血诊断标准的客观计分表

临床证候	给分		临床证候	给分	
	男	女		男	女
眼圈着色	10	10	手掌红斑	2	5
颜面黑色	2	2	脐旁压痛抵抗（左）	5	5
肌肤甲错	2	5	脐旁压痛抵抗（右）	10	10
口唇暗红	2	2	脐旁压痛抵抗（中）	5	5
齿龈暗红	10	5	回盲部压痛抵抗	5	2
舌质紫暗	10	10	乙状结肠部压痛抵抗	5	5
细络	5	5	季肋部压痛抵抗	5	5
皮下溢血	2	10	痔疾	10	5
			月经失调	—	10

表中作为瘀血诊断标准的临床证候共 17 项，其中瘀血腹证占 6 项。从计分量分析，男性患者 14 项临床证候共计 90 分，其中 6 项腹证证候计 35 分，约占 39%。女性患者 15 项临床证候共计 101 分，其中 6 项腹证计 32 分，约占 32%。由此可见，在确定瘀血诊断标准时是非常重视腹证的。

1982 年中国中西医结合研究会第一次全国活血化瘀学术会议讨论制订了血瘀证诊断试行标准[1]，包括主要依据、其他依据及实验室依据。

主要依据：①舌质瘀紫；②脉涩或结代或无脉；③固定性刺痛拒按；④病理性肿块；⑤血管异常；⑥出血及各种出血后瘀血。

其他依据：①皮肤粗糙、肥厚、鳞屑增多；②月经紊乱；③肢体麻木或偏瘫；④精神狂躁或健忘；⑤周期性精神异常；⑥腹水。

以上两条主要依据，或一条次要依据，并经实验依据证实，就可诊断为瘀血证。姜春华等 1981 年曾提出过相似的诊断标准。

1986 年第二届全国活血化瘀研究学术会议对上述诊断标准做了修订，对主要依据和其他依据进行了调整，并详化了某些条项[2]。如第 2 条指出"固定性疼痛，或绞痛，或腹痛拒按"；第 6 条指出"月经紊乱、经期腹痛、色黑有血块、少腹急结等"。涉及了某些腹证。

综上可见，中日两国在确定瘀血诊断标准上有许多相似之处，而且具有两个基本特点：①标准中所列有关证候与《伤寒杂病论》有关瘀血证的论述有许多相同之处；②所列各证候的有关诊断方法如：望、问、切诊，尤以望诊、切诊为主，因此诊断标准中虽

————————
[1] 血瘀证诊断试行标准 [J].中西医结合杂志，1983，3（3）：封二.
[2] 血瘀证诊断标准 [J].中西医结合杂志，1987，7（3）：129.

涉及一些主观症状，但绝大部分属于客观体征。这点与寺泽教授等采用多元回归分析、主成分分析和判别分析方法所得出的结论相同，即瘀血的自觉症状对瘀血证的诊断帮助不大，而他觉症状对瘀血证的诊断有重要意义[1]。

在日本第3届瘀血科学研究会讲演中，有的学者指出，在制订血瘀证诊断标准中，日本十分重视腹证，而在中国则未被重视[2]，这个问题值得注意。虽然，1986年的修订标准对此有所注意，笔者认为有必要进一步强调。

二、瘀血腹证的特点

1. 部位较广，少腹为主

从仲景有关瘀血腹证论述看，其涉及部位较广泛，可有自觉全腹胀满，或范围较广的腹痛，但总以少腹部位腹证尤为突出。如桃核承气汤证的少腹急结，抵当汤证的少腹硬满，土瓜根散证的少腹满痛，温经汤证的少腹里急，大黄甘遂汤证的少腹满如敦状等。对此《皇汉医学》作过解释：第一，腹腔最大，受血最多，且骨盆腔为身体最下部位，若有瘀血停聚，最易沉坠于此部；第二，门脉本回收腹腔脏器血液及乳糜输送到肝脏，但门静脉无瓣，且流入肝内之静脉压力大，血液逆流而下腹部最易形成血瘀；第三，妇人瘀血常见于该部位。按照中医理论来看，少腹属下焦，而上中下三焦由于所居脏腑生理特点不一，因而其病理亦有一定规律。上为清阳，下为浊阴，故少腹部位常有渣滓秽浊之物停聚，瘀血也易停于少腹为患。全身其他部位的瘀血病证也可在少腹部出现腹证。

2. 腹证特征为胀满硬痛

瘀血腹证表现特征较为复杂，有偏重于自觉症状而客观体征不甚明显者，如病人自觉腹满，观其外形并无胀满之证。也有以客观体征为明显者，如病人发于产后，水与血俱结于血室之大黄甘遂汤证，表现为少腹胀满膨隆如敦之状。但临床上以自觉症状与客观体征并见者尤为多见。概而言之，瘀血腹证的特征不外胀满硬痛。瘀血停于少腹，阻碍气机，则为胀满。瘀血为有形之邪，其病变与组织增生、粘连、炎性或非炎性包块、内脏肿大、新生物等有关，因而常可触及有形之物，而表现为硬满。瘀血内阻，气血不通，则表现为自觉局部疼痛，或切按而感疼痛。

---

[1] 陈可冀. 日本活血化瘀研究进展 [J]. 中西医结合杂志, 1985, 5 (3): 185.

[2] 李景德. 日本研究活血化瘀的动态 [J]. 国外医学·中医中药分册, 1986, 8 (3): 5.

三、常见瘀血腹证的诊断

根据中医古籍的有关记载，结合笔者临证体会，并参考国内外有关报道，就常见腹证及其诊查所见阐述于下：

1. 左少腹急结

位于脐左下方的左髂窝部，其特征为自觉该部拘急疼痛，切诊可触及条索状有形之物，一般均伴有压痛。这是瘀血腹证的最典型表现，临床上最为常见。多种病证有瘀血者常见左少腹急结，特别是多种妇科病证，如月经不调、痛经、子宫内膜炎、更年期综合征等。有日本学者提出，少腹急结的诊断为从脐向左（右）髂前上棘方向做擦过性按压，可触知左（右）少腹腹直肌紧张，脐左（右）下腹部感到有阻力，甚至可触知有条索状物，患者感到有急迫性向上下放射性疼痛，甚至做屈腿动作，这种认识可资参考。左少腹急结可单独出现，也可与其他瘀血腹证并见。

2. 右少腹急结

位于脐右下方的髂窝部，其典型表现与少腹急结相同，但不如左少腹急结常见，可单独出现，但临床上常见与左少腹急结相兼出现。

3. 左、右少腹硬满

位于左、右少腹髂窝部，表现为局部自觉饱满，甚至胀满，切诊局部可发现病理肿块，并有发硬的感觉。

4. 小腹硬满疼痛

位于脐下小腹部，主要表现为自觉疼痛，切诊指下有饱满发硬之感，并伴有压痛。

5. 脐旁抵抗压痛

可见于脐旁左侧、脐旁右侧、脐上或脐下。主要征象为切按时抵抗增强，或有压痛；或因其部位正当腹直肌，有时可触及明显的腹直肌紧张，一般较少触及结节肿块等有形之物。

正如传统中医辨证强调四诊合参一样，瘀血的诊断并非仅据腹证一项；诸如脐旁抵抗等腹证可由燥屎内积、虫积内聚等多种原因引起。因此，瘀血腹证应用于临床辨证时，尚须参合其他表现综合分析，如"病人胸满，唇痿舌青，口燥但欲漱水不欲咽，腹不满其人言我满，为有瘀血"，这方面张仲景树立了典范。

四、瘀血腹证的临床意义

瘀血腹证在多种瘀血证的诊断与鉴别诊断中具有重要价值。由于中医辨证论治体系中方证相连，因而瘀血腹证在提示瘀血证诊断之同时，即给出了相应的治疗方剂。如瘀热互结于少腹，见少腹急结者，予桃核承气汤泻下瘀热；热在下焦，其人如狂发狂，少腹硬满者，予抵当汤以破血逐瘀；产后腹痛如刺，或有肿块，为瘀血积于脐下者，可予下瘀血汤等。

根据瘀血腹证与使用某些活血化瘀方剂的对应关系，后世许多医家进一步发展了瘀血腹证的临床意义。如王清任以少腹逐瘀汤治少腹积块疼痛，或有积块不疼痛，或疼痛而无积块，或少腹胀满，或经血见时，先腰酸少腹胀，或崩漏兼少腹疼痛等。又认为，肚腹积块，必是有形之血，无论在左胁、右胁、脐左、脐右、脐上、脐下，或按之疼痛，以及肚腹疼痛，总不移动；病人夜卧，腹中似有物，左卧向左边坠，右卧向右边坠等均属瘀血为患，治以膈下逐瘀汤。这些不仅体现了腹证与瘀血辨证之密切关系，也体现了异病同治的辨证论治思想。

近年来人们进一步发展了瘀血腹证的诊断价值，扩大了活血化瘀方剂的运用范围。如根据下焦蓄血，少腹急结，其人如狂，用桃核承气汤治疗癫狂、痢疾、慢性前列腺炎、妇人闭经、阴道血肿、崩漏等见有少腹硬满疼痛的多种病证。有人用桃核承气汤或少腹逐瘀汤治疗肾移植后血瘀化热、少腹胀满痛、烦躁、舌质紫暗、脉沉弦等[1]。也有人根据流行性出血热发热末期及少尿期有外渗及出血倾向，常见腹痛、压痛、尤以下腹部为明显，投桃核承气汤后病情很快缓解，顺利进入多尿期[2]。笔者发现，注重瘀血腹证进行辨证论治可为某些疑难病证的治疗提供思路。曾治女性患者，朱某，42岁，患慢性胃炎2年，时有胃痛、口苦、纳差，1年前又诊为"慢性肾炎"，尿检查蛋白为20～30μg，经中西药治疗效果不理想。询其病史，知8年来常有少腹疼痛，月经色暗有块，腹诊发现心下胀满，按之微痛，左少腹抵抗明显，深部可触及条索状物，切按有拘急疼痛之感。结合患者性情急躁易怒，口干口苦，大便干结，舌质紫暗，脉细涩，诊为瘀血内结，予桃核承气汤合桂枝茯苓丸。半个月后诸症明显好转，尿蛋白减为微量，前方去大黄，复服半个月，不仅尿蛋白消失，痛经之苦也除，再行腹诊未见少腹急结之证。

此外，即使某些病变不限于腹部器官，见有瘀血腹证者，也可据此立法处方遣药。

---

[1] 崔金才.活血化瘀法在肾移植中的应用[J].新中医，1985（5）：4.

[2] 王迎春.六经辨证治疗流行性出血热临床疗效分析[J].辽宁中医杂志，1984，8（8）：17.

如徐某，女，47岁，因胸骨下端部位隐痛2年，加重1个月而来就诊。患者诉近2年来常于劳累后发生胸骨下端隐痛，休息后即能恢复，近1个月来疼痛加重，有时牵引后背部及左肩胛部，心电图检查疑为冠心病。此间曾经多种中西药治疗而病情未见好转。诊见腹部肥胖，心下痞塞胀满，切按轻度压痛，脐左斜下方三横指处有明显压痛，并有擦过性疼痛。结合大便干结、月事不利（半年来过2次）、量少色暗、舌质紫暗、脉涩，诊为心胃不和夹有瘀血，治以小陷胸汤合桃核承气汤，1周后诸症明显好转，1个月后诸症消失，心电图复查正常。

瘀血腹证在瘀血证的诊断与治疗中具有重要价值，古今中医文献及临床实践已充分表明了这一点，如能对某些病种的瘀血腹证进行系统观察，并辅以现代实验室检查等研究，以揭示其病理本质，必将提高中医临床水平。

第五节 常见腹证的诊断标准建立及意义

自古以来，传统中医腹诊多以望、闻、问、切作为诊断手段，主观成分较多，对腹诊的诊断缺乏统一的客观标准，这势必影响了腹诊在临床上的推广应用，也不利于腹诊研究的学术交流。因此，腹诊规范化、客观化是中医腹诊研究中一个亟待解决的课题。笔者在对国内外大量文献进行研究的基础上，结合临床体会，提出了胸腹部的常见腹证及其类证的诊断标准，从表现部位、诊断要点、兼症方面提出了诊断依据，对具有不同病理意义的相似用语进行了鉴别分析，并提出了各个腹证的参考方剂。现分述如下。

一、胸胁苦满

1. 部位
单侧或双侧肋弓上下的胁部及胁下部。

2. 诊断要点
（1）自觉该部位窒闷不适，或胀满，或堵塞感。

（2）以拇指放于肋弓下缘，稍向上推按，患者诉苦满，或疼痛。

（3）以食指、中指、无名指并列从肋弓下水平插入肋弓内，患者诉疼痛。

（4）以拇指、食指捏起肋弓部位上皮及皮下组织，细细摩擦，有增厚感或患者诉疼痛。

具备上述任何一项者皆可诊为胸胁苦满。

3. 类证

胁下硬、胁下硬满：诊断与"胸胁苦满"相似，但胁下部位胀满较明显，切诊抵抗也较甚。

此腹证的出现多提示肝胆经有病变。主要由于邪犯少阳、胆火上炎、枢机不运、经气不畅所致，治宜和解少阳、拨转枢机，多用柴胡剂治疗。

4. 参考方剂

（1）胸胁苦满较严重，体格较充盛，或有便秘者——大柴胡汤。

（2）胸胁苦满较大柴胡汤证稍轻，或有季胁下腹直肌拘急——四逆散。

（3）胸胁苦满较甚，脐上区大动脉搏动明显，体格充实肥胖，易便秘，或有烦躁惊狂——柴胡加龙骨牡蛎汤。

（4）胸胁苦满同小柴胡汤证，伴腹壁肌肉拘挛腹痛——柴胡桂枝汤。

（5）胸胁苦满较轻，脐上大动脉搏动显著，体质较弱——柴胡桂枝干姜汤。

二、心下痞

1. 部位

"心下"区域。

2. 诊断

自觉或切按后感觉心下窒闷、堵塞或胀满（也可兼轻度疼痛）。

三、心下痞满

1. 部位

"心下"区域。

2. 诊断要点

（1）同"心下痞"，而胀满之感较为明显。

（2）切诊指下饱满，有弹力，有抵抗，但不至发硬的程度。

（3）可伴见轻度疼痛或压痛。

具备（1）或（2）项者均可诊为"心下痞满"。

此腹证的出现常见于脾胃病变，主要是由于无形邪热内结心下，气滞不通，或由于表证误下，邪热内陷，与心下痰饮互结，或由于表证误下伤阳，不能制水，水气上逆所致。治宜泻热消痞，或清热涤痰开结，或温阳化气利水。

3. 参考方剂

（1）热象较明显者——大黄黄连泻心汤。

（2）热象较轻，按之疼痛者——小陷胸汤。

（3）心下痞满，兼水气者——苓桂术甘汤、五苓散、胃苓汤。

（4）心下痞满，兼阳虚者——附子泻心汤。

四、心下痞硬、心下痞坚

1. 部位

"心下"区域。

2. 诊断要点

（1）同"心下痞"，程度较重。

（2）切诊抵抗较明显，有发硬之感。

（3）可兼见疼痛或压痛。

同时具备第（1）、（2）项者可诊为"心下痞硬"或"心下痞坚"。此腹证的出现以脾胃病变为主，但也可涉及心、肺、肝、胆的病变。常见于消化系统疾病和呼吸系统疾患。如急慢性胃肠炎、肝炎、胆系感染、溃疡病、上消化道出血、支气管哮喘、胸膜炎、胸腔积液等，另外内耳眩晕也常有此腹证。形成机理主要是由于误下损伤脾胃之气，或脾胃素虚，邪气内陷，寒热错杂阻于中焦，脾胃升降失常，气机痞塞；或中阳虚衰，寒湿凝聚；或胃虚气逆，痰气交阻；或饮热互结，水饮泛滥，停聚胸膈；或邪实壅盛，湿热内蕴等所致。关键在于脾虚受邪，气机不畅，升降失常。治宜健脾和胃、降逆消痞，或温中散痞，或泻热逐水，或清泄实热。

3. 参考方剂

（1）兼见恶心呕吐、肠鸣下利者——半夏泻心汤。

（2）兼见干噫食臭、胁下阵痛、腹中雷鸣、下利者——生姜泻心汤。

（3）兼见干呕、心烦不安、下利完谷者——甘草泻心汤。

（4）兼见喘鸣、动悸、水肿者——木防己汤。

（5）兼表寒证者——桂枝人参汤。

（6）兼见嗳气频剧、两胁满闷、呃逆不止者——旋覆代赭汤。

（7）兼见发热、口燥而渴，大便难——大陷胸汤。

（8）兼见胁下痛，干呕短气者——十枣汤。

（9）兼见往来寒热、胸胁苦满、郁郁微烦者——大柴胡汤。

日本汉方医提出在诊察心下痞硬时应注意以下三点：①皮下脂肪多者（如中年妇女）有时腹壁的表面较柔软，没有抵抗但深部有抵抗亦为心下痞硬。②因腹壁没自然放松，腹直肌紧张似乎有心下痞硬，但仔细检查可发现腹直肌如板样的痉挛，可让患者屈膝，使腹直肌松弛后再进行诊察即可鉴别。③范围广至脐周围有膨满抵抗者不是心下痞硬，应于腹满中论治。心下痞硬有虚实之分，虚证较明显时，多采用三泻心汤加减，实证多用大陷胸汤之类方剂。若腹诊对心下部位抚摸硬如木板，加压后出现过敏状态，用木防己汤。此说可供临床参考。

五、心下急、心下支结

1. 部位

"心下"区。

2. 诊断要点

（1）自觉该部位拘急或堵塞感。

（2）切诊心下部位腹皮拘急，轻触似较紧张，重按抵抗不甚，不同于"心下硬"。具备上述两点即可诊断。

此腹证的出现多见于肝、胆、脾、胃病变。形成机理主要是由于表证日久，病邪已入少阳，但太阳外证未罢所致。治宜和解枢机，以治少阳之里；调和营卫，以解太阳之表。

3. 参考方剂

柴胡桂枝汤。

六、心下濡

1. 部位

"心下"区。

2. 诊断要点

（1）切按心下部觉濡软无力，腹皮松弛无底力。

（2）自觉心下痞闷，或痞胀，或动悸。

具备上述第一点即可诊为"心下濡"。

此腹证的出现多为虚证，主要是由于中焦虚寒、阴寒不散、大气不运所致，治宜温中补虚、散寒除痞。

3. 参考方剂

人参汤、桂枝加芍药汤。

七、心下痛

1. 部位

"心下"区域。

2. 诊断要点

（1）兼见下述①或②点者为实证。

①疼痛较甚，拒按，切按后疼痛尤为明显。

②疼痛兼胀满，按之局部抵抗较明显（有底力）。

③属热证者局部皮温多有增高（绝对增高，或相对高于腹部其他区域）。

（2）兼见下列①或②，或③，可诊为虚证。

①疼痛较轻（隐隐作痛）或时作时止。

②疼痛兼胀满，或不兼胀满，胀满疼痛均喜揉按。

③局部抵抗多不明显，即便腹皮拘急重按无底力。

④属寒者，局部皮温绝对或相对降低。

此腹证的出现涉及心肺、肝胆、脾胃等脏器的病变。可分实证和虚证两大类，实证主要是由于少阳病屡用攻下，病邪兼入阴明，化燥成实，热结入里，或无形邪热内聚心下；或邪热内陷与痰饮互结心下；或上焦阳虚，阴乘阳位，胸阳闭阻或肝气犯胃所致。治宜和解少阳，内泻热结；或清热涤痰，宽胸散结；或通阳散结，行气祛痰；或疏肝和胃，理气止痛。虚证主要是由于脾胃虚弱、中阳不运，或胃阴不足、虚热内扰所致，治宜温中补虚、和里缓急，或养胃和络、酸甘化阴。

3. 参考方剂

实证：大柴胡汤、大黄黄连泻心汤、小陷胸汤、瓜蒌薤白半夏汤、柴胡疏肝散。

虚证：小建中汤、人参汤、芍药甘草汤。

八、心下悸

1. 部位

"心下"区域。

2. 诊断要点

（1）主症

①自觉心下部位有跳动。

②望诊心下部位可见跳动。

③切诊心下部位搏动应手。

有上述任何一项皆可诊为"心下悸"。

（2）心源性

①精神紧张或劳累后动悸尤为明显。

②动悸节律与脉搏一致。

③兼有"心区"明显搏动。

兼见上述任何一项者为心源性动悸。

（3）胃源性

①饮水后或改变体位时动悸较为明显。

②心下部有振水音（四指并拢向胃脘深部迅速冲击，或叩打可闻及）。

③心下或全腹腹壁软弱，心下局部可见膨隆。

兼见上述任何一项为胃源性动悸。

此腹证的出现多为虚证。主要由于心阴虚寒、阳气外泄，或肾阳不足、水气凌心，或肾之游火浮散，或气血两亏，治宜温阳化气，或气血双补。多用苓桂剂和炙草汤治疗，并根据不同兼症选用不同苓桂剂治疗。

3. 参考方剂

（1）兼有小便不利、微热消渴者——五苓散。

（2）兼见眩晕、短气而咳、心下痞满者——茯苓桂枝白术甘草汤。

（3）兼见呕吐清水痰涎、胸满腹胀、不思饮食者——茯苓饮。

（4）兼见四肢沉重疼痛、恶寒腹痛，或下利水肿者——真武汤。

（5）兼心悸、少眠、面色少华、少气无力、脉结代者——炙甘草汤。

九、脐上悸

1. 部位

脐区脐上部位。

2. 诊断要点

①自觉脐上筑筑然跳动。

②脐上可触及大动脉搏动，节律与脉搏一致。

③多见于体形消瘦、腹壁瘦弱者。

此腹证出现的机理与上述的"心下悸"腹证出现的机理基本相同。多由心肾阳虚、水饮凌心，或阳气不足、气机逆乱所致。治宜温阳化饮，镇逆降冲。

3. 参考方剂

①根据不同情况选用桂枝加龙牡汤或苓桂剂。

②兼心下痞硬、胸胁苦满者——柴胡加龙骨牡蛎汤。

③兼轻度胸胁苦满、腹力较弱者——柴胡桂枝干姜汤。

日本汉方医认为不同的动悸部位，需用不同的方剂，如心动悸用炙甘草汤、心下动悸用茯苓甘草汤、苓桂术甘汤，脐上、脐旁动悸用补中益气汤，脐中悸用补中益气汤、八味丸，脐下悸和肾动悸可用茯苓桂枝甘草大枣汤和五苓散等。此说可供临床参考。

十、腹胀满

1. 部位

以脐区为中心，或全腹部。

2. 诊断要点

（1）主症

①自觉该部位发胀或饱满。

②肠鸣音少而低。

凡具有上述第一点即可诊断。

（2）兼见下述①或②项的即可诊为实证

①胀满较甚，且多为持续性（腹满不减，减不足言）。

②腹壁抵抗较明显，有弹力，不喜揉按，或揉按后胀满更甚。

③有形实邪为病者，可触及有形肿块，多兼疼痛，或有压痛。

④局部皮温：属热者升高，属寒者降低。

（3）兼见下述前3项中任何一项者可诊为虚证

①胀满较轻，时作时止，时轻时重，或入暮较甚，受凉、情志、饮食均使之加重。

②轻按腹壁觉有抵抗，重按则觉无抗力（无底力）。

③喜温喜按，揉按后胀满减轻。

④可伴见局部皮温降低。

此腹证临床颇为常见，涉及肝胆、脾胃、大小肠等脏器的病变。病因病机较为复杂，实证、虚证均可出现。实证一般多由少阳病误下，病邪兼入阳明，化燥成实，热结于里；或由于表证发汗太过，损伤津液，实热炽盛，燥屎内结；或由于肠胃素有内热，宿食停滞，致病邪易入于里，化燥成实；或由于实热内结，气滞不行；或由于寒实内结，阳气郁滞等所致。治宜和解少阳，内泻热结；或清热攻下，消结除满；或清热导滞，下气除满；或温中散寒，行气导滞；或疏风解表，泻热通便。

虚证主要是由于中焦虚寒、阴寒不散，或脾胃虚寒、水湿内停，或脾虚气滞所致。治宜温中散寒、化湿除满，或健脾温运、宽中除满。

3. 参考方剂

实证：大柴胡汤、三承气汤、厚朴七物汤、大黄附子汤、桂枝加大黄汤、防风通圣散。

虚证：理中汤、桂枝加芍药汤、大建中汤、附子粳米汤、厚朴生姜半夏甘草人参汤。

十一、腹痛

1. 部位

以脐区为主，可及全腹部。

2. 诊断要点

自觉疼痛或压痛即可诊断。

（1）实证腹痛

望诊腹部多较饱满，切诊腹壁厚实有力。疼痛较甚，不喜揉按，按之疼痛加剧。局部皮温属热者升高，属寒者降低。

①有形实证：a. 胀满疼痛相兼，或为绕脐痛，疼痛多为持续性。b. 局部抵抗较明显，或可触及肿块。

②无形实证：a. 胀满疼痛相兼，或以胀满为主。b. 局部无肿块，可及压痛相对较轻。c. 局部抵抗较明显。

此腹证常与前述腹证同时出现，故其机理也基本相同。临床上某些急腹症如急性胆囊炎、胆结石、胆道蛔虫病、急性胰腺炎、急慢性阑尾炎、肠道梗阻、溃疡病急性穿孔及胃肠胀气等多见此腹证。

（2）虚证腹痛

望诊腹壁较瘦薄，切诊腹壁绵软无力。疼痛较轻，且多时发时止。一般局部抵抗较弱。

①气滞性：疼痛多兼胀满，揉按后胀痛多可缓解。局部稍有抵抗，但不如实证甚。

②寒凝性：拘挛性疼痛，多不兼胀满。腹肌较紧张，但重按多底力。喜按，尤喜温。

揉按之初多疼痛不减，移时疼痛多可缓解。

③暴寒直中：在寒凝性疼痛基础上，兼有下列 2 项中任何一项：a. 疼痛较剧，揉按之初疼痛甚剧，温按之后疼痛多可缓解。b. 疼痛时伴见腹皮攻冲，犹如头足，或有肠鸣亢进。

④虚寒内生：在寒凝性疼痛基础上，兼有下列任何一项：a. 疼痛较轻，绵绵作痛。b. 心下至脐旁腹直肌紧张拘急。

此腹证也很常见，慢性虚损性疾患、慢性脾胃病变及某些蛔虫病多有此腹证。主要由脾虚气滞；或中焦虚寒，暴寒直中；或阳气不足，虚寒内生所致。治宜健脾温运，行气止痛；或温中散寒，缓急止痛；或温阳补虚，散寒止痛。

3. 参考方剂

实证：大柴胡汤、桂枝加大黄汤、三承气汤、厚朴三物汤。

虚证：

①气滞性：厚朴生姜半夏甘草人参汤、人参汤。

②暴寒直中：附子粳米汤、大建中汤。

③虚寒内生：小建中汤。

十二、少腹急结

1. 部位

左少腹，或右少腹区，但以左为多。

2. 诊断要点

从脐向左（右）髂前上棘方向做擦过性按压，可触知左（右）少腹腹直肌紧张，脐右（右）下腹部感到有阻力，甚至可触及条索绕状物。患者感到有急迫性向上下放射性疼痛，甚至做屈腿动作。

此腹证为瘀血的重要体征，是瘀血腹证的典型表现，临床上最为常见。多种病证有瘀血者常见少腹急结，特别是多种妇科病证，如月经不调、痛经、子宫内膜炎、急性盆腔炎、附件炎、更年期综合征等。为何瘀血征象多以少腹部位表现出来，对此，《皇汉医学》曾解释：第一，腹腔最大，受血最多，且骨盆腔为体内最下部位，缺少运动，若有瘀血停聚，最易沉坠于此部；第二，门脉没有瓣膜，难于促使血液前进，不能阻止逆流，所以血液易在腹内诸脏器中沉着而形成瘀血；第三，因为月经和恶露均为瘀血，所以妇人下腹部易产生瘀血。另外，按照中医理论来看，少腹属下焦，而上、中、下三焦，由于所居脏腑的生理特点，其病理也有一定规律。上为清阳，下为浊阴，故少腹部位常有渣滓秽浊之物停聚，瘀血也易停于少腹为患，全身其他部位的瘀血病证也可在少腹部位出现腹证。

3. 参考方剂

（1）兼见精神症状者——桃仁承气汤。

（2）兼见身热烦躁、右少腹疼痛拒按者——大黄牡丹汤。

（3）兼见月经不调、癥块者——桂枝茯苓丸。

十三、少腹拘急，少腹弦急

1. 部位

左右少腹区。

2. 诊断要点

（1）凡触知下腹部（脐下到耻骨联合）腹直肌呈条状拘挛者，即为少腹拘急。

（2）若少腹部腹直肌拘挛较严重犹如弓弦状者，为少腹弦急。

（3）腹壁多较瘦薄，重按腹部有空虚感。

此腹证又称为里急，是腹壁深层拘急而被触到的一种状态，皆属虚证。多由肾气亏虚、营阴不足、阴阳两虚所致，治宜温阳补阴、和里缓急。

3. 参考方剂

桂枝加龙牡汤、小建中汤、八味肾气丸。

十四、少腹硬满，小腹硬满

1. 部位

左、右少腹区，或小腹区。

2. 诊断要点

（1）自觉该部位胀满。

（2）切诊抵抗较明显，以致有发硬之感。

（3）深部有时可触及肿块。

此腹证亦为瘀血的重要体征之一，常和少腹急结同时并见。瘀血内阻，气机不畅，故觉胀满，瘀血为有形之物，常可形成肿块和硬结，故触之少腹硬满，或小腹硬满，治宜活血化瘀、攻下瘀热，或破血逐瘀。另外，此腹证还须与下焦蓄水证作出鉴别，鉴别要点在于自觉胀满还是他觉胀满以及小便自利与否，若有他觉胀满及小便不利，则为下焦蓄水证，反之则为下焦蓄血证。

3. 参考方剂

抵当汤、桃核承气汤、桂枝茯苓丸。

十五、小腹不仁

1. 部位

小腹区。

2. 诊断要点

（1）小腹部位感觉迟钝，或小腹部有空虚的感觉。

（2）小腹部绵软无力，切按无底力（脐上、脐下比较，脐下腹力尤弱）。

（3）小腹部皮温可降低。

此腹证也为肾虚的一种体征。肾阳不足，命门火衰，不能温暖小腹、激发功能，故见小腹不仁。不仁既有温度偏低、感觉不灵敏的意思，又有功能障碍之意。一般截瘫、昏迷或腹部手术后大小便功能未恢复的患者多见有此腹证，治宜温补命门、振奋阳气。

3. 参考方剂

肾气丸。

十六、其他腹证

1. 正中芯

（1）诊断要点

腹壁皮下沿正中线可触知如铅笔芯状的腹证，患者可诉疼痛，是虚证的证据。

（2）参考方剂

①正中芯连贯脐之上下——真武汤、小建中汤、人参汤。

②正中芯限于脐上——人参汤、四君子汤。

③正中芯限于脐下——八味丸。

2. 肠管蠕动亢进

（1）诊断要点

腹壁软弱无力，肠管蛹动亢进，腹壁可见蠕动波。

（2）参考方剂

大建中汤。

3. 腹皮拘急

（1）诊断要点

即腹直肌紧张。用食指、中指、无名指并齐，稍稍斜置于腹直肌之上，从季肋部开始到腹直肌耻骨附着部，从上到下，分别左右两侧触压，可触及全部或部分腹直肌拘挛紧张。

（2）参考方剂

①左右两侧腹直肌紧张

腹力弱——小建中汤、桂枝加芍药汤、黄芪建中汤。

腹力中等度——芍药甘草汤、芍药甘草附子汤。

②上半部腹直肌紧张（右侧紧张多于左侧）

伴心下痞硬，右侧胸胁苦满——大柴胡汤。

腹力中等度或稍弱，伴中等度胸胁苦满——柴胡桂枝汤。

腹力瘦弱，右侧也呈现轻度胸胁苦满，脐上动悸——柴胡桂姜汤。

腹力中等，心下痞硬，左右两侧中度胸胁苦满——四逆散。

腹直肌紧张左侧更显著，腹力中等度，左上腹大动脉搏动——抑肝散。

③下半部腹直肌紧张

即少腹拘急，参考方剂参见此腹证。

4. 瘀血腹证

（1）脐旁

①诊断要点

脐旁压痛点：脐斜下方约二横指处有压痛点，多见于左侧，因压痛点位于腹直肌上，压之有抵抗感，深压有放射性压痛。

②参考方剂

腹力中等者——桂枝茯苓丸。

腹力弱，脉弱（体质弱）——当归芍药散。

（2）脐和髂前上棘连线中点

①诊断要点：脐和髂前上棘连线中点有压痛和抵抗（类似于少腹急结）。

②参考方剂

腹力强，便秘——桃核承气汤（左）、大黄牡丹汤（右）。

腹力弱（其身甲错，腹皮急，按之濡，如肿状，腹无积聚）——薏苡附子败酱散。

第五章 腹诊应用研究

第一节 腹诊的临床意义

腹诊作为一种重要的中医诊察方法，对于辨别体质的强弱，正气的盛衰；诊断和鉴别诊断疾病；确定病位之在表在里，在气在血，在脏在腑；分析病因病机；判断病性之寒热虚实；指导立法论治，选方遣药；观测治疗效果及推断疾病的预后转归等均具有重要的临床意义。对此，历代中医著作多有论述，现结合这些论述总结归纳如下。

一、辨别体质

体质是由先天遗传和后天获得所形成的在形态结构、功能活动方面固有的，相对稳定的个体特性，并表现为与心理性格的相关性。由于不同的体质具有不同的形态结构特点，而胸腹部为形态结构的一部分，故不同的体质也具有不同的胸腹部征象。这在《内经》中已有论述。如《灵枢·阴阳二十五人》有"火形之人……锐面，小头，好肩背髀腹，小手足……土形之人……圆面，大头，美肩背，大腹，美股胫，小手足，多肉……金形之人……其为方面，白色，小头小肩背，小腹小手足……水形之人……面不平，大头廉颐，小肩大腹，动手足……下尻长，背延延然"，《灵枢·卫气失常》也说："膏者，多气而皮纵缓，故能纵腹垂腴，肉者，身体容大，脂者，其身收小。"日本汉方医家多纪元坚在其著的《诊病奇侅》中更是明确指出："气质不同，腹象也随之而异，其大概气质和缓者，腹亦和缓；刚强者，腹亦坚实，气豁气滞者，腹亦滞，缓大者，腹亦大，气小者，腹亦小，气弱者，腹亦弱。"

既然不同的体质具有不同的胸腹征象，因而可根据不同的胸腹征象来判断体质。如《灵枢·本脏》："青色小理者肝小，粗理者肝大，广胸反骹者肝高，合胁兔骹者肝下，胸胁好者肝坚，胁骨弱者肝脆，膺腹好相得者肝端正，肋骨偏举者，肝偏倾也。"即通过观察胸腹部和其他部位的肌肤腠理的色泽、粗密、厚薄和形态变化等，以测知内脏的大小、高下、坚脆和端正偏倾。而不同的内部形态结构也就决定了不同的体质。近代根据《内经》理论在划分体质时也把胸腹征象作为一项判断指标，特别是在血瘀体质的判断上。

如黄新美在其著的《体质人类学基础》一书中，把男性体型分为三型，每一型都有腹部指征。笔者也认为，上腹角宽广，则胸围、腹围相应扩大，乃壮实体质，实证居多；反之，上腹角狭小，则胸围、腹围相应也小，是为瘦小体质，虚证居多。

日本汉方医家根据《内经》理论提出了把体质特点结合腹诊情况作为用方依据的观点，如支气管哮喘患者，若见体格强壮，体型肥胖，心窝部、两胁下坚硬紧张，压迫痛苦，即属于胸胁苦满显著的实证、热证，血压亦高，有便秘，可选用大柴胡汤合半夏厚朴汤，能使发作减轻，久服能改善体质，不再发作。但是若见中等身材，略显消瘦，有胸胁苦满征，则宜选用小柴胡汤合半夏厚朴汤，可使发作减轻，久服能改善体质不再发作。

二、诊断和鉴别诊断疾病

胸腹部出现的病理征象，是诊断和鉴别诊断某些疾病的重要依据，对于分辨主证、确立诊断起着主导作用，尤其是在胸腹部疾病的诊断方面更具有其他诊法所无法替代的作用，若不进行腹诊则难以诊断为何种疾病。如中医的水胀、肤胀、鼓胀、肠覃、石瘕等疾病皆有腹大的症状，如何鉴别呢？只有靠腹诊才能作出鉴别，《灵枢·水胀》指出："水胀"的特点是"以手按其腹，随手而起，如裹水之状"，类似于西医的轻型腹水、巨大囊肿、包囊虫病、肾盂积水、心性水肿等疾病。"肤胀"的特点是"腹大，身尽肿，皮厚，按其腹窅而不起，腹色不变"，类似于西医的皮肤水肿一类疾病。"鼓胀"的特点是"腹胀，身皆大，大与肤胀等也，色苍黄，腹筋起"，类似于西医的各种重型腹水。"肠覃"的特点是"其始生也，大如鸡卵，稍以益大，至其成，如怀子之状，久者离岁，按之则坚，推之则移，月事以时下"，这酷似西医的卵巢囊肿。"石瘕"的特点是"生于胞中，寒气客于子门，子门闭塞、气不得通，恶血当泻不泻，衃以留止，月以益大，状如怀子，月事不以时下，皆生于女子"，类似于西医的子宫肌瘤。

又如诊五脏之积，腹诊的特点是"肝之积名曰肥气，在左胁下，如覆杯，有头足"；"心之积，名曰伏梁，起脐上，大如臂，上至心下"；"脾之积，名曰痞气，在胃脘，覆大如盘"；"肺之积，名曰息贲，在右胁下，覆大如怀"；"肾之积，名曰奔豚，发于少腹，上至心下，若豚状，或上或下无时"（《难经·五十六难》）。诊肠覃，腹诊特点是："其身甲错，腹皮急，按之濡，如肿状。""少腹肿痞，按之即痛如淋。"（《金匮要略·疮痈肠痈浸淫病脉证并治》）。对于水癥、水瘕、石水、癥瘕、水蛊、水癖等疾病，《诸病源候论》也用腹诊法来进行鉴别如，"水癥者……其病，腹内有结块牢强，在两胁间膨膨胀满，遍身肿，所以谓之水癥""水瘕者……致令水气结聚而成形段，在于心腹之间，抑按作水声""小腹肿大硬如石，故云石水""疝者痛也，瘕者假也，其病虽有结瘕而虚候可推移，故谓之疝瘕也"；"水蛊"为"水毒气聚结于内，令腹渐大，动摇有声，常欲饮水，皮肤鲞黑"；"水癖"为"水气聚结，在两胁之侧，转动便痛"。

腹诊不仅能为诊断和鉴别诊断疾病提供重要依据，而且腹诊指征也是辨证的重要体征之一。如大小结胸证，大结胸证的腹诊为"从心下至少腹硬满而痛不可近"，小结胸证的腹诊则为"正在心下，按之则痛"，若不进行腹诊，则很难区分大小结胸证。又如结胸与痞证，也须以腹诊才能作出鉴别："……若心下满而硬痛者，此为结胸也……但满而不痛者，此为痞……"（《伤寒论》）《素问·举痛论》运用腹诊专门对五脏卒痛进行了鉴别，指出："其痛或卒然而止者，或痛甚不休者，或痛甚不可按者，或按之而痛止者，或按之无益者，或喘动应手者，或心与背相引而痛者，或胁肋与少腹相引而痛者，或腹痛引阴股者，或痛宿昔而成积者，或卒然痛死不知人又少间复生者，或痛而呕者，或腹痛而后泄者，或痛而闭不通者。凡此诸痛，各不同形。"《诊病奇侅》也对多种痛证的腹诊特点进行了鉴别，指出："食痛者，心下附背，按之凹可容手，是食积痛也……积痛者，心下胀，不如宿食之着背也，然此证亦剧，则有其动附着背，而心下柔者。蛔痛者，潜心按之有筑筑应手者。瘀血痛者，多在脐旁小腹，按其痛处，则有块应手。饮痛者，其痛动移无定处，有积气则饮聚结于此。肠痈痛者，十之九在右，按之右腹自异于左腹，其肌肤滑滑，右足挛急，小便淋沥也……玉痛腹者，上中脘之间痛也，脐、水分、鸠尾、上脘、中脘左右，按之皆无力，而有凝者痛，是曰玉痛。"

运用腹诊不仅能对中医病证作出诊断和鉴别诊断，而且对某些西医疾病也能作出初步诊断。如据临床观察，慢性肝病患者可在肝经的募穴期门穴出现明显压痛，急、慢性胆囊炎及胆石症患者则在胆经的募穴日月穴压痛显著，慢性肠炎及过敏性结肠炎患者则在大肠经的募穴天枢穴压痛，消化道溃疡、胃炎患者则在脾经、胃经的募穴中脘、章门出现压痛反应，泌尿生殖系统疾病患者可在肾经膀胱经的募穴京门、中极出现压痛反应，冠心病、风心病等循环系统疾病患者可在心经、心包经的募穴巨阙、膻中出现压痛反应，肺结核、肺炎、慢性支气管炎、胸膜炎等呼吸系统疾病患者则在肺经的募穴中府出现明显压痛反应等。利用胸腹部的募穴压痛再结合其他临床表现，可使其对某些疾病的诊断具有特异性，深入开展这方面的研究，将具有广阔的发展前景。

三、确定病位

利用腹诊既可确定病位之在表在里，又可确定病位之在脏在腑，还可确定病位之在气在血。

病位在表，一般来说，因病邪在肌表，尚未入里，故多无胸腹病理征象，据此便可辨别病证之在表在里。如《金匮要略·痉湿暍病脉证治》："湿家身痛发热，面黄而喘，头痛鼻塞而烦，其脉大，日能饮食，腹中和，病在头中寒湿。"说明"腹中和"为湿家寒湿在表里无病的依据。又如《伤寒论》152条："太阳中风……其人漐漐汗出，发作有时，头痛，心下痞硬满，引胁下痛，干呕短气，汗出不恶寒，此表解里未和也，十枣汤主之。"说明出现"心下痞硬满，引胁下痛"的腹证为"表解里未和"的主要依据。同时，也可利用腹诊来诊断表证。据临床观察，若外感病中出现中脘旁动悸明显，按之浮。虚里动数，多系表证。再参其恶寒脉浮，则可确诊。日本汉方医家多以动气在中脘旁按之浮，辨其属表。如日本汉方医家和久田寅叔虎《腹证奇览翼》云："中脘旁有动气，按之浮者，大率为表证。"因病邪在表，正气奋起抗邪，正邪相争，鼓动于中脘旁，故见动气按之浮。按腹有无灼热亦可辨其表里。如清代何廉臣《重订广温热论》谓："脉候有热，而腹候无热者，是表热而其热易去也。"

若出现胸腹征象又无恶寒之象者，为邪在于里，多系里证。若既有胸腹征象又有恶寒之征，则为邪居表里，多属表里同病。若胸胁苦满见于外感，或伴见寒热往来等，此为病邪进入表里之间，导致少阳枢机不利、气滞不舒所引起，属于半表半里证。

由于胸腹部与脏腑、经络密切相关，不同的脏腑经络外应不同的胸腹区域，故可根据某一胸腹区域出现的病理征象来判断相应脏腑经络的病变，从而了解疾病的位置所在。如《伤寒论》340条云："病者手足厥冷……小腹满，按之痛者，此冷结在膀胱关元也。"《金匮要略·痰饮咳嗽病脉证并治》云："水在心，心下坚筑……水在肝，胁下支满……""水在肾，心下悸。"《金匮要略·五脏风寒积聚病脉证并治》云："积者，脏病也，终不移；聚者，腑病也，发作有时，展转痛移，为可治。"

运用腹诊还可判断病证是在气分还是血分。如张景岳《景岳全书·积聚》谓："诸有形者，或以饮食之滞，或以脓血之留，凡汁沫凝聚，旋成癥块者，皆积之类，其病多在血分，血有形而静也。诸无形者，或胀或不胀，或痛或不痛，凡随触随发，时来时往者，皆聚之类，其病多在气分，气无形而动也。"

四、分析病因病机

中医学在诊断和治疗疾病时，强调审证求因，治病求本，而运用腹诊来审察胸腹病变，分析病因病机具有独到之处。是探求病因病机的一种重要方法。概言之，运用腹诊可审察气滞、瘀血、水饮、宿食、燥屎、虫积等病因病机。

气滞是指气机郁滞不畅，主要表现为胸腹部的痞满、噫气、胀痛等证。如邪犯少阳、枢机不利、气滞不舒的胸胁苦满证，热结胃肠、燥屎内结、气机闭塞的阳明腑实证，胃虚痰阻、气机不畅的心下痞硬、噫气不除证。引起气滞的原因有很多，诸如瘀血、水饮、食积、燥屎、虫积等，均可导致肺气壅滞、肝郁气滞，或脾胃气滞而影响全身气机的运行，出现胀满疼痛等症，运用腹诊便可对上述病因分别作出鉴别。

瘀血是由脏腑功能失调，经络血行不畅所致。其胸腹征象较为复杂，有偏重于自觉症状而客观体征不甚明显者，如病人自觉腹满，察其外形并无胀满之征。也有以客观体征明显者，如病发于产后，水与血俱结于血室之大黄甘遂汤证，表现为少腹胀满膨隆如敦之状。但临床上以自觉症状与客观体征并见者尤为多见，概言之，瘀血腹证的特征不外胀满硬痛。瘀血停于少腹，阻碍气机，则为胀满；瘀血为有形之邪，其病变常与组织增生、粘连、炎性或非炎性包块，内脏肿大，新生物等有关，因而常可触及有形之物，而表现为硬满；瘀血内阻、气血不通，则表现为自觉局部疼痛，或切按后疼痛，痛如针刺，固定不移。瘀血腹证表现部位广泛，但以少腹为主，少腹急结、少腹硬满、少腹满痛、少腹里急、少腹满如敦状及脐旁抵抗压痛等均为瘀血之象，以妇女多见。如俞根初《通俗伤寒论》云："痛在脐旁小腹，按之则有块应手者血瘀。"日本学者小川新认为，瘀血在未病阶段，往往只见有腹证，他在1986年的日本第5次瘀血综合科学研究会上提出了《国际瘀血证诊断标准试行方案》，将瘀血腹证列为必备的诊断项目。日本学者胜田正泰也指出："脐左（有时右）斜下二横指处轻压时，能感到一种抵抗，更深压时，患者诉有向上向下之放散痛，此拒按现象与瘀血有重要的关联，为判定有无瘀血不可缺少的重要诊法。"[1]由此可见，腹诊对瘀血的诊断具有重要临床意义。

水饮是水液代谢失常所形成的病理产物，同时也是致病因素之一。水饮为患，停蓄于脏腑胸腹之间，阻碍气机的运行，常表现为胸胁及心下胀满或硬痛，或可扪及腹部动悸及心下振水音，如《金匮要略·水气病脉证并治》云："气分，心下坚，大如盘，边如旋杯，水饮所作……"《腹证奇览翼》云："心下有痰饮水气，扣之有水声。"水蓄下焦膀胱气化失常则为太阳蓄水证，腹证可见少腹急迫不适（少腹苦里急或少腹满），并多伴有小便不利或下肢水肿。若下焦水饮上逆，则可见脐下悸，欲作奔豚状。如《金匮要略·痰饮咳嗽病脉证并治》云："假令瘦人脐下悸，吐涎沫而癫眩，此水也，五苓散主之。"

食积是由饮食过量，超过脾胃的消化、吸收和运化能力，导致食物停积，脾胃损伤。食滞胃脘，脾失健运，气机不舒，则可见脘腹胀满或致全腹作胀，疼痛拒按，叩诊鼓音，常伴有恶心呕吐，嗳腐吞酸，不思饮食，大便臭秽不爽等。如《通俗伤寒论》云："痛在

---

[1] 潘德孚.腹诊浅识[J].浙江中医药，1979（8）：284-285.

心下脐上，硬痛拒按，按之则痛益甚者食积。"

燥屎是由于燥热之邪与肠中糟粕相搏结，腑气通降失常，或由于津液耗伤，肠道失润，传化失司所致，燥屎结于肠中，阻塞肠中气机，则可见小腹硬满疼痛，或绕脐而痛，甚至全腹胀满而痛，痛而拒按，扪之可触及条状物，固定不移，质较硬。多伴有大便秘结或下利臭水。如《诊病奇侅》云："小腹有燥屎者，必近迫横骨，左边累累成块，其状稍长，按之不痛（笔者注：按理应痛，此可能为翻译错误或'则'字之误），左边充满，则及右边。"《通俗伤寒论》也谓："若绕脐痛，按之磊磊者，乃燥屎结于肠中。"

虫积是由于饮食不洁，寄生虫讲入体内积于腹中肠间所致，小儿多见。虫伏肠中，上下窜扰，气机郁滞则可见脐周疼痛，时作时止，按之有条块，时聚时散，或伴有吐蛔、便蛔、嗜食异物等症。如张振鋆《厘正按摩要术》引玄裕言："蛔病诊腹有三候，腹有凝结如筋而硬者，以指久按，其硬移他处，又就所移者按之，其硬又移他处，或大腹，或脐旁，或小腹，无定处，是一候也；右手轻轻按腹，为时稍久，潜心候之，有物如蚯蚓蠢动，稳然应手，甚至腹底微鸣，是二候也；高低凸凹，如畎亩状，热按之，起伏聚散，上下往来，浮沉出没，是三候也。"

和久田寅叔虎《腹证奇览翼》描述了腹中诸块出现的部位及常见腹候，并形象地绘有腹中诸块分辨图。指出："腹中之病成块者，古名癥、瘕、癖，且其物不一。先哲辨七种之块，今载其说，并附愚案。其一，食块。见于左右胁下。愚案：肉食之癥瘕在心胸间，又宿食之结瘕在上脘，皆留下胃管而不化。或曰：左胁下见若'面筋'之物者，食毒也。其二，风块。见于中脘周围。愚案：脐上动脉结而成之象，所谓半身不遂有之。其三，气块。见于左右胁下，肝经附近。愚案：所谓积癥是也。气无形，不当成块，然若气郁结，则滓浊，瘀汁疑滞成块。定而不移者为积，展转痛移者为聚。德本曰：'积，堆积也，水分之邪积集也。'此之谓也。其四，血块。见于左少腹。愚案：妇人血室在左少腹，故在左少腹者为血块。然不仅限于此，以余所知，胁下脐周以及左右少腹皆有血块，应随证别之。其五，胎妊块。见于脐下任脉浅横骨之上。愚案：妊娠七八十日后，大者如粟子（据《产论》）。其六，水块。见于右少腹脐旁。愚案：小便不利之块也，或结聚于此周围，多为久寒之毒。其七，燥屎块。见于右少腹股际之上。愚案：其形磊砢，宛如探囊中之石。结聚在此周围者，亦有久寒之毒，当以形别之。燥屎也不限于右少腹，也见于左，以形状别之。又有大横穴有块者，其左系于大便通道，当有痔漏、脱肛之患；右系于小便通道，当有下疳、淋疾之患（大横穴在脐稍下，左右各三寸处）。"

五、判断病性

疾病的表现尽管千变万化，错综复杂，但疾病的性质概括起来，不外寒、热、虚、实四端。

寒、热病邪从外入内，与气血相搏，或机体内部阴阳失调、机能紊乱所产生的寒热病理变化，均可导致胸腹部出现异常状态。寒热之证，一阴一阳，性质相反，故其胸腹征象也迥然不同。通过辨别寒热不同的胸腹证候特征，则有助于对病性作出正确的判断。一般而言，属于寒的胸腹征象，多表现为胸腹肌表触之不温而寒凉，肌肤不润而凝滞，胸腹胀满，按之疼痛，痛喜热熨，得热痛减，或见腹肌拘急，腹痛绵绵，腹底无力，有时出现脐下不仁，虚里之动多迟缓。常伴有面色㿠白，肢冷蜷卧，口淡不渴，痰、涎、涕清稀，小便清长，大便稀溏，舌淡苔白而润滑，脉迟或紧等症。如《灵枢·师传》云："胃中热，则消谷，令人悬心善饥，脐以上皮热；肠中热，则出黄如糜，脐以下皮寒；肠中寒，则肠鸣飧泄。"《通俗伤寒论》也谓："凡满腹痛……喜暖手按抚者属寒。"而属于热的胸腹征象，则多表现为胸腹肌表触之灼热，肌肤湿润而舒张或枯燥，胸腹痞满而硬胀，按之疼痛，痛喜冷敷，得凉痛减，或见少腹紧满，水分穴动亢，虚里之动多洪数。常伴有口渴喜冷饮、面红目赤、烦躁不宁、小便短赤、大便干结、舌红苔黄而干燥、脉数等症。如《诊病奇侅》云："腹热不见外候。有热证欲投寒剂，而疑惑难决者，可察水分脐中。其动亢者，热也。"《通俗伤寒论》云："凡满腹痛……喜冷物按放者属热。按腹而其热灼手，愈按愈甚者伏热。"运用腹诊还可对寒热真假的鉴别提供重要依据，如《通俗伤寒论》云："若按腹两旁虽热，于冲任脉久按之，无热而冷，症虽面红口渴，脉数舌赤，是为真寒而假热"；"按冲任脉动而热，热能灼手者，症虽寒战咬牙，肢厥下利，是为真热而假寒。"

虚实是邪正盛衰所致各种临床表现的病理概括，虚主要指正气不足，是以机体的气血津液和经络、脏腑等生理功能低下为主要临床表现；实主要指邪气亢盛，多由于外邪侵入人体，或由于内脏功能失调，以致痰、食、水、血等病理产物滞留于体内而引起的病证。两者均可通过胸腹征象而表现于外。

属虚的胸腹征象，多见腹肌瘦薄，缺乏弹性或弛缓，甚至腹部凹陷，腹皮贴背，或腹满按之濡软，无抵抗，无痛或其痛绵绵，痛而喜按，按之痛减，募穴压痛轻缓，按之即有舒适感，脐旁多有动悸，脐腹按之柔软无腹力，虚里之动微弱或其动甚剧，甚至弹指应衣。如《素问·平人气象论》云："乳之下其动应衣，宗气泄也。"《金匮要略·腹满寒疝宿食病脉证治》云："病者腹满，按之不痛为虚"。《望诊遵经》云："腹消减者，形气不足"。《伤寒指掌》云："动气者筑筑然动于脐旁上下左右，甚则连及虚里心胁而浑身振动也。此病由于妄汗妄下，血气大亏，以致肾气不纳，鼓动于下而作也。"日本汉方医家也多通过虚里动气及脐腹状态来判断脏腑、气血之亏虚。如多纪元坚《诊病奇侅》谓诊虚里动气"浅按便得，深按却不得者，气虚之候；轻按洪大，重按虚细者，血虚之候""中脘有动气筑筑然，全腹都软者，可知是脾胃之怯弱""凡候元气之虚实，亦在于脐，以手按脐推之，濡而弱者，是元气之虚""脐下少腹之如脆弱状，如手可直探者，属肾虚。""凡虚者，谓无腹力也。譬之犹水上浮纸，按之不应，重按则似可摸脊骨是也。"

属实的胸腹征象，一般多表现为胸腹胀满，心下痞硬，胁肋硬满，按之坚实而疼痛，痛而拒按，按之痛甚，相应募穴压痛明显而剧，或拒按压。如《素问·调经论》云："实者外坚充满，不可按之，按之则痛。"《金匮要略·腹满寒疝宿食病脉证治》云："按之心下满痛者，此为实也。"《医学心悟》云："按之愈痛，腹胀不减者，为实。"《通俗伤寒论》云："凡满腹痛……拒按者属实。"

六、指导治疗

中医的特点是辨证论治，理法方药环环紧扣，辨证和论治密切相关。运用腹诊不仅能为辨证提供重要指征，而且也能为确立治法、选方遣药提供重要依据，对此历代中医著作都有很多论述。如《灵枢·杂病》云："小腹满大，上走胃至心，淅淅身时寒热，小便不利，取足厥阴；腹满，大便不利，腹大，亦上走胸嗌，喘息喝喝然，取足少阴；腹满食不化，腹向向然，不能大便，取足太阴。"《金匮要略·痰饮咳嗽病脉证并治》云："病者脉伏，其人欲自利，利反快，虽利，心下渎坚满，此为留饮欲去故也，甘遂半夏汤主之。"《伤寒论》279条云："本太阳病，医反下之，因而腹满时痛者，属太阴也，桂枝加芍药汤主之；大实痛者，桂枝加大黄汤主之。"《伤寒指掌》云："其脉沉实滑数，心下痛满坚硬及脐腹者，大承气汤急下之。如大便不甚坚燥，腹满硬痛不甚者，小承气汤微和之。如大便燥硬而证未剧，心下不甚胀满者，调胃承气汤，润燥以和之。"《腹证奇览翼》云："动气在中脘周围，按之浮者，概表证也，首选诸桂枝辈。若胸实有力，上中脘之动气愈按愈强者，实邪在里，或胃内实，其动气沉实而有力，当选大柴胡加芒硝或承气辈。"另外，腹部指征还可作为治禁的依据之一。如《伤寒论》347条云："伤寒五六日，不结胸，腹濡，脉复厥者，不可下，此亡血，下之死。"腹诊柔软又"脉虚复厥"的，当养血温经，若误用下法，则营血更伤，使病情恶化，甚至导致死亡，故曰"不可下"。日本汉方医家尤其重视腹诊的指导治疗作用，常常以腹证作为选方用药的主要依据，腹证和方剂已形成相对固定的关系，如胸胁苦满用柴胡剂、心下痞满用人参汤剂、心下支结用柴芍合剂等。

七、观测临床疗效

临床疗效的好坏与辨证、立法的正确与否，选方用药的恰当与否密切相关。中医观测临床疗效主要是以临床症状为主，临床症状减轻或消失，说明治疗有效，反之，临床症状加重或不变，说明治疗无效甚至起反作用。由于胸腹部与五脏六腑、经络腧穴、气血津液密切相关，脏腑经络、气血津液的病变均能通过胸腹部而反应于外，因此，也能通过观察胸腹部症状来判断临床治疗效果，检验辨证的准确性、立法的正确性及选方用药的恰当性。如《金匮要略·水气病脉证并治》云："心下坚，大如盘，边如旋杯"，诊为"水饮所作"，应"枳术汤主之"，服药之后，"腹中软，即当散也"，说明治疗有效，水饮已散。

八、推断疾病的转归和预后

胸腹征象往往随正邪的消长和病情的进退呈现相应的动态变化，正胜邪退，病情缓解，则胸腹征象减轻；反之，邪胜正衰，病情加剧，则胸腹征象加重。因此，运用腹诊来推断疾病的转归和预后也是临床上常用的方法之一。一般而言，凡腹力由弱变强，肌肤由枯燥变为润泽，虚里之动由弹手变为不紧不慢、和缓有力，多为疾病向好的方向转化，预后较佳；反之，凡腹力由强变弱，肌肤由润泽变为枯燥，虚里之动由和缓变为洪大弹手，动悸由脐下扩展到心下甚至全腹，多为疾病向坏的方向转化，预后不良。如："肢清，泄，其脉大，是二逆也……如是者，不过十五日而死矣。其腹大胀，四末清，脱形，泄甚，是一逆也，腹胀便血，其脉大，时绝，是二逆也……如是者，不及一时而死矣。"即是以腹诊为主，结合其他诊法来推断预后的顺逆生死。《伤寒论》67条云："病胁下素有痞，连在脐蒂，痛引少腹，入阴筋者，此名脏结，死。"脏结本属阴属寒，脏气虚极，阴寒内盛，又患者素有痞证，病深日久，涉及胁、脐、阴三部，病位广泛，寒凝三阴，正气日衰，证情危重，预后多不良，故曰"死"。《金匮要略·黄疸病脉证并治》："膀胱急，少腹满，身尽黄，额上黑，足下热，因作黑疸，其腹胀如水状，大便必黑，时溏，此女劳之病，非水也。腹满者难治。"女劳疸属肾虚内热之病，初起可见膀胱急、少腹满、身尽黄、额上黑、足下热等症状，日久不愈，则变成肾虚夹瘀的黑疸，若病变再进一步发展至后期，则会出现腹满等症状，此乃脾肾两败，水湿不运而内聚，属危重证候，故曰"难治"，甚至"腹如水状不治"。

日本学者也十分重视运用腹诊来推断疾病的转归和预后，如日·和久田寅叔虎《腹证奇览翼》曰："动气在心中，背五六脊椎彻痛者，或动气从上脘逼于心下，脐下空虚者为危重（垂死之候，不能妄论其治法）。"日·多纪元坚《诊病奇侅》也曰："凡人下腹膨胀而强，鸠尾之下，上脘之处，柔而动悸静，脐上不胀满者为佳。然气聚于上，脐下弱，按之无力，脐上痞入左右胁下，或其痞如囊中容石，而腹象偏歪，动悸甚，或动悸静，及腹象偏歪者，曰变实，皆为恶候。"又曰："夫人之身，以胃气为本。故虚里之动，可以辨病机之轻重。按之应手，动而不紧，缓而不迫者，宗气积于膻中也，是为常。其动洪大弹手，宗气外泄，上贯膻中，气势及缺盆者，宗气外泄也。诸病有此候者，为死证。""腹痛心下至横骨，腹底如伏板牵引，而两胁上下相离，柔弱者，不出十二时死。若中行有和气者，可治。"

第二节　腹诊临床运用规律

　　运用腹诊有助于辨别体质强弱、正气盛衰，鉴别不同疾病，确定不同证候，审察病机之所属，病因之气滞、血瘀、水饮，指导立法论治，选方遣药，并可据此以观测疗效，判断预后转归。

　　本着遵循中医腹诊特点，融合汉方医腹诊经验，笔者曾先后采用三种形式的腹诊病历（详见下一节）应用于临床，在应用中注意突出中医腹诊的运用特点，并与目前临床上常用的辨证论治方法相结合。既重视局部征象的整体联系性及其内源性，又注意腹证在临床上的特殊意义，四诊合参，整体观察，辨病位、病因、病性融为一体。对腹诊在临床上的运用规律进行了初步探索，将腹诊的某些临床运用体会介绍如下：

一、察腹形腹力，辨别体质强弱

　　先天禀赋、性别男女、年龄长幼及后天调养因素构成了不同个体的体质类型，表现于腹部外形及腹力上也有不同，这早在《内经》时代就已受到古代医家的重视，他们认为五脏分属五行，而不同的五形人之腹及头面肢体有相应的关系。如《灵枢·阴阳二十五》曰："火形之人……锐面小头，好肩背髀腹，小手足"；"土形之人……圆面，大头，美肩背，大腹，美股胫，小手足，多肉"；"金形之人……其为方面，白色，小头，小肩背，小腹，小手足"；"水形之人……面不平，大头，廉颐，小肩，大腹……下尻长，背延延然"；"木形之人……小头，长面，大肩背，直身，小手足"。《灵枢·卫气失常》也曰："膏者，多气而皮纵缓，故能纵腹垂腴。肉者，身体容大，脂者，其身收小。"

　　因此，通过观察腹部外形及诊察腹力可以辨别体质之强弱。一般而言，不论男女老少，腹部皮肤均应致密细腻，润泽而无甲错，寒温适宜而匀称。男子胃经两行微有高起，脐周按之有力，任脉微凹，小腹充实。妇人腹形多宽而平，两行不起，脐旁软弱，小腹微隆。小儿腹部饱满而微隆，腹软而匀称。凡此皆为常。

若腹部膨隆，肥满松软，体肥气弱者，此非气血充实之象，多见于阳虚痰湿之体。李氏[1]通过临床观察发现，这类腹象之人与《内经》中所论述的土形之人相似，其血清胆固醇和甘油三酯均明显高于正常腹象的人，经过统计学处理有非常显著的差异，因此，可以认为高血脂腹证与痰湿内阻有关，腹征可作为辨析血脂增高的明显征象之一，而且，此种肥满大腹、按之濡之腹征，对于中医临床辨痰湿内阻之证，亦为重要体征。

若腹形偏瘦，而按之和缓有力者，不属病态，但若消瘦而按之腹无力者，则为虚象，或可见腹部动气，此多见于阴虚体质。在腹诊中，发现有些病人主诉腹证并不明显，但根据腹诊可提供体质型的治疗参考。如龚某，女，45 岁，以短气无力上下气不相接续来诊，BP 220/110 mmHg，体型肥胖，腹诊腹部肥胖柔软无力，按之如棉花絮感觉，属气虚无力型，用防己黄芪汤合当归芍药散加二仙汤以益气温阳利水，服药 4 剂，体重减轻 1kg，血压反下降至 160/100mmHg。另一例，男性，B 超提示脂肪肝、慢性胆囊炎，患者体重超过正常 11.5kg，（身高 1.68m，体重 85kg），检查腹部，虽肥厚而壮实，按之有抵抗感，脐旁有压痛点，色泽紫暗，皮肤有红光，右胁部有胀闷感，故以血瘀体质论治，用四逆散加莱菔子、焦山楂、泽兰、威灵仙、大黄、厚朴等消导化瘀攻下之品，8 剂后体重减轻 3kg，而病者感到精神好转，右胁胀闷大减。

二、诊腹力，判断正气盛衰、病证虚实

诊察脉象，强调脉贵有神，有神者，有力也。诊察腹象，也须重视腹力的有无，这是判断正气盛衰、病证虚实的重要方法。如何诊察腹力的正常与否，多纪元坚《诊病奇侅》中有段论述可供临床参考："今诊腹要辨察无力有力，无神有神。然初学不易辨焉。故古说腹有力，比之于水上浮板，轻按有涨出之力，而重按则不牢固，蟠根四边不挠。即和气自然之力，是壮岁之实也。凡和者，谓虚实难名状也。譬之犹新制棉衣，按之如无力，而隐然有涨出之力，是禀弱及老人妇女之象。凡虚者，谓无腹力也。譬之犹水上浮纸，按之不应，重按则似可摸脊骨是也。有如虚如实者，按抚之间，表软而里坚，或表实而里虚是也。有假虚假实者，邪聚于胸膈，则上焦为假实，

---

[1] 李文瑞.日本汉方医腹诊简介 [J].中医杂志，1982（3）：77-80.

中气并于上，中焦为假虚，故久病难治者，于乍得病者，不可全卒断定其虚实。阴实阳虚之腹，轻手诊表则无力，而重手诊里则有力。阳实阴虚之腹，轻手诊表则有力，而重手诊里则无力。"

总之，腹部切诊柔韧而有弹性和缓有力者，正气多盛，为病实证居多；反之，腹部绵软无力者，正气多亏，为病虚证为多。例如：腹胀一证，气滞、血瘀、水饮、宿食、燥屎皆可为患，病证或虚或实，混淆夹杂，借助腹诊常可获得较明确的诊断。如脾虚气滞腹胀的厚朴生姜半夏甘草人参汤证，腹诊情况为自觉腹胀满，望诊腹无异常，或稍有膨满。切诊指下虽饱满，但重按腹力较弱，多无疼痛，或偶有隐痛。根据以上情况，便可辨证为因虚致实、脾虚气滞证，故可用厚朴生姜半夏甘草人参汤以健脾补虚、行气消胀。

典型病例

李某，男，44 岁，工人。

大腹胀满十余年，每年九、十月，天气开始转冷时，脐周作胀，清晨四五点钟胀甚，得矢气或便后胀满得减，大便时而成形，时而糊状。

中医腹诊：腹平软，指下微觉饱满而无抗力，脐右轻度压痛。

中医辨证：脾虚气滞。治宜健脾行气，方选厚朴生姜半夏甘草人参汤。服本方 5 剂，诸症明显好转，再服 3 剂后痊愈，随访良好。

若腹胀之属实证者，则腹力较强，甚则胀满硬痛，可随不同病情，分别选用厚朴三物汤、厚朴大黄汤或诸承气汤。

三、参征象表现部位，辨病因病性

注重腹证的表现部位，是腹诊的一个重要特点，以其不仅可借以确定邪结部位，明确病变之脏腑经络，而且对于确立治则、选方用药也有指导意义。

气滞、痰湿、水饮、瘀血、宿食、虫积等病因病理，所及部位广泛，但仍有一定病位趋向性。从临床实际看，气滞、食积、水饮，在心下部位较为常见，燥屎为患多见于大腹及左少腹部，瘀血以下腹部为多见，虫积主要见于大腹部。

古代医家对腹证的表现部位也十分重视，常常以此来判断病因病机。如石寿棠之《医原》言："从膈下而上，上至胸，旁至胁，皆清气与津液往来之所，其病不外痰涎水饮，为邪所击搏，与气相结。由胃中脘及腹中，下抵少腹，乃有渣滓秽浊之物，邪气得以依附之，而成下证。一为清阳，一为浊阴，人生所以为一小天地也。观仲景先师所列之法，确就邪伤人身之天地者治之。"

日本汉方医家和久田寅叔虎《腹证奇览翼》也载有"腹中诸块分辨图"，指出了气块、血块、水块、风块、燥屎、水饮等不同病因病理的表现部位（参见第四章）。日本另一汉方医家多纪元坚《诊病奇侅》也有类似论述，并绘有诸块分辨图。

胸腹分为上、中、下三焦，由于三焦所包括的脏腑不同，其生理特性各有其所别，病理上亦有相应规律可循，治则相应随之而异。例如，胸部窒闷，病关心肺，多宜宣通；心下脘腹痞满，每缘肝胆，脾胃气机不利，故辛开苦降、疏利气机为常用治法；而少腹硬满、急结、疼痛者，因于瘀血、糟粕结滞者恒多，其治可佐以祛瘀、通下之品。此就病变大体而论，临证尚须根据具体腹证，参合全身情况，谨慎求之。

再者，由于人身部位不同，生理特性各别，即便腹证特征相类，病因相同，病机相似者，仍须根据不同部位，同中求异，因势利导。如宿食为患，病及部位不同，治则有别。故《医宗金鉴》云："胃有三脘，宿食在上脘者，膈间痛而吐，可吐不可下也；在中脘者，心中痛而吐，或痛不吐，可吐可下也；在下脘者，脐上痛而不吐，不可吐可下也。"又如水饮病证，三焦皆可罹患，《金匮要略》论治法则有"腰以下肿，当利小便；腰以上肿，当发汗乃愈。"之说。据此大法，上焦病水，宜宣肺发汗，用麻黄杏仁之属；中焦病水，宜健脾温运，常用苓桂之方；下焦病水，或化膀胱之气，如五苓散，或温肾阳而利水，如真武汤。再如上、中、下焦瘀血证，亦当据其不同病变部位的外在特征，因势利导以治之。王清任立血府、膈下、少腹之逐瘀汤即寓此意。临床上对上焦瘀血证，常佐以理气通阳之品；治下焦瘀血证常配以通下之药，疗效较为满意。

典型病例

戚某，女，52岁，干部，于1987年9月3日就诊。

四诊摘要：患者于去年8月感胸闷、憋气、心悸、心电图示T波低频，经治疗后一度症状缓解。近一周以来，前述诸症又起，自感胸闷、不畅、隐痛、憋气、疲乏。头右侧时有胀痛，睡眠差，左侧上下肢麻胀，眼眶下发黑，下肢水肿。今年7月心电图复查示窦性心律，T段轻度改变。BP150/100mmHg，患者全身体质状况良好，神清，月经于去年绝经。舌质暗，苔薄白，脉沉弦。

腹诊：腹平软，有弹力，腹皮润泽，虚里自觉动悸、憋闷，遇劳累和情绪激动时加重，虚里隐痛，按压后加重，并向后背肩胛放射。

中医辨证：胸痹（肝气横逆，心血瘀阻），治宜理气宽胸，活血利尿，方选当归芍药散酌加宣痹通阳之品。

处方：当归10g，赤白芍各10g，川芎6g，茯苓10g，白术10g，泽泻10g，郁金

10g，瓜蒌 15g，薤白 10g，枳壳 10g，野菊花 10g，梭罗子 10g，4 剂。

二诊：上方服后，胸闷憋气明显好转，水肿消失，精神状态良好，唯感左上肢仍有麻木感。

拟上方加茜草 15g，川芎改为 10g，加苏木 10g，去瓜蒌、薤白、枳壳，4 剂。

三诊：服药后胸闷憋气症状消失，只有微弱心前区隐痛，工作劳累后有点气短，舌质胖质稍暗，脉沉无力。改方调理善后。

处方：当归 10g，赤白芍各 10g，川芎 6g，茯苓 10g，白术 10g，泽泻 10g，野菊花 10g，紫苏子 10g，茜草 10g，苏木 10g，羌活 6g。

按：本例为气、血、水三结，气机升降失常，考虑其腹证部位出现在上焦，病关系肺，因此，在活血化瘀、利水消肿的同时，注意加用理气通阳之品，如瓜蒌、薤白、枳壳等，从而获得了满意的治疗效果。

四、据腹证，运用经方

这是本着腹证指导辨证论治的特异性，主要根据《伤寒论》《金匮要略》所载有关汤方的适应证，而运用经方。病有主证，方有主治，方证相对即是仲景学说之一大特点。考《伤寒论》《金匮要略》所载近三百方，皆条例其相应主治证候，而其中腹证往往具有特殊的辨证意义。如伤寒误下，"心下满而硬痛者，此为结胸也，大陷胸汤主之；但满而不痛者，此为痞，柴胡不中与之，宜半夏泻心汤。"又如"小结胸病，正在心下，按之则痛，脉浮滑者，小陷胸汤主之"因此，分析证候之主次，把握作为主证的腹证，有是证，用是方，常可取得满意效果。

在运用过程中，既要吸收方证对应的应用经验，同时也要考虑所见腹证的内在本质，结合其他症状，探究其病因病机，融汇中医辨证论治的方法与特点。

（一）据腹证定病位、选方剂

由于某方剂所主证候的归属脏腑病位有相对特异性，而根据腹诊分区可判断其病位、病性，因而可以据腹证定病位、选方剂。如《伤寒论》中柴胡剂主治之证，多有胸胁苦满之类的腹证。据此，可以胸胁苦满作为使用柴胡剂的标准之一。在临床上根据这一原则，把握枢机不利、胆气不和的病机，用小柴胡汤加减治疗多种病证，不论外感内伤，总以胸胁苦满为眼目，疗效显著。同理，病少腹急结，或硬满疼痛，或有包块固定不移者，多是胞宫、膀胱等腑及其经脉之瘀血，可选用活血化瘀之剂，如桃核承气汤、抵当汤、抵当丸等，随其证情轻重缓急，及伴见症不同而分别取舍。再如心下痞，或微硬微痛，病变性质为寒热错杂者，宜用辛开苦降之法，可选用半夏、生姜、甘草诸泻心汤。若心下逆满、痞胀动悸，或小便不利，或脐下悸者，乃水饮为患，当于利水中求法，选方固多，而用苓桂者十之八九。其中也贯穿着同病异治和异病同治的原则，如同为胃脘疼痛，病证虚实有别，治疗各异。

典型病例

蔡某，男，32岁，北京市人。

四诊摘要：左胸胁胀满反复发作已2年，每于劳累或饮酒后病证加剧，伴口苦、口干，时有恶心，心下痞闷，纳食尚可，大便二日一行，偏干，小溲时黄，B超提示慢性胆囊炎，苔薄黄，质偏红，脉弦。

中医腹诊：腹平坦，色泽皮温正常，右胸胁及心下部按之胀闷感，肝肋下可触及1cm，质中，期门穴轻度压痛，全腹按诊腹力尚佳。

中医辨证：胁痛（肝胆郁热）。

治则：疏肝利胆。

方药：小柴胡汤合小陷胸汤加减。

处方：柴胡10g，黄芩9g，法夏10g，甘草6g，郁金10g，黄连3g，瓜蒌仁10g，鸡内金9g，金钱草20g，枳壳10g，竹茹10g，芦根10g，生姜2片，5剂。

二诊：药后胸胁胀满已除，口不干苦，大便日行一次，成形，小便清长，苔薄白。

腹诊：肝大如前，期门穴已无压痛，原方再进10剂调理善后。

按：《伤寒论》曰"有柴胡证，但见一证便是，不必悉具""小结胸病，正在心下"。根据腹诊检查，有胸胁苦满征，病位在右胸胁，且期门穴有轻压痛，右胸胁区为肝胆所居，心下部症状为肝胆波及于胃，故治疗以清肝利胆为主。近代医学证明，胆失疏泄，胆汁常反流于胃。

此外，临床上著见相同腹证，即使属于不同疾病，也可异病同治。如大黄黄连泻心汤既可治胃痛，也可治呃逆。曾治一女性患者，26岁，呃逆1周，迭进橘皮竹茹、丁香柿蒂诸剂，或兼用针刺治疗，效果不显，或可稍缓，移时复作。来诊时患者诉心下痞满，时有吐酸，饮食如常，口微苦。腹诊见腹形如常，心下痞，按之濡，用大黄黄连泻心汤，嘱其沸水泡代茶饮用，2剂呃逆止而未再复发。

由此可知，据腹证立法选方时，须综合考虑腹证的表现部位及内应脏腑，以及腹证的性质特征。如病在胃者，常见心下部腹证。若心下痞闷，按之抵抗不明显者，可用大黄黄连泻心汤；心下痞，按之有抵抗，或不痛，或微痛者，可选用小陷胸汤或半夏泻心汤；若心下痞闷，按之有力，疼痛较明显者，可选用大柴胡汤；若心下痞闷，时有动悸，按之或有振水音者，可用茯苓甘草汤或苓桂术甘汤；若心下痞闷，按之觉濡软无力，腹皮松弛无底力者，可选用人参汤，桂枝加芍药汤，若心下痞闷，按之抵抗较明显，有发硬之感，兼见喘鸣、动悸、水肿者，可用木防己汤。

（二）察局部、明脏腑，整体论治

腹诊虽属局部诊法，但可反映整体功能状况及病理变化，因而针对局部慎证的治疗措施，其作用往往是全身性的。因为腹证部位与内脏之间既有对应关系，更有重叠关系。诊疗某些全身性疾病，亦须注意诊察局部腹证。

日本汉方医学矢数道明博士曾根据胸胁苦满这一局部腹证，成功地治愈了很多疑难病证，其中有些作用往往是治疗前未曾料想到的。如曾治某患者"体格健壮，发白而稀疏，并已脱掉十之七八，发质纤弱，尚在不断脱落。此证不属于局部脱发的斑秃，而是属于后天性全头脱发。患者无任何自觉症状，他觉症状也不明显。通过腹诊，在其右季胁下发现抵抗压痛，为胸胁苦满的柴胡证。"深压腹部可感到脐上有动悸……遂按肝火上逆投与柴胡加龙骨牡蛎汤。"患者将1个月的药量按2个月服完后，竟使其稀疏的白发基本长齐。

又治一患有面部红色丘疹及褐色斑的年轻妇女。该患者曾多方求医治疗，均告无效，腹诊时发现，其下腹部两侧有明显抵抗感和压痛，诊断为下腹部瘀血证，因投以桂枝茯苓汤加薏仁。治疗未出1个月，面部红色丘疹及褐色斑竟全部消失，腹证亦随之不见。

笔者也曾治一女性患者，葛某，47岁，腿肿反复发作一年余，伴面部水肿，眼睛发胀，无腰痛及大小便异常，曾在多处医院诊治过，均未好转，腹诊发现腹直肌紧张，右胁下出现胸胁苦满征，此乃四逆散腹证，试投以四逆散方，结果3剂过后，腹证消失，腿肿也奇迹般地消失，随访半年，未再复发。

又《伤寒论》中的茯苓甘草汤原主水饮停于心下胃脘的"厥而心下悸"，苓桂术甘汤原治"心下有痰饮，胸胁支满，目眩"以及脾胃阳虚、水气上逆的"心下逆满，气上冲胸"。但从临床上，许多心脏病患者，也常有心悸，切诊不仅在心前区（虚里）有明显搏动，剑突下（心下）也常见动悸。但不论是心脏疾患还是脾胃疾患，只要出现心下悸的腹证，而病机与阳虚水逆相符者，用上二方治疗均有较好疗效。

典型病例

谢某，男，24岁，工人。

四诊摘要：心下漉漉有声已半年，伴胸胁心下痞满，午后为甚，纳尚可，时有嗳气、恶心，夜寝不安，形体消瘦，舌质淡胖，脉细。

腹诊：心下动悸，心窝部有振水音。

西医诊断：胃下垂。

中医辨证：心悸（阳虚水逆）治以苓桂术甘汤以温阳化气，利水降逆。

二诊：服药4剂后，患者感觉良好，诸症明显减轻，再进4剂，基本痊愈，腹诊未再发现阳性体征。

胸腹外象的变化以内在脏腑经脉、气血津液的病理为依据。胸腹与整体具有多途联系，不同脏腑为病，当表现为相同腹证时，往往病机一致。临证根据腹证，则可予以异病同治。如《金匮要略》瓜蒌薤白半夏汤，原主"胸痹不得卧，心痛彻背"。一般而言，其病位当在胸部心或肺。然临证所见，某些胃病疼痛剧烈、时时牵引背后，用本方治疗每可取效，可见治心之方，也可治胃，其要在于腹证相同。同理，心病也可从胃而治，以心胃位置毗邻，发病互有联系，外证亦有疑似者，如冠心病心绞痛患者，不乏因饱食而诱发者，若腹证相同或相似，可治胃而使心病得减。临床证明，心胃同治在冠心病心绞痛治疗中具有重要意义，这种认识对于探索疑难病证的新治法，寻找有效方剂不无启示。

（三）针对特异性腹证，治疗全身性疾病

某汤方作用于某个腹证具有特异性，而这一腹证与局部相应脏腑并无必然联系，而是由于某些全身性疾病而产生了这一腹证。如柴胡桂枝汤对于胸胁苦满伴腹直肌拘挛的腹证具有特异性作用，临床上常用此方治疗某些癫痫，只要具有胸胁苦满和腹直肌挛急等腹证的存在，即使癫痫停止发作，癫痫波消失也可继续用药，直到腹证消除。由于其治疗作用是调整体质和机能状态，故疗效较为理想。笔者近期治疗一位34岁男性患者，不自主阵发性右侧上下肢痉挛抽动，神志清楚，日发十余次，发作时伴有面部及项背部肌肉拘挛，舌硬不能言语。曾在某医院行CT检查未见异常，脑电图检查怀疑癫痫，但未确诊，用过硝基安定等多种西药，及滋阴息风的中药，疗效不甚明显，且有加重之势。诊察时行腹诊发现，心下抵抗甚为明显，两侧腹直肌紧张，遂用柴胡桂枝汤加味，7剂后自觉上述诸症明显好转，腹壁拘急也减轻。再如桃核承气汤原主太阳病，外证已解，但少腹急结者，即对瘀血所致的少腹急结具有特异性作用，临床上本方也常用于治疗某些精神分裂症、流行性出血热及多种妇科病证见有少腹急结者，特别是对于兼有月经衍期或闭经者尤有明显疗效，这不仅为临床屡验，见诸杂志报道者亦复不少，现举几例以示诊察局部腹证对于诊疗全身性疾病的意义之重大。

例1：刘某，女，23岁，工人。

半个月前因患急性胰腺炎而住院治疗，经中西医结合治疗症状缓解，左上腹持续痛

已消失，唯感左侧少腹部拘急疼痛，动辄尤甚。大便偏干，苔根腻，脉弦。

腹诊：左少腹急结，并可触及小结状物，此乃下焦瘀血，冶宜桃核承气汤。前后服药 10 剂，左侧少腹部拘急疼痛已消失，大便正常。

例 2：李某，女，56 岁，干部，于 1987 年 1 月 8 日初诊。

四诊摘要：患口腔溃疡已 10 年，唇黏膜有白点，舌边有溃疡，色苍白，在当地经用中药及西药（核黄素、VitB$_2$ 等）、口腔溃疡膜、养阴生肌散等治疗，效果不显。既往用过清胃泻火汤药，当时有效，目前也无效。口干，饮水不多，唇红而干，胃脘及小腹部时有胀满疼痛，食后尤甚，大便不畅，二三日至 1 周一行，但便不干，舌苔黄而干，脉濡数。

中医腹诊：腹形消瘦凹陷，腹皮干涩皱褶，腹壁瘦薄松弛，按之绵软无力，右少腹脐旁一指处有较明显压痛，脐下有动悸。

中医辨证：阴虚胃热，夹有瘀血。

治法：养胃阴、清胃热、兼以化瘀。

方药：玉女煎合桃核承气汤加减。

处方：生地黄 30g，石膏 15g，知母 10g，麦冬 10g，牛膝 10g，桃仁 10g，制军 10g，桂枝 10g，炙甘草 6g，牡丹皮 10g，焦山栀 10g，4 剂。

二诊：服药 4 剂后，口腔溃疡面积缩小，腹证减轻，大便二日一行，胃脘胀痛次数减少，方证相对，药不更方，续服 4 剂，诸症基本消失，口腔溃疡完全愈合。随访半年，未见复发。

肾气丸原主"虚劳腰痛，少腹拘急，小便不利"。临床发现，许多肾阳虚患者有自觉小腹发凉，切诊发现脐下部较其他部位寒凉，这种腹证可作为使用八味丸的指征之一。

例 3：李燕辉，女，27 岁。

四诊摘要：婚后二年未孕，月经愆期，经前腰酸腹泻，经来量少色暗，少腹疼痛，下腹部常有冷感，舌淡苔薄白，脉沉细。

中医腹诊：腹力弱，小腹寒凉。

中医辨证：肾阳不足，治以肾气丸温肾壮阳。服肾气丸 10 天后，小腹寒凉好转，续服十天，小腹转温，痛经减轻。

此外，由于疾病的复杂性和病因病机的可变性，导致了临床症状的多样性，临床上往往出现几种腹证同时存在的情况，此时，可根据腹证，采用合方治疗。

第三节　腹诊病历设计

一、腹诊病历设计思路

在一个完整的临床科研设计中，病历设计是其重要一环，病历设计的好坏关系到整个科研设计的完成。一个完整的、能反映其研究特点的病历设计无疑将会有助于迅速完成科研计划，减少盲目性，增加可靠性，使研究的结果达到预期的目的。为此，许多学者都十分重视研究病历的设计，往往需要反复修改，才能最后定夺，合乎标准。笔者也曾先后采用三种形式的腹诊病历试用于临床，务求突出中医腹诊的运用特点，借鉴汉方医腹诊经验，并与目前临床上常用的辨证论治方法相结合。既重视局部征象的整体联系性及其内源性，又注意腹证在临床上的特殊意义，四诊合参，整体观察，辨病位、病因、病性融为一体。现分别介绍如下。

（一）腹诊病历

此病历用插图方式展示了临床常见腹证的表现部位，图文并茂，客观明了，既缩短了书写时间，又能说明问题，并与现代西医常规检查和中医四诊相结合，不足之处是中医的辨证论治不够突出。为此，又设计了第二种病历。

（二）腹诊病历

此病历吸收了第一种病历的长处，并增加了病史、分区腹诊及理法方药等内容。既与其他传统中医诊法结合起来，又突出了腹诊的临床意义，而且注意全腹情况与局部情况的辨证关系，因而比前一种病历更能反映出患者体质的强弱、正气的盛衰、气血的盈亏及病位病性、病因病机等情况。

（三）腹诊病历

此病历在上述病历的基础上又增加了分区腹诊的内容，每一区都包括了望、闻、问、切等内容，因而更详细、更具体、更系统、更全面地反映了患者各方面的情况，充分体现了中医的辨证论治和整体观念的两大特点。

二、腹诊病历样稿

编号

腹证类

姓名　　　　性别　　　　年龄　　　　籍贯

民族　　　　职业　　　　身高　　　　体重

胸围　　　　腹围　　　　工作单位

通讯地址　　　　　　邮政编码

初诊日期　　年　　月　　日

主诉：

现病史：

既往史：

全身四诊情况：

腹诊：

全腹概况：形态、肥胖、消瘦、膨隆、凹陷、脐凸、其他：

腹皮：润泽、潮湿、干涩、甲错、皱褶、肤色____ 皮疹（部位）____ 瘀斑（部位）____ 水疱____

皮温：正常、灼热（部位）____ 寒凉（部位）____

腹壁：平软、肥厚、瘦薄、有弹力、绵软无力、紧张、松弛、疼痛（左胁部、右胁部、心下、脐部、小腹、左少腹、右少腹）性质（刺痛、胀痛、绞痛、隐痛、烧痛、拘急性痛、冷痛、热痛）痛处固定、不固定、喜按、拒按、放射部位____ 时间（持续、间断、偶发）诱发或加重因素（情志、受凉、饱食、饥饿、切按）有形之物（+、−）大小形状____ 部位____ 质地（轻、中、硬）移动度（好、差）压痛（+++、++、+、−）表面（平滑、凹凸不平）边缘（锐利、圆钝）

其他：痞闷、胀满、动悸（部位）____ 持续、间断、偶发诱发或加重因素（情志、受凉、饱食、饥饿、切按）气上冲（部位）____ 叩诊：鼓音、浊音、肠鸣音（亢进、减弱）、振水音

胁部（包括肋下）：（有如下腹证者请打"√"）胸胁苦满（轻度、中度、重度）

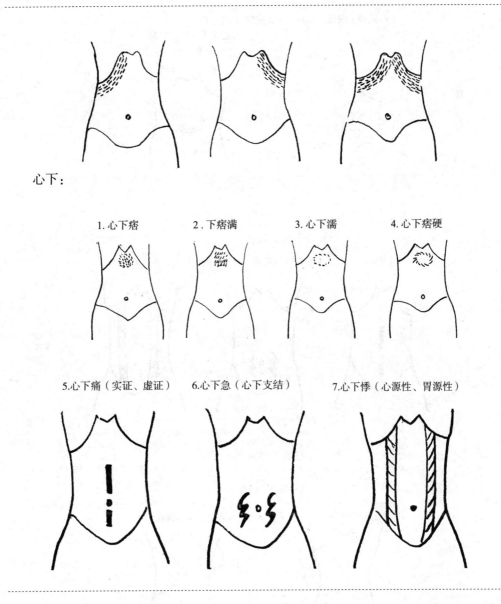

心下：

1.心下痞　　2.下痞满　　3.心下濡　　4.心下痞硬

5.心下痛（实证、虚证）　　6.心下急（心下支结）　　7.心下悸（心源性、胃源性）

　　脐：形态——圆形、椭圆形、三角形、竖"1"字形、横"一"字形、不规则形、有蒂、无蒂、突出、凹陷、平坦，色泽——红润、枯晦、紫暗、苍白，脐周凹陷、隆起、蠕动、静脉曲张（脐左、右、上、下、全部）

大腹：

1.腹胀满（虚证、实证）　　2.腹痛 实证（有形、无形）

虚证（兼气滞、寒凝、）

暴寒直中、虚寒内生

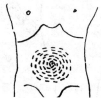 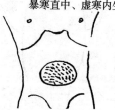

3.正中芯　　　4.肠管蠕动亢进　　5.腹皮拘急（左、右、上下）

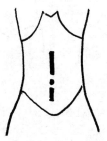 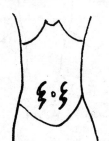 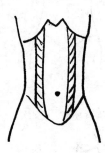

少腹：

1.少腹急结（左、右）　　2.少腹拘急（少腹弦急）

 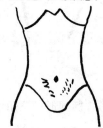

小腹：

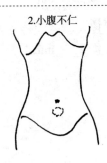

1.小腹硬满　　　2.小腹不仁

其他：

西医体检所见：

实验室检查：

摘要：

特殊检查：

腹诊仪检查：时间 _____ 室温 ____℃募穴穴温：中府（肺）左 _____℃右 ____℃

膻中（心包）_____℃期门（肝）左 ____℃右 ____℃

日月（胆）左 ____℃右 ____℃巨阙（心）_____℃

中脘（胃）____℃章门（脾）左 ____℃右 ____℃

京门（肾）左 _____℃右 ____℃天枢（大肠）左 _____℃右 _____℃

石门（三焦）_____℃关元（小肠）____℃中极（膀胱）____℃

同名穴温差：中府 ____℃期门 ____℃日月 ____℃

章门 ____℃京门 ____℃天枢 ____℃

其他：

深部温度：1.部位 ____ 温度 ____℃ 2.部位 ____ 温度℃

3.部位 ____ 温度 ____℃ 4.部位 ____ 温度 ____℃

施加压力：部位 _____

1.（浮）____g，位移 ____mm

2.（中）____g，位移 ____mm

3.（沉）____g，位移 ____mm

位移曲线

部位 ＿＿＿＿＿＿＿＿＿＿

1.（浮）＿＿g，位移 ＿＿ mm

2.（中）＿＿g，位移 ＿＿ mm

3.（沉）＿＿g，位移 ＿＿ mm

位移曲线

诊断：

　　中医：

　　西医：

辨证：（病位、病因、病性）

治法：

主方：

方药：

医嘱：

备注：

医生签名：

年　月　日

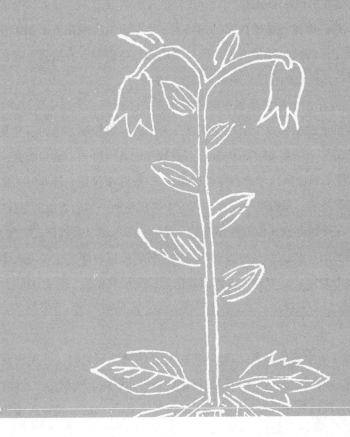

下篇

第六章 中医腹诊检测方法及腹诊仪的研制

第一节 中医腹诊仪研制报告

一、概述

1. 课题背景与意义

腹诊是中医四诊（脉、舌、耳、腹）中的重要诊断方法之一，在中医学中已有悠久的历史，在我国古典医著中均有记载。腹诊是通过诊察患者胸腹部的病变征象来判断内在脏腑、经脉、气血、津液等方面的病理变化，从而指导临床治疗的一种体现中医特色的诊断方法。国际上从 16 世纪起就开始提倡腹诊，迄今在临床上仍有较广泛的应用，甚至出现日本与中国争夺腹诊发明权的情况。

与此同时，一些积极推广腹诊方法的国家，如日本，也在腹诊客观化方面积极开展研究工作。但由于未遵循中医的理论指导规律，所以未能在仪器研制方面取得突破性进展；而且，就世界范围而言，也未形成检测客观化的实用系统。

正是在这种背景下，清华大学精仪系和中国中医研究院（现称：中国中医科学院）研究生部共同承担了卫生部下达的国家七五攻关项目——中医腹诊检测方法的研究及腹诊仪的研制与临床验证（编号 75-64-01-08）。经过双方数年的共同努力，密切配合，终于研制出 QZ-1 型中医腹诊参数检测仪（简称中医腹诊仪）。该腹诊仪是一种典型的集传感器技术、精密机械、电子技术、微机应用技术与传统中医理论于一体的智能医学仪器。在中医腹诊中，此仪器不仅可通过快速检测腹部皮温、穴温、深部温以及腹部皮肤压力、变形与参数，为腹诊中的寒温及腹满诊察的客观化提供了科学依据，而且也将为人体体质学说的研究提供重要参考数据。它填补了我国腹诊临床检测研究的空白，在国际上处于腹诊客观检测的领先地位。

2. 仪器的研制过程

中医腹诊仪的研制是一项全新的任务，1987 年 10 月开始此项研究时，并无现成资料可借鉴。本着先易后难，重点突出，切实可行的原则，坚持边研制、边试用、边修改。先后完成了原理样机，试验样机及现在提供大会鉴定的科技成果——QZ-1 型中医腹诊参数检测仪等三代装置的研制工作。QZ-1 型中医腹诊参数检测仪不仅在临床上获得成功应用，而且通过了北京计量科学研究所的技术检定。结果表明，它是一种技术指标先进、性能稳定、功能完善的中医腹诊参数检测仪器。

总体上说中医腹诊仪的研制过程，大致可分为以下几个阶段。

（1）关键检测参数的确定

虽然中医腹诊中待测的参数涉及温度、湿度、色泽、压变、疼痛等多项，但根据中医经络平衡理论，正常人同名穴之间的温差一般在 0.5℃内，而患者的同名穴两侧温差超过 0.5℃，甚至到 2℃以上。同样，正常人的腹部张力状态与病人有区别；而不同病证或不同体态的人，其腹部表皮强力状态也有差异，可见，运用先进的检测技术测量腹部的皮温、穴温、深部温及压力变形参数，对中医腹诊指标的客观化具有重要作用，因为这些参数正是腹诊中诊断腹部寒温和胀满病证所需要的。

（2）临床数据的收集

既然温度和压变被确定为腹诊仪的主要检测参数，就需要较全面系统地了解掌握这些参数在各种病证中的分布情况。所以，除了从一些杂志上收集这些参数之外，更主要的是利用现有的常规温度计或压力计做临床试验。在这方面，中医研究院研究生部的专家做了大量工作。尤其是穴温和皮温的数据统计，为仪器的研制提供了宝贵的资料与数据。

（3）原理样机研制

根据临床收集的数据，确定了仪器技术指标后，清华大学中医腹诊仪研制组派两名硕士研究生，分别以"腹部寒温检测技术等系统的研究"和"腹部胀满检测技术及系统的研究"为题进行原理样机即第一代样机的研制，在中医专家的密切配合下，均取得满意效果。

（4）原理样机临床试验

上述研究成果，曾分别做成测温仪和腹部压变测量仪在临床上做过试验，从中暴露了不少技术和工艺上的问题，为进一步改进设计提供了依据。

（5）原理样机的改进及整体仪器的设计

这一阶段的主要目标是将两种单独的仪器组合成一台多功能仪器，并对传感器、仪器电路进行原理、方案上的修正，形成第二代样机。

（6）试验样机的临床使用

这是仪器设计者、制造者与使用者配合最密切的阶段，也是暴露问题最多、使用者要求更严格、信息反馈最快的过程。无论是在医院门诊或者是在北京市工人疗养院临床使用中反映出来的问题和成功的结果，均对仪器的进一步完善起到了促进作用。

（7）QZ-1 型中医腹诊参数检测仪的定型

经过以上两代样机的研制与试验，在吸取了临床使用经验的基础上，研制者进一步确定了第三代样机的型式。并对功能、工艺、外观等方面进行了综合考虑，最后研制成了两台 QZ-1 型中医腹诊参数检测仪，分别经过了临床使用的考验和计量部门的技术鉴定。

3. 主要技术成果

（1）单片微机控制的 QZ-1 型中医腹诊参数检测仪两套，可实时显示打印温度、力 - 位移测量值。

（2）快速高灵敏度穴温传感器 2 套。

（3）腹部深温测量方法及传感器 2 套。

（4）腹部压变测量方法及组合式力 - 变形传感器 2 套。

（5）系统软件 2 套。

（6）临床应用结果报告 1 份。

二、仪器总体方案设计

1. 原始技术要求

（1）腹部温度测试

包括皮温测试和深部温度测试，可测温度范围为 25 ～ 45℃，要求准确（误差 ≤ ±0.25℃）、快速（单点测量时间小于 15 秒）、无创伤。

（2）腹部胀满客观检测

按腹诊中叩诊要求，对腹壁受压时力的大小和腹壁变形量进行实时测定。

力的范围 0 ～ 500g，相对误差 ≤ ±2.5%。

变形量范围 0 ～ 15mm，相对误差 ≤ ±2.5%。

（3）测量结果

仪器能实时显示测量结果，并按要求打印结果。

2. 仪器总体方案的确定

在腹部检查中，常常需要测量多个穴位温度，而且大多数穴位又要求测量左右对称的两个点。测量点数的增加，会使测量总时间延长，而过长的测量时间势必会使长时间裸露在空气中的腹部体表温度下降，这样就影响了穴温测量的准确性。因此，要求腹诊仪的穴温检测系统具有测温速度快、探头多的特点。虽然国外电子点温计的精度较高，但探头面积较大，对于面积约为 1mm² 的穴位温度测量不符合要求；而且其售价都比较昂贵。如一台精度为 ±0.1℃ 的英国 Umedw（Far East）Limited 的 ET300R 型测温仪，仅仪器售价就为 720 美元，探头单配，每只 100 美元。国内一般水平的点温计价格虽然很便宜，但精度大多低于 ±0.5℃，不能满足穴温测量要求，而且不具备直接与仪器接口的功能。目前，国内水平较高的专用穴位温度测量仪是北京1411所的DTC-1探穴测温诊断仪，其精度为1%±0.1℃，测温范围为20～39.99℃，平衡时间为1分钟，售价为3500元。该仪器的不足之处是平衡时间太长，如用它测量腹部20个穴温，大约要花40多分钟。另外又附加一套机械张紧装置，使用起来很不方便，而且，该仪器没有采用微机处理，结构比较庞大，智能化程度也不高。这些缺点，使它失去了直接移植或应用到腹诊仪中的可能性，所以必须设计一个精度较高（≤0.2℃）、速度较快（≤3秒）、测量范围合适（25～45℃）具有一定智能程度且结构轻巧的新型穴位温度检查系统，即QZ-1型中的PN结快速点温测试系统，以满足中医腹诊的要求。

人体深部温度的测量应包括体核温度的测量和某一局部温度的测量这两部分。因为体核温度提供了患者的基本温度，而局部温度的测量可以检查某一局部（如胃、肾、肠、子宫等）的病变情况。虽然随着近代技术在医学中的日益广泛应用，已产生了一些新的测量人体温度的方法，但每种方法都有一定的局限性。如：红外热像仪，测温速度快，能比较客观地反映温度的分布，但往往只限于测量体表温度，且设备价格很贵。又如，微波和超声测温法，虽然能测体内温度，但可测深度很小，而且结构比较复杂。用CT扫描和计算机重建技术可以测量人体某一局部的温度，但显然不适于长时间监测，设备过于复杂昂贵，在腹诊中难以推广。英国R.H.Fox等人提出的零热流法即ZHF法不失为一种价格低廉、效果较好的无损伤连续长时间深部温度测量法。但其中测量平衡时间太长，需要20～30分钟才能使测量温度达到平衡测试状态。另外，分辨率低，不能进行深部定位测量，即不能准确给出病变所处位置。但是，ZHF深部温度计具有无损伤、可连续监测、造价低、使用简便等特点，对于QZ-1型腹诊参数检测仪这样一个经费有限、测量准确性要求并不算十分苛刻的课题来说还是很有吸引力和参考价值的。如能充分发挥微处理的功能，即采用改进的ZHF测温头和新的深温测量数学模型及计算机预估温升状态技术，有可能实现快速、准确测量的目的。为与医学术语相适应把以上测量穴温、深部温的系统称为"腹部寒温检测系统"。

人体腹部是一个具有一定弹性和阻压的被测体，根据中医理论，人体脏腑的病证会直接或间接反应在腹部，并出现腹部局部或全身性的病理证候，此时，腹部皮肤也会处于不同的强力状态，即正常人的腹部强力状态与病人是有区别的，而且不同体质的人，也有不同的特征。根据中医专家的建议，决定把人体腹部的作用力–位移关系曲线作为腹部胀满的客观检测标准，通过获得若干组包含人体病理信息的腹部作用力–位移关系曲线和相应的数值来判断被测者的病理状况。

这方面的技术国内外均不多见，特别是能直接应用于腹部大作用力、大位移测量范围的力–位移测量仪仍属空白。尽管国内曾有过关于动态软组织力–位移组合测量仪的报道，但其原理和结构，如用一个弹性环同时测力和位移，使测量精度受到很大影响，而且测量范围有限，实验报道仅有手上虎口方面的数据，为此，必须研制一种测量范围和精度都满足腹诊要求的新型作用力 – 位移组合传感器，称之为 TSPD 型传感器，它是由力和位移两套传感器组合而成。各有各的功能，互不干扰，但又能同时给出同一测点的两个独立值，而且其实际测量范围较大，力为 0 ～ 2000g，位移为 0 ～ 20mm。

同样，为与医学术语相对应，称此系统为"腹部胀满检测系统"。

为了实时检测或打印被测值和曲线，提高仪器的精度、可靠性、使用方便程度以及智能化水平，采用了单片机主控系统。

3. 仪器的构成与工作原理

根据技术要求及功能要求，确定了如图 6-1 所示的仪器总体原理框图。

其构成包括：

（1）传感器

穴位温度传感器由 A、B 两个传感头组成，可以同时测量两路温度信号。深温传感器为新型零热流传感器，具有结构小巧、测量速度快的特点。腹胀传感器由力和位移两路传感头组合而成，同时测量力和位移信号时互不干扰。

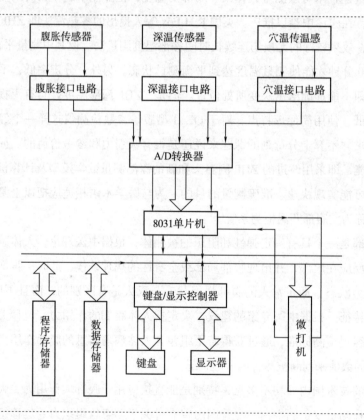

图 6-1 腹诊仪总体原理示意图

（2）接口电路

每个传感器都有与之匹配的接口电路，电压输出均为 0 ～ 5V，满足 A/D 转换模拟输入信号电平的要求。

（3）A/D 转换器

共有 8 路模拟通道，其中寒温部分占用 3 个，腹胀部分占用 2 个。

（4）单片机处理系统

扩展 8KROM 和 8KRAH，键盘与显示控制由专用芯片 8279 承担，与 8031 单片机共同组成系统的智能控制中心。

（5）显示器

两排共 8 只八段共阴极数码管显示，上排 4 只数码管显示位移（或温度）值，下排 4 只数码管显示力值。

（6）打印机

用 uP40 打印机可打印测量数据与曲线。

（7）键盘

4×4 矩阵键盘，用于选择测试对象与控制测试方式。

三、传感器的选择与设计

1. 测温传感器的选择与设计

（1）穴温传感器的选择

测量穴温时，要求传感器具有较高的灵敏度和快速响应能力，同时体积和热惯性都应比较小。此外，还应尽量选择线性好的传感器，以简化电路设计中的线性化处理工作。PN 结的正向电流保持恒定时，其正向压降随温度近似线性变化，综合考虑以上因素，选直径为 1mm 的 PN 结温度传感器作为穴温传感器是比较理想的。

（2）深温传感器的设计

为达到无损伤检测人体深部温度的目的，设计了一个专用的深部温度传感器，其工作原理如图 6-2。

当探头 1 与人体表面接触时，由于绝热覆盖层的作用，使该处体表因散热受阻而温度升高。此时，放在绝热层上面的探头 2 与体表探头 1 之间就会产生温差。当探头 1 的输出大于探头 2 输出时，加热丝加热，导致探头 2 的输出值升高，当两个探头差值为零时，停止加热。这一自动补偿方法使绝热层无热散失，即流经该处体表的热流为零（即零热流体）。经过一定时间，可使体表温度与件内温度达到平衡，这时探头所测得的温度即为体内温度。但是，达到这种平衡的时间一般长达 20 ～ 30 分钟，所以仅靠此探头，工作效率很低，会给实际使用带来很多不便。为缩短热平衡时间，研究建立了一个独特的无损伤人体深部温度测量数学模型，利用单片机处理功能实现了人体深部温度的快速测量。

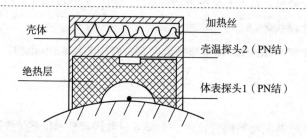

图 6-2　深温温度计工作原理

2. 腹胀检测传感器的设计

（1）传感器的使用要求

根据腹诊中对腹胀测量的要求，所选用的传感器应满足以下要求：

①能同时测出力和位移值，并满足 0 ～ 20mm 位移量程和 0 ～ 2000g 力量程的要求。

②结构小巧、紧凑、使用方便。

③对人体无损伤。

④稳定、可靠。

为此，本仪器中使用了自行设计的力－位移组合传感器。

（2）组合传感器的工作原理

为了既能够同时测得作用力和位移值，又不使二者之间产生干扰，在一个小型壳体中同时装置了力和位移两只传感器，其原理如图 6-3 所示。当压力头作用在腹部软组织上时，力传感器给出压紧力信号，同时位移传感器也独自输出位移电信号。二者经电路处理放大后均为 0 ～ 5V 信号输出。

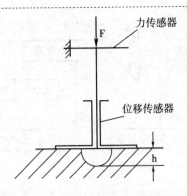

力传感器

位移传感器

图 6-3　组合传感器的工作原理图

四、检测系统硬件设计

1. 穴温检测系统硬件接口设计

根据腹诊仪的使用要求，穴温检测系统应包含两个温度传感头（A 和 B），以便同时测量人体对称穴位的温度。另一方面也可以用单个传感器进行单点测量。为保证两路探头的对称性和传感头的互换性，系统中采用完全相同但又相互独立的两个处理电路。传感头的不对称性由电路补偿。原理如图 6-4 所示。

恒流源向穴温传感器提供恒定电流，以保证它正常工作。温度信号和参考电压经差分放大后接电压路跟随器，再经 A/B 转换后送入单片机处理系统。根据用户需要，也可用数字电压表 DVM 直接显示测量结果。

2. 深温检测系统硬件接口设计

电路原理框图如图 6-5。其中恒流源电路的原理与功用同单路穴位温度测量部分。两路补偿放大电路对两个 PN 结的输出信号进行线性校正，非对称补偿和适当放大。比较器对两路信号进行比较，若深温传感器中两个探头（体表）和（壳温）输出值不等，则比较器有输出。将此输出值进行功率放大去控制加热丝加热，直到探头 1 和 2 的输出信号相等，比较器输出为零，加热丝停止加热。另一方面，探头 1 的信号反映平衡过程中温度的上升规律。此信号既可以经 A/D 变换后送入单片机处理系统进行处理，也可以直接由数字电压表 DVM 显示测量值。

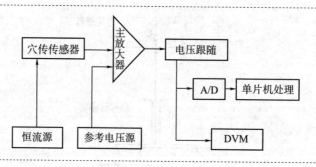

图 6-4 单路穴温处理电路原理

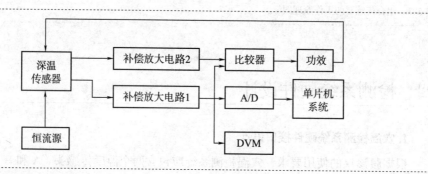

图 6-5 深温接口电路原理示意图

3. 腹胀检测系统硬件接口设计

由于腹胀传感器具有同时测量力和位移的功能，且工作时互不干扰，因此，与之配套的接口电阻也是相互独立的，而且还可以各自对传感器的非线性误差进行补偿，其原理框图如图 6-6。

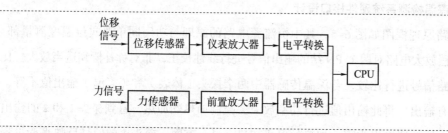

图 6-6 腹胀传感器接口电路原理框图

4. 单片机控制与处理电路设计

根据腹诊仪的使用要求，单片机控制处理电路应完成 A/D 转换，数据存储与处理、显示输出，键盘控制以及数据与曲线打印等功能。电路原理框图如图 6-7。

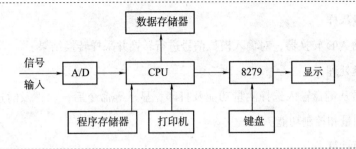

图 6-7 单片机寒温检测系统原理

此电路的特点：

（1）在 A/D 的基准电压源中采用了抗温漂措施，保证了参数电压的稳定性，进而也保证了整个系统的稳定性。

（2）每个 IC 芯片与地之间加入高、低频滤波电容，因而提高了系统的抗干扰能力。

（3）充分考虑腹诊仪总体设计的要求，硬件电路中留有充分的扩展余地。

（4）由于单片机本身的特点，满足了仪器小型化和智能化的要求。

五、检测系统软件设计

1. 软件结构

为使软件结构清楚、便于阅读，也为了给以后的功能扩展而留有充分的余地，在软件设计中采用了模块化结构。其总体框图如图 6-8。

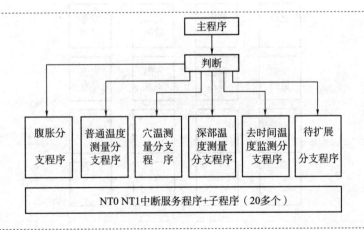

图 6-8 检测系统软件

2. 软件功能

（1）定量采样

定时启动 A/D 转换器，对输入模拟信号进行转换并采样转换结果。

（2）键盘处理

操作人员从键盘输入选择测量功能及打印，显示等命令后，软件及时进行处理，并实现相应的测量和控制功能。

（3）数值计算

针对不同测量目的，软件能根据相应的数学模型对 A/D 转换结果进行数值计算和处理，从而获得所需的测量结果。

（4）实时显示

可实时显示所测量的温度、力和位移值。

（5）结果打印

根据键盘命令控制打印机，打印出各种测量结果和相应曲线。

3. 软件的特点

（1）结构紧凑，条理清楚，便于阅读。

（2）针对不同功能，主程序中采用不同的分支程序实现，使软件系统可以方便地扩展。

（3）各子程序功能明确、通用性强，在以后的扩展中亦可被调用。

（4）键盘申请具有最高优先权，使键盘命令可以无条件地被响应。图 6-9 为键盘与键功能示意图，其中空白键为待扩展功能键。

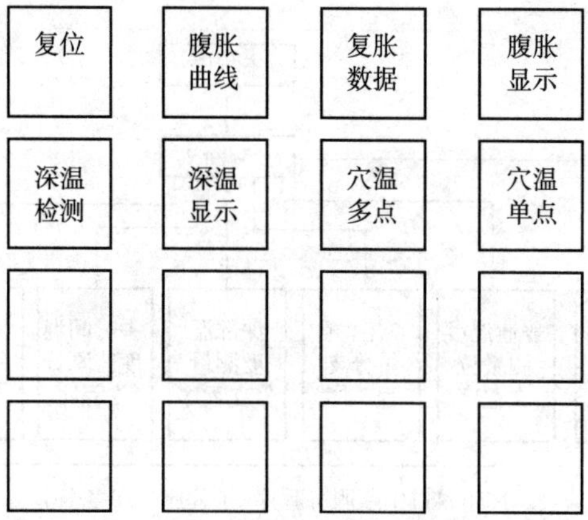

图 6-9　键盘与键功能

六、仪器的实验与结果分析

1. 寒温检测系统的实验研究

这部分的实验内容包括：①恒流源带负载能力实验；②实验用精密温度计的标定；③ PN 结温度传感器 V-T 曲线线性度测试；④精度试验；⑤温度漂移实验；⑥开机过渡过程实验；⑦重复性实验；⑧温度传感器动态响应实验等。均取得了满意结果，限于篇幅，以下仅举几项实验结果加以说明。

（1）精度实验

试验装置原理如图 6-10。

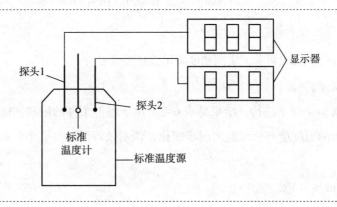

图 6-10　精密试验装置

用标准温度源及精密温度计测试了不同标准温度 T_0 时，两路测温探头实际指示的温度值 T_1 和 T_2。测试结果见表 6-1。

表 6-1　精密实验结果（实验条件：非恒温试验）　　　　　日期：1988 年 5 月 12 日上午

T_0	T_1	T_2	ΔT_1	ΔT_2
20.80	20.60	20.60	−0.20	−0.20
22.60	22.50	22.50	−0.10	−0.10
24.52	24.50	24.50	−0.02	−0.02
26.35	26.30	26.80	−0.05	−0.05
28.48	28.48	28.40	−0.08	−0.08
29.95	29.90	29.90	−0.05	−0.05

T_0	T_1	T_2	ΔT_1	ΔT_2
32.40	32.50	32.50	0.10	0.10
34.30	34.50	34.40	0.20	0.10
35.78	35.80	35.90	0.20	0.12
37.85	38.00	38.00	0.15	0.15
39.50	39.70	39.70	0.20	0.20

$$均方差:\sigma_1=\pm\sqrt{\frac{\sum\Delta T_1^2}{n-1}}=\pm0.132℃（n=11）$$

$$\sigma_2=\pm\sqrt{\frac{\sum\Delta T_2^2}{n-1}}=\pm0.126℃（n=11）$$

最大误差：

m $\triangle$ Tmaxm ≤ 0.2℃可见，实测精度满足设计要求。

（2）温度漂移实验

在非恒温实验条件下进行，结果见表6-2。由于恒温条件的限制，标准温度略有下降。但仪器指示的温度能与标准温度同步变化，说明仪器温漂足够小，由表中求得同一时刻温漂。

m $\triangle$ Tmaxm ≤ 0.1℃

表6-2　温度漂移实验（非恒温实验室条件）　　　　1988年5月16日上午9：30 ~ 11：30

时间t	T_0（℃）标准温度	T（℃）指示温度	时间t	T_0（℃）标准温度	T（℃）指示温度
9：30	37.30	37.40	10：40	37.20	37.30
9：40	37.30	37.40	10：50	37.20	37.30
9：50	37.30	37.40	11：00	37.10	37.20
10：00	37.30	37.30	11：10	37.10	37.20
10：10	37.20	37.30	11：20	37.10	37.20
10：20	37.20	37.30	11：30	37.10	37.20

（3）重复性实验

重复性实验在医学上表示为变异系数，它反映了在同一温度下，仪器示值的偏差。选择接近人体的温度，即37℃作为重复试验点。表6-3为一组测试结果。

其中，均方差：$\sigma = \pm \sqrt{\dfrac{\sum\limits_{i=1}^{30}(T_i - T)^2}{N-1}} = 0.0193$（℃）

即 $\sigma < \pm 0.028$℃

变异系数 $CV = \dfrac{\sigma}{X} \times 100\% = \dfrac{0.0193}{37.0} \times 100\% \approx 0.052\%$

可见仪器的重复性，即变异系数完全可以满足人体测温的要求。

表6-3　重复性实验记录（实验条件：非恒温室）　　　1988年7月5日晚19：00~20：00

次数	标准温度T_0	实测温度T	$\Delta T = T - T_0$	次数	标准温度T_0	实测温度T	$\Delta T = T - T_0$
1	37.00	37.00	0	16	37.10	37.10	0
2	37.00	37.00	0	17	37.00	37.10	0.01
3	36.98	37.00	0.02	18	37.02	37.00	–0.02
4	37.00	37.00	–0.03	19	37.01	37.00	–0.01
5	38.99	37.00	0.01	20	36.92	36.90	–0.02
6	36.94	36.90	–0.04	21	37.00	37.00	0
7	37.02	37.00	–0.02	22	36.91	39.90	–0.01
8	36.99	37.00	0.01	23	37.18	37.20	0.02
9	36.93	36.93	–0.03	24	37.11	37.10	–0.01
10	37.10	37.10	0	25	37.04	37.00	–0.04
11	36.92	36.90	–0.02	26	37.00	37.00	0
12	37.20	37.20	–0.01	27	36.98	37.00	0.02
13	37.20	37.20	0	28	36.91	36.90	–0.01
14	37.29	37.20	0.01	29	37.04	37.00	–0.04
15	37.11	37.10	–0.01	30	36.92	39.90	–0.02

（4）深温平衡推算法准确性试验

表6-4和表6-5是两组深温实验数据，分别表示修正前后的结果，也说明了用本系统中的数学模型和处理技术的实用性。

由表6-4可见，未经修正处理，温度平衡时间约15分钟。

表6-5是运用数学模型对表6-4所得的测量值提前推运平衡温度所得结果。其起始

温度为 35.10℃，实际平衡值为 36.93℃。

表 6-4　一组 ZHF 探头温升曲线的实例数据

时间（分钟）	温度（℃）	时间（分钟）	温度（℃）
0	35.10	9	36.74
1	35.57	10	39.78
2	35.88	11	36.85
3	36.12	12	36.89
4	36.28	13	36.90
5	36.42	14	36.92
6	36.53	15	36.98
7	36.61	16	36.90
8	36.68		

表 6-5　不同时间下平衡温度推算值及误差

时间（分钟）	推算平衡值T_f（℃）	推算值与实际值之差T_f（℃）
1	36.88	0.55
2	36.84	0.29
3	36.75	0.18
4	36.79	0.14
5	36.93	0.10
6	36.85	0.08
7	36.86	0.07
8	36.88	0.05

由表 6-5 可见，用数学模型对平衡温度进行推算，3 分钟时的误差 ≤ 0.2℃；5 分钟时的误差 ≤ 0.1℃；8 分钟时的误差 ≤ 0.05℃。对于腹部寒温检测系统人体深部温度测量的精度要求用 5 分钟进行推算，其结果已完全可以满足使用要求。

（5）计量部门测试结果

经北京市计量科学研究所测试的结果如表 6-6 示。

表 6-6 测试结果

温度（℃）	穴温（℃）		深部（℃）	
	A	B	表温	壳温
25	25.00	25.00	25.00	25.00
30	29.94	29.94	29.94	29.86
35	34.80	34.80	35.03	34.88
40	39.82	39.82	39.90	39.90
45	44.92	44.92	44.92	44.92

注：①本测试采用二等标准银温度计；② CS503 标准水槽；③读数望远镜

2. 腹胀检测系统实验研究

本系统在达到临床应用和计量测试之前，为验证设计思想比较系统性能，曾做了以下实验：①传感器输出特性实验；②接口电路输出特性实验；③传感器灵敏度实验；④传感器标定试验；⑤传感器整体特性实验；⑥系统零漂实验；⑦系统应用实验。

以下列举其中几项试验及其结果加以说明。

（1）力传感器精度实验

①实验装置及原理：应用图 6-11 所示实验装置，可进行静态受力实验，F 由砝码加载。

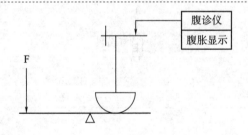

图 6-11 力传感器标定实验原理

②实验结果：表 6-7 为一组实验结果。可见，在满量程（0～2000g）内，相对误差≤ 1%。

（2）位移传感器精度实验

①实验装置及原理实验装置原理见图 6-12。当千分尺前进时，滑动臂 A 便相应移动，在忽略千分尺测量误差的情况下，滑动臂的移动数与千分尺刻度值相等，定时的显示值即为实测值。

表 6-7　一组实验数据

加载下（g）	实测（显示值）			相对误差（%）
50	50	51	50.5	
100	95	103	95	−0.12
200	202	210	202	+0.23
300	317	309	302	+0.47
482	493	493	485	+0.42
682	699	678	684	+0.25
1200	1204	1196	1196	−0.06
1400	1410	1418	1395	+0.38
1500	1479	1510	1525	−0.95
1999	1999	1991	1999	−0.1

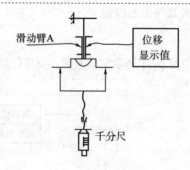

图 6-12　位移实验装置原理图

②实验结果：表 6-8 为一组检测结果。

表 6-8　一组位移检测结果

给定值（mm）	实测值（mm）	引用误差（%）
0.0	0.0	0.0
1.0	1.0	0.0
2.0	2.1	+0.5
2.0	2.1	+0.5

给定值（mm）	实测值（mm）	引用误差（%）
3.0	3.2	+1.0
1.0	4.3	+1.5
5.0	4.2	+1.0
6.0	6.3	+1.5
7.0	7.4	+2.0
8.0	8.4	+2.0
9.0	9.6	+2.0
10.0	9.8	−1.0
11.0	10.6	−2.0
12.0	11.6	−2.0
13.0	12.6	−2.0
14.0	13.5	−2.5
15.0	14.6	−2.0
16.0	15.7	−1.5
17.0	17.0	0.0
18.0	18.1	+0.5
19.0	19.1	0.05
20.0	20.1	+0.5

（3）力–位移组合传感器计量测试结果

表 6-9、表 6-10 为北京市计量科学研究所对 QZ-1 型测试结果。

表 6-9　压力检测结果

标准值（g）	实测值（g）	误差（%）
50	57	0.35
500	503	0.16
1000	1007.7	0.38
1500	1515	0.75
2000	1996.3	0.13

表 6-10　位移检测结果

标准值（mm）	实测值（mm）	误差（%）
0	0	0
5	5.1	0.5
10	10.47	2.3
15	14.7	1.3
20	20.03	0.17

七、主要研制人员名单

清华大学精密仪器与机械学系：丁天怀，田凌，陈希，钱世莉。

中国中医研究院研究生部：王琦，陆云飞，谢建军，陈武山。

第二节　中医腹诊参数检测临床验证报告

中医腹诊仪是由中医研究院腹诊课题组和清华大学精密仪器系合作研制的我国第一台中医腹诊仪器。标志着传统中医腹诊的主观（医者的感觉）诊断开始迈向客观诊断，是中医腹诊研究的一大盛事。经初步临床验证，效果较为满意，基本达到预期目的。

本腹诊仪由"腹部寒温检测系统"及"腹部胀满检测系统"两部分组成，考虑到寒热虚实是辨证论治的重要内容，而腹诊在判断机体寒热虚实状况方面起着重要的作用，因此着重设计了这两个系统，以从腹诊的角度来探讨寒热虚实的客观指标。腹部寒温检测系统包括快速多点测量穴位温度和无损伤测量人体深部温度两部分。根据中医经络理论，脏腑有病，相应的募穴必然会出现异常反应，如果病变性质属寒，则募穴穴温和深部温度必然会偏低；如果病变性质属热，则募穴温和深部温度必然会偏高，而且同名穴温差也会比正常人大[1]。这样通过仪器便可测量出来。腹部胀满检测系统也包括压力测量和位移测量两部分，分别由压力传感器和位移传感器接收测得的信号，经放大后输出打印。根据中医"有诸内，必形诸外"的理论，人体脏腑的病证会直接或间接地反应在腹部，并出现腹部局部或全身性的病理征象，与此相应，人体腹壁也会处于不同的张力状

---

[1]　林蕙兰.肝实热的穴温变化［J］.新中医，1982（1）：30.

态，可以想见，正常人的腹部张力状态与病人应该是有区别的，通过对这些不同张力状态的检测，便可获得病变信息。前已述及，腹力的大小对于判断正气的盛衰、病证的虚实有重要参考价值，所谓腹力主要包括腹壁的张力和抵抗力，因此可以设想，当对腹壁施以同一大小的力时，不同的病证其腹壁的位移（即腹壁下陷的程度）是不一样的，因此可以通过位移的大小来判断正气的盛衰和病证的虚实。腹胀是临床上最常见的症状之一，但临床上对其虚实的判断一直依赖患者的主诉和医者的主观感觉，缺乏必要明确的客观定量指标，从而影响了辨证论治的准确性和腹诊的临床应用。实际上也可以说这是一个腹部虚实的检测系统，以探讨腹胀虚实的客观指标。

上述两大系统合起来则为腹诊仪整机，该仪器具有的特点在前一章中已详细介绍。临床中，就是利用这两个系统来对患者腹壁、内脏寒温及腹壁压力位移等进行检测，采用大样本（患者≥300例，正常组100例）对照的方法，进行统计学处理，从而一方面观察患者与正常人的差异；另一方面对仪器本身进行验证。以下分别介绍统计结果：

一、腹部寒温检测系统的临床验证

1. 观察对象

随机选择寒证病人300例，诊断标准参照全国五版统编教材《中医诊断学》中有关寒证的临床表现，主要为恶寒喜暖、面色㿠白、肢冷蜷卧，口淡不渴，痰、涎、涕清稀，小便清长，大便稀溏，舌淡苔白面润滑，脉沉迟或细或紧等。其中根据脏腑辨证又可分为脾胃虚寒201例，寒湿困脾32例，心肾阳虚27例，冷结膀胱19例，脾肾阳虚21例。300例中包括男性189例，女性111例，年龄11～83岁，平均35岁，病种主要为消化系统疾病，其次为心脑血管疾病、妇科疾病和泌尿系统疾病。对照组为100例正常人（身体健康，除无上述见症外，自觉身体良好，无不适），其中男性70例，女性30例，年龄17～45岁，平均25岁，在被测女性中已排除了月经、排卵、妊娠、产期及哺乳等因素。

2. 观察方法

主要观察募穴穴温和中脘关元两处的深部温度，必要时可加测某一处的深部温度。测试前1小时禁食任何食物及饮料，亦不在饥饿状态下进行测试，受试者取安静仰卧位，暴露胸腹部，室温控制在21～22℃，用A、B两支穴温探头依次从上到下分别测试十二经的募穴穴温，有对称穴位的用两个探头，无对称穴位的用单个探头。穴温测完后再测深部温度，将深温探头分别用手固定在中脘穴和关元穴处逐一测量，先测中脘穴处的深部温度，待数据打印后再测关元穴处的深部温度。所有穴温和深部温度数据均能自动显示和打印，穴温每隔 10 秒打印一次，深部温度每隔 5 分钟打印一次。寒证组与正常人组对照及寒证组部分病例做治疗前后对照，结果进行统计学处理（t 检验）。

3. 观察结果

（1）寒证组与正常人组募穴穴温比较（表 6-11）

表 6-11　寒证组（300 例）与正常人组（100 例）募穴穴温比较（X±SD）

穴名	寒证组	正常组	P值
中府	33.48 ± 0.87	34.26 ± 0.83	<0.05
膻中	33.83 ± 0.80	34.95 ± 0.88	<0.01
巨阙	32.93 ± 0.89	35.25 ± 0.93	<0.01
期门	33.23 ± 0.74	35.36 ± 0.91	<0.01
日月	34.13 ± 0.83	35.39 ± 0.92	<0.01
中脘	33.70 ± 0.93	35.28 ± 0.95	<0.001
章门	33.44 ± 0.75	35.34 ± 0.89	<0.001
京门	33.80 ± 0.90	35.35 ± 0.90	<0.001
天枢	34.01 ± 0.87	35.55 ± 0.86	<0.002
石门	34.16 ± 0.98	35.60 ± 0.94	<0.002
关元	33.93 ± 0.93	35.42 ± 0.93	<0.001
中极	33.86 ± 0.96	35.38 ± 0.96	<0.002

由表 6-11 可见，寒证组十二经募穴穴温均比正常人组要低，经统计学处理，有显著性和非常显著性差异（$P<0.05$、$P<0.001$）。同时在观察和统计时还发现，脾胃虚寒型患者的脾胃经募穴穴温的下降幅度要比其他经的募穴穴温下降幅度大，同时，寒湿困脾型、心肾阳虚型、冷结膀胱型、脾肾阳虚型等病变脏腑的募穴穴温均要比未病变脏腑的募穴穴温低，而且，同名穴温差也比未病变脏腑大，经统计学处理，也有非常显著的差异（$P<0.005$、$P<0.001$），见表 6-12、表 6-13。

表 6-12　病变脏腑与未病变脏腑同名穴温差比较（X±SD）

证型	例数	穴名	病变脏腑	*未病变脏腑	P值
脾胃虚寒	201	章门	0.63 ± 0.12	0.42 ± 0.12	<0.001

证型	例数	穴名	病变脏腑	*未病变脏腑	P值
寒湿困脾	32	章门	0.62 ± 0.15	0.43 ± 0.11	<0.002
心肾阳虚	27	京门	0.64 ± 0.13	0.45 ± 0.14	<0.001
脾肾阳虚	21	章门	0.69 ± 0.12 0.67 ± 0.15	0.41 ± 0.15	<0.001

* 指正常人组的相应穴位温差

（2）寒证组与正常人组中脘、关元处深部温度比较（表 6-13）

表 6-13　寒证组与正常人组中脘、关元处深温比较（X ± SD）

部位	寒证组	正常人组	P值
中脘	35.05 ± 0.85	36.68 ± 0.86	<0.001
关元	35.13 ± 0.94	36.90 ± 0.88	<0.001

由表 6-13 可见，寒证组中脘上、关元处的深部温度均比正常人组要低，经统计学处理，有非常显著的差异（$P<0.001$）。

（3）寒证组治疗前后募穴穴温及深部温度的变化比较

为了观察寒证组的募穴穴温及中脘、关元处的深部温度在治疗病情好转或痊愈后是否会升高，随机选择了其中的 50 例做治疗前后募穴穴温及深温的比较，结果如表 6-14、表 6-15。

表 6-14　寒证组 50 例治疗前后募穴穴温比较（X ± SD）

穴名	治疗前	治疗后	P值
中府	33.48 ± 0.87	34.38 ± 0.91	<0.05
膻中	34.13 ± 0.80	35.11 ± 0.89	<0.01
巨阙	34.22 ± 0.89	35.23 ± 0.93	<0.02
期门	34.01 ± 0.94	35.40 ± 0.92	<0.05
日月	34.05 ± 0.85	35.48 ± 0.89	<0.05
中脘	34.20 ± 0.97	35.23 ± 0.96	<0.05

穴名	治疗前	治疗后	P值
章门	34.28 ± 0.93	35.40 ± 0.95	<0.02
京门	34.30 ± 0.88	35.31 ± 0.97	<0.01
天枢	34.01 ± 0.89	35.44 ± 0.99	<0.01
石门	34.06 ± 0.98	35.65 ± 0.94	<0.05
关元	33.45 ± 0.96	34.49 ± 0.98	<0.01
中极	33.96 ± 0.92	35.39 ± 0.96	<0.01

表6-15 寒证组50例治疗前后深部温度比较（X ± SD）

穴位	治疗前	治疗后	P值
中脘	35.05 ± 0.85	36.54 ± 0.95	<0.01
关元	35.13 ± 0.94	36.93 ± 0.92	<0.01

从表6-14、表6-15的结果显示，寒证组治疗后的募穴穴温及深温均比治疗前增高，接近或达到正常人组的水平，经统计学处理，有显著或非常显著的差异（$P<0.05$ 至 $P<0.01$），说明脏腑的寒温变化，的确会表现在募穴上。

二、腹部胀满检测系统的临床验证

1. 观察对象

随机选择腹胀病人200例，诊断标准依据中国中医研究院研究生部腹诊课题组制订"常见腹证的诊断"[1]。

（1）部位

以脐区为中心，或全腹部。

（2）诊断要点

1）主症：自觉该部位发胀或饱满。肠鸣音少而低。

凡具有上述第一点的即可诊断。

2）兼见下述第一或第二项的即可诊为实证：胀满较甚，且多为持续性（腹满不减，

---

[1] 王琦. 常见腹证的诊断 [J]. 云南中医杂志，1988（6）：6.

减不足言）。腹壁抵抗较明显，有弹力，不喜揉按，或揉按后胀满更甚。有形实邪为病者，可触及有形肿块，多兼疼痛，或有压痛。局部皮温：属热者升高，属寒者降低。

3）兼见下述前 3 项中任何一项者可诊为虚证：①胀满较轻，时作时止，时轻时重，或入暮较甚。受凉情意，饮食均使之加重。②轻按腹壁觉有抵抗，重按则觉无抗力（无底力）。③喜温喜按，揉按后胀满减轻。④可伴见局部皮温降低。

其中，根据虚实辨证又可分为实胀 80 例，虚胀 120 例。200 例中男性 117 例，女性 83 例，年龄 16 ～ 17 岁，平均 45 岁。病种主要为消化系统疾病共 121 例，其次为泌尿系统疾病 49 例，再其次为心脑血管系统疾病 30 例。同时设立 100 例正常人（无不适，无上述诊断内容，自觉身体亦健康者）对照组，其中男性 50 例，女性 50 例，年龄 17 ～ 50 岁，平均 35 岁。

2. 观察方法

主要观察对腹壁施加压力时其位移的程度，即腹壁下陷的程度。测试前 2 小时禁食任何食物，且又要求无饥饿感时，受试者取安静仰卧位，暴露腹部，将压力探头平放在上腹部中脘处，依切脉时的浮中沉用力，由轻到重逐渐向下垂直用力至 2000（实际达到 1999.9）g 为止（此时屏幕上能显示压力和位移），然后拿走探头，约过 5 秒，计算机将自动打印出压力和位移的数据及曲线，结果进行统计学处理（t 检验）。

3. 观察结果

（1）实胀组与正常人组腹壁位移量比较（表 6-16）。

表 6-16　实胀组与正常人组腹壁位移量（mm）比较（x ± SD）

用力量（G）	实胀组（n=80）	正常人组（n=100）	P值
轻（600）	5.72 ± 0.93	6.33 ± 1.30	<0.05
中（1200）	6.80 ± 0.98	7.62 ± 1.32	<0.01
重（2000）	9.23 ± 0.87	10.33 ± 0.84	<0.01

由表 6-16 可见，实胀组的腹壁位移量，无论是轻、中、重用力，均比正常人组要小，经统计学处理，有显著性或非常显著性差异（$P<0.05$ 至 $P<0.01$）。说明实胀组患者的腹皮较为紧张，不容易下按。

（2）虚胀组与正常人组腹壁位移量比较（表6-17）。

表6-17　虚胀组与正常人组腹壁位移量（mm）比较（X±SD）

用力量（G）	虚胀组（n=120）	正常人组（n=100）	P值
轻（600）	6.03±1.10	6.33±1.30	＞0.05
中（1200）	8.43±1.20	7.62±1.32	＜0.05
重（2000）	12.76±0.99	10.33±0.84	＜0.01

结果表明，虚胀组轻度用力时，其腹壁位移量与正常人组比较没有显著差异（P>0.05），且位移稍小于正常人组，但当中度或重度用力时，有显著和非常显著的差异（P<0.05至P<0.01），即虚胀组中重用力时，位移明显增大。以上正好说明虚胀腹壁与"轻按时稍有抵抗，重按无底力"相符。

（3）实胀组治疗前后腹壁位移量比较（表6-18）

表6-18　实胀组治疗前后腹壁位移量（mm）比较（X±SD）

用力量（G）	治疗前（n=30）	治疗后（n=30）	P值
轻（600）	5.74±0.95	6.52±0.99	＜0.05
中（1200）	6.40±0.89	7.30±1.11	＜0.01
重（2000）	9.03±0.89	10.29±1.12	＜0.01

从表6-18可见，实胀组经过治疗后，其腹壁位移量均有所增加，接近或达到正常人组水平，说明腹壁紧张度有所缓解，经统计学处理，有显著或非常显著性差异（P<0.05至P<0.01）。

（4）虚胀组治疗前后腹壁位移量（mm）比较（表6-19）

表6-19　虚胀组治疗前后腹壁位移量（mm）比较（x±SD）

用力量（G）	治疗前（n=50）	治疗后（n=50）	P值
轻（600）	6.03±1.12	6.29±1.25	＞0.05
中（1200）	8.83±1.01	7.63±1.30	＜0.01
重（2000）	11.96±0.99	10.21±0.98	＜0.05

从表6-19可见，虚胀组经过治疗后，其腹壁位移量均有所下降，和正常人组基本相同，说明腹力有所增加，经统计学处理，除轻度用力没有显著差异外（P>0.05），其余两

种用力均有显著性差异（$P<0.01$）。

三、分析与讨论

1. 中医腹诊仪的性能和设计基本符合临床要求

通过 300 多例的临床验证，并以临床的反馈信息为据，进行了多次修正与反复调试，结果证实，该仪器的性能与设计基本符合临床检测要求，归纳起来有如下几个特点：

（1）技术先进

承接该仪器制作的单位是清华大学精密仪器系，拥有国内较先进的技术和设备。采用 PN 结测温极，其特点有：灵敏度高、响应时间短、线性性好、输出阻抗低、温度范围宽等，符合临床多点穴位需要快速检测的要求，仪器稳定性较好。

（2）整个仪器系统均由计算机控制

检测的结果能很快通过计算机打印显示，为临床检测提供了方便。

（3）检测无损伤性

整个检测均在体表进行，通过体表寒温或深部温度，或腹部张力等，即可测知人体虚实寒热状况，较易为患者接受，同时也抓住了腹部主要临床反应特征（寒热胀满）。由此可知，性能与设计基本符合要求。当然，由于国内这方面的技术尚存在一定的不足，精密仪器的研制本身就是一个相对漫长的过程，加上这也是首次尝试研制，有些方面还不够成熟，问题是存在的，尚待进一步深入研究。

2. 中医腹诊仪的临床应用价值

（1）为中医寒热的辨证提供客观定量指标

寒热辨证是中医辨别疾病性质的主要的方法，对于指导临床治疗、处方用药，有重要意义。但长期以来，寒热辨证一直靠患者的主诉和医者的主观感觉及经验积累，缺乏必要明确的客观指标，这难免会夹杂一些医者的主观成分在内，影响辨证论治的准确性和处方用药的疗效，特别是在患者主诉不确切、寒热症状不典型或有寒热真假情况时更使医者难以定夺，甚至造成误诊、漏诊。如果能用某种仪器检测出患者的寒热状况，则可缩短辨证时间，提高辨证论治的准确性及临床疗效。笔者应用中医腹诊仪对 300 例寒证病人进行了募穴穴温及中脘、关元处的深部温度测定，结果表明，寒证病人的募穴穴温的中脘、关元处的深部温度均比正常人组低，经统计学处理，有显著性和非常显著性差异（$P<0.05$ 至 $P<0.001$），同时还发现，寒证组中的病变脏腑募穴穴温下降幅度及同名穴温差大，经统计学处理，也有非常显著的差异（$P<0.05$ 至 $P<0.001$）。此外，还对寒证组的部分病例做了治疗前后的对照观察，结果表明，治疗后寒证组的募穴穴温、深部温

度均有不同程度的升高，接近或达到正常人的水平，经统计学处理，有显著和非常显著性差异（$P<0.05$ 至 $P<0.01$）。说明中医的寒证是有一定的生理病理基础的。

根据临床观察，寒证病人以虚证多见，而虚证多表现为脏腑功能活动的低下，能量供给不足，因此便可产生机体热量供给不足，基础代谢下降，从而出现穴温和深温偏低的情况，这和文献报道的相吻合。同时由于人体是一个互相联系的有机整体，一脏有病，往往影响到其他脏腑，因此，当某一脏腑的穴温偏低时，其他脏腑的穴温也会随着相应下降，但下降幅度一般不如原发病灶大，据此，便可判断出原发病变脏腑之所在。

通过对300例寒证病人的初步临床观察，可体会到，中医腹诊仪基本上可以反映机体的寒热状况，为中医的寒热辨证提供一个有益的、客观的定量指标。

（2）为中医虚实的辨证提供客观定量指标

虚实辨证是中医辨别邪正盛衰的主要方法，对于指导临床治疗、处方用药同样有着重要意义。利用腹力的大小来判断病证的虚实是中医腹诊的临床意义之一。为了探讨中医腹诊在判断病证虚实方面的客观指标，选择了腹壁的压力和位移作为观察指标，应用中医腹诊仪对200例腹胀病人进行了临床观察。结果表明，实胀组的腹壁位移量，无论是轻、中、重用力，均比正常人组要小，经统计学处理，有显著性和非常显著性差异（$P<0.05$ 至 $P<0.01$）。说明实胀组的腹壁紧张度和抵抗力比正常人组要高，这和腹胀实证的诊断要点（①胀满较甚。且多为持续性。②腹壁抵抗较明显，有弹力，不喜揉按，或揉按后胀满更甚[1]。）相一致。而虚胀组的腹壁位移量，轻度用力时与正常人组比较没有显著差异（$P>0.05$），但当中度用力和重度用力时，则有显著和非常显著性差异（$P<0.05$ 至 $P<0.01$），说明虚胀组的腹壁紧张度和抵抗力比正常人组要低，这和腹胀虚证的诊断要点（轻按腹壁觉有抵抗，重按则觉无抵抗力，即无底力）相符合。此外，还对实胀组和虚胀组做了治疗前后的对照观察，结果表明，实胀组经过辨证治疗后，其腹壁位移量均有所增加，接近或达到正常人组的水平，经统计学处理，有显著或非常显著性差异（$P<0.05$ 至 $P<0.01$）说明腹壁紧张度得到了缓解，实证得到了消除。而虚证组在经过辨证治疗后，其中度用力、重度用力的腹壁位移量均比治疗前有所减少，接近或达到正常人组的水平，经过统计学处理，也有显著或非常显著性差异（$P<0.05$ 至 $P<0.01$）说明腹力在治疗后有所增加，虚证得到了改善。

通过上述的初步观察，体会到中医腹诊仪在判断腹力的大小，正气的盛衰及病证的虚实方面具有一定的作用，可以为中医的虚实辨证提供客观的量的参考。

---

［1］ 王琦.常见腹证的诊断［J］.云南中医杂志，1988（6）：6.

本组观察病例较少，加上仪器本身还存在稳定性问题及其他一些原因，其诊断价值及正常值的确定还有待今后作进一步的临床验证。

（3）为腹证的诊断和鉴别诊断提供客观诊断指标

根据对中医腹诊仪的初步临床验证，体会到如果对中医腹诊仪做进一步的改进，有可能对中医的许多腹证的诊断和鉴别诊断提供某些客观的诊断指标，如少腹急结、心下支结、小腹硬满、小腹不仁、少腹拘急、胸胁苦满及热实结胸、寒实结胸等腹证，其穴部温度、深部温度和腹壁位移量肯定会有所不同，通过仔细检查，便可获得一些客观定量指标，从而为这些腹证的诊断和鉴别诊断提供有益的、客观的参考。

（4）为中医和西医的其他研究提供辅助参考指标

中医腹诊仪虽然为中医腹诊而设计，但根据仪器的性能，其适用范围并不仅仅局限于腹诊，中医的其他研究领域和西医的某些研究领域也能适用。如中医经络学说、脏腑学说、证实质、体质学说、药物的温度反应及气功的热效应研究等，西医的体表温度与体核温度关系研究、胸腹腔脏器温度变化研究、睾丸温度变化研究、血液循环研究、疾病普查研究、温度监测研究，肌肉弹性研究及腹壁皮肤张力状态研究等。

总之，中医腹诊仪的初步研制，不仅有助于中医腹诊寒热虚实变化诊察客观化、定量化，而且也为中西医的生理病理研究及临床诊断提供了一种快速、多点测量体表温度和无损伤快速检测人体深部温度及检测腹壁压力和位移的仪器，因而具有较好的医学研究和临床应用价值。

第三节　心下部腹证与胃电图及胃病种关系探讨

采用胃电图来观察心下部腹证，据所涉猎之文献，还未见有系统报道过，为此，本研究应用胃电图观察了50例具有心下部腹证，并经胃镜确诊的胃病患者，同时设立50例正常人对照组，以探讨心下部腹证分型与胃电图的相关性，寻找心下部腹证的客观指标。

一、临床资料

50例胃病患者，男性30例，女性20例，年龄19～62岁，病史1个月至20年；职业：干部15例，工人15例，农民5例，教师6例，医生5例，个体户2例，学生2例。正常健康人50例作为对照组。

二、观察方法与步骤

1. 胃镜或造影诊断

50 例胃病患者均经胃镜或 X 线钡剂造影诊断，1 周内做胃电图检查及腹证观察。

2. 胃电图检查

（1）患者空腹于早晨做胃电图检查，检查时患者仰卧检查床上，暴露上腹部，用酒精棉球擦拭，将两枚记录电极分别放置于胃体和胃窦部在腹壁体表的投影部位，即一极置左乳至脐连线的中点，另一极置右乳与脐连线的中点，参考电极置右前臂，接地电极置右踝。

采用合肥科学仪器实验厂生产的 EGEG2B2 型胃肠电图仪记录胃电图，量程 150μV，走纸速度 1mm/s。

（2）安静 10 分钟后，先记录 5～8 分钟空腹胃电图，然后进食 50g 面包做功能试验。进食后再记 5～8 分钟胃电图，分别累加胃体、胃窦部胃电图的 3 分钟频率、波幅幅值，取其均值，做餐前、餐后比较，并做统计学处理（采用 t 检验及 q 检验）。

3. 心下部腹证诊断分型标准

心下部是指剑突以下，两肋弓最低点连线以上的三角形区域，相当于西医腹部九分法之上腹部。分型标准依据中国中医研究院研究生部腹诊课题组王琦组长等制订的"常见腹证的诊断标准"[1]。本组观察病例主要分为心下痞、心下痞满、心下痛及心下悸四型。

（1）心下痞

部位："心下"区域。

诊断：自觉或切按后感觉心下窒闷、堵塞或胀满（也可能兼轻度疼痛）。

（2）心下痞满

部位："心下"区域。

诊断要点：①同"心下痞"，而胀满之感较为明显。②切诊指下饱满，有弹力、有抵抗，但不至发硬的程度。③可伴见轻度疼痛或压痛。

具备第①或第③项者均可诊为"心下痞满"。

（3）心下痛

部位："心下"区域。

[1] 王琦. 常见腹诊的诊断 [J]. 云南中医杂志，1988（6）：6.

诊断要点：主诉心下疼痛或切按后疼痛。

（4）心下悸

部位："心下"区域。

诊断要点：①自觉心下部位有跳动。②望诊心下部位可见跳动。③切诊心下部位搏动应手。

有上述任何一项皆可诊为"心下悸"。

三、观察结果

1. 心下部腹证四型胃电频率与正常胃电频率比较（表6-20）

表6-20　心下部腹证四型与正常胃电频率比较（X±SD）（次／分）

胃电频率	（n=50） 心下悸	（n=7） 正常人组	（n=24） 心下痞	（n=7） 心下痞满	（n=12） 心下痛
餐前	3.25 ± 0.05	$3.13 \pm 0.17^*$	$2.98 \pm 0.06^{\triangle}$	$2.93 \pm 0.11^{\triangle}$	$3.89 \pm 0.19^{\triangle\triangle}$
餐后	3.21 ± 0.06	$3.13 \pm 0.15^*$	$3.06 \pm 0.14^{\triangle}$	$2.87 \pm 0.15^{\triangle}$	$3.10 \pm 0.15^{\triangle\triangle}$

P 值 *<0.02， △ <0.001， △△ <0.0l

由表可见，心下痞、心下痞满、心下痛三型的胃电频率无论餐前、餐后均比正常人组低，而心下悸型的胃电频率餐前比正常人组高，餐后比正常人组低，四型经统计学处理，均有显著性意义或非常显著性意义（$P<0.02$ 至 $P<0.001$）。

2. 心下部腹证四型胃电幅值与正常人组比较（表6-21）

表6-21　心下部腹证四型胃电幅值与正常人组胃电幅值比较（X±SD）（μV）

胃电频率	（n=50） 心下悸	（n=7） 正常人组	（n=24） 心下痞	（n=7） 心下痞满	（n=12） 心下痛
餐前	181.6 ± 16.9	$213 \pm 120.9^*$	$163.4 \pm 25^{\triangle}$	119.8 ± 19.6	$523.27 \pm 90.3^{\triangle}$
餐后	236 ± 17.30	$241.7 \pm 99.6^{**}$	$192.6 \pm 36.04^{\triangle}$	$218.7 \pm 46^{\triangle}$	$326.7 \pm 48.3^{\triangle}$

P 值 *>0.1， **>0.8， △△ <0.0l

结果表明，心下悸型的胃电幅值无论餐前餐后均比正常人组高，经统计学处理，有非常显著的差异（P<0.001），而心下痛型和心下痞满型的胃电幅值无论餐前餐后均比正常人组低，经统计学处理也有非常显著的意义（P<0.001），心下痞型餐前餐后胃电幅值虽然比正常人组高但无显著差异（P>0.1）。

3. 心下部腹证四型之间胃电参数比较（表6-22）

表6-22　心下部腹证四型之间胃电参数比较（P值）*

对比组	频率（次/分）		振幅（μV）	
	餐前	餐后	餐前	餐后
心下痞与心下痞满	<0.001	>0.1	>0.5	>0.05
心下痞与心下痛	<0.05	<0.005	>0.05	>0.5
心下痞与心下悸	<0.001	>0.7	>0.05	<0.05
心下痞满与心下痛	>0.1	<0.005	<0.001	>0.1
心下痞满与心下悸	<0.001	>0.9	<0.02	<0.01
心下痛与心下悸	<0.001	>0.5	<0.01	<0.02

* 采用多个样本均数两两比较的 q 检验

从表6-22可见，心下部腹证四型之间胃电参数比较大多具有显著差异或非常显著的差异，或者四项中至少有一项有显著差异。

4. 心下部腹证分型与胃病病种的关系

本组50例中根据"常见腹诊的诊断标准"分为心下痞、心下痞满、心下痛及心下悸四型。其中心下痞7例，占14%；心下痞满24例，占48%；心下痛7例，占14%；心下悸12例，占24%。四型与胃病病种的关系见表6-23。

表6-23　心下部腹证四型与胃病病种的关系（例）

分型	慢性胃炎	十二指肠球炎	十二指肠球部溃疡
心下痞	3	1	3
心下痞满	12	7	5
心下痛	3	3	1
心下悸	0	0	12

由表6-23可见，心下痞满型以慢性胃炎多见，其次为十二指肠球炎，再其次为十二指肠球部溃疡，心下悸型则全部为十二指肠球部溃疡，其余两型由于例数太少尚难发现

有明显的趋向性。

四、分析与讨论

　　心下部腹证是临床上常见的腹证之一，其证的出现大多与原发病灶有关，以消化系统疾病特别是胃肠疾病多见。因此选用能反映胃肠功能变化的胃电图作为观察指标，以探讨心下部腹证分型与胃电图的相关性。通过对50例具有心下部腹证四型（心下痞、心下痞满、心下痛、心下悸）患者的胃电图观察发现，四型的胃电参数与正常人组比较均有变化，其中心下痞、心下痞满、心下痛型的胃电频率和胃电幅值无论餐前、餐后大都比正常人组低，只是心下痞型的胃电幅值比正常人组稍高（但没有统计学意义 $P>0.1$），而心下悸型的胃电频率和胃电幅值均比正常人组高，四型胃电参数与正常人组比较经统计学处理，均有显著性和非常显著性差异（$P<0.02$ 至 $P<0.001$）。而且四型之间的胃电参数比较也有不同，经统计学处理，大多具有显著性差异或非常显著性差异（$P<0.05$ 至 $P<0.001$），或者四个项目中（胃电频率的餐前、餐后及胃电幅值的餐前、餐后值）至少有一项有显著差异。分析上述结果可能与西医病种有一定的关系，从表6–23可知，心下痞、心下痞满、心下痛三型以慢性胃炎多见，共18例，占36%。而心下悸型则全部为十二指肠球部溃疡，共12例，占24%。据文献报道[1]，慢性胃炎的胃电表现为低频低幅值，而溃疡病的胃电表现为高频高幅值，这和观察的结果相符合。因此，胃电图可以作为心下部腹证的诊断和鉴别诊断的一个客观定量指标，而且从初步临床观察看，心下部腹证与西医病种之间似乎也存在一定的关系，如心下痞满以慢性胃炎多见，心下悸以十二指肠球部溃疡多见等，值得进一步研究和探索。

　　胃电图是一种无创伤性检查方法，安全无痛苦，易为患者接受，使用简便，容易掌握，而且可以连续反复观察，目前正越来越广泛地在中医研究领域中得到应用，用它来作为心下部腹证的一个观察指标，无疑也是很有必要和很有意义的。本组由于观察例数较少，对心下部腹证的其他型如心下痞硬、心下支结、心下濡等及与中医辨证分型的关系未观察，这是不足之处，有待今后进一步研究与探讨。

---

［1］　危北海．胃肠道生理功能检查方法及其临床意义（二）［J］．中西医结合杂志，1988（6）：374.

第七章　中医腹诊研究进展

中医腹诊是通过诊察患者胸腹部的胀、痛、满、悸、痞、硬、急、结等病变征象，以判断内在脏腑、经脉、气血津液等方面的病理变化，从而指导临床治疗的一种体现中医特色的诊断方法。腹诊起源于我国，《内经》《难经》奠定了腹诊的理论基础，《伤寒杂病论》创立了中医腹诊的基本体系，对我国后世中医学及日本汉方医均产生了重大影响。新中国成立以来，特别是 20 世纪 80 年代以来，腹诊得到了较多的研究与应用，中医学术刊物发表了许多有关研究论文，一些研究生对腹诊做了专题研究，并以此作为论文的内容；中国中医研究院研究生部开设了中医腹诊专题讲座，作为临床课程教学内容，并招收了中医腹诊研究生；腹诊研究被列为"七五"期间卫生部部级科研课题；有关中医腹诊的研究论文进入了国际学术交流，1987 年召开了首届全国中医腹诊专题学术研讨会。这些都不同程度地推动了中医腹诊研究的深入开展。新中国成立 40 年来有关中医腹诊研究的学术、科技成就主要体现在以下几个方面。

第一节　有关腹诊文献得到了较系统的整理

历代中医典籍和日本汉方医籍中均存在着大量有关中医腹诊的记载，新中国成立以来许多学者致力于这方面的文献研究，使腹诊文献得到了系统整理，也使一些理论问题得到了澄清。

一、经典著作中的腹诊文献得到了阐发

《内经》《难经》中有关腹诊的论述，说明了腹诊的方法论原理、理论基础、方法以及腹诊在某些疾病诊断和鉴别诊断上的应用。《伤寒杂病论》创造性地将理法方药贯穿于腹诊的临床运用，将腹诊和辨证论治有机地结合在一起，用于分析病因病机，进行临床辨证，指导治疗，判断预后，创立了中医腹诊的基本体系。刘氏[1]、张氏[2]、周

---

[1]　刘志勇.《伤寒》《金匮》腹证辨析 [J].山东中医学院学报，1982（1）：55-57.
[2]　张鸣鹤.张仲景腹诊的考查与临床实践 [J].山东中医学院学报，1984（4）：28-29.

氏[1]等许多学者对这些经典著作中的腹诊文献做了专门的整理阐发。这些研究阐发使对腹诊中一些有不同观点的学术问题的认识趋于一致。如我国中医界和日本汉方医界对腹诊的基本概念认识不尽相同，国内一些学者对此也有不同见解，腹诊文献的研究使对这个问题的认识得到基本统一，认为中医腹诊应遵循传统中医的基本理论和方法，腹诊方法虽以切诊为主，但应望、闻、问、切四诊合参，这一认识在首届全国中医腹诊学术研讨会上得到了普遍认同[2]。

关于腹诊的起源，中日两国学者也曾有不同认识，但中日两国许多文献记载表明腹诊起源于中国。梁氏[3]对中医腹诊的源流做了专题研究，通过对历代中医腹诊文献的整理，说明中医自古以来就很重视探讨胸腹部的病理征象与疾病之间的关系，腹诊是辨证论治的重要依据之一。日本汉方医家大塚敬节通过对日本现有腹诊著作的分析，将其划分为难经派、伤寒派、折衷派[4]，体现了以《难经》《伤寒论》和《金匮要略》作为其理论根据和方法来源的特点，也从一个侧面说明了日本汉方医腹诊源于我国。

二、后世医家的腹诊文献得到了研究

汉代以后许多中医著作皆有关于腹诊的论述，但其论述多为散在未能形成系统。梁氏[5]依据各家著述和医案，对中医腹诊体系进行了初步的整理，包括腹诊的方法，从望闻问切的不同角度对腹诊的内容及其临床意义进行分类归纳，阐述了腹诊时出现的病理变化与脏腑病证之间的内在联系。靳氏[6]整理了《诸病源候论》中的腹诊内容，对常见腹诊的临床意义及腹诊方法做了阐发。田氏[7]对《傅青主女科》中的腹诊做了探讨。

三、日本腹诊文献、校注、出版腹诊专著

随着中日学术交流的开展，我国学者注意研究介绍日本汉方医腹诊情况，如刘氏[8]、

[1] 周朝进.《内经》腹诊初探[J].浙江中医杂志，1988（2）：81-83.
[2] 陆云飞.首届全国中医体质学说及腹诊学术研讨会学术总结[J].中西医结合杂志，1987（11）：702-704.
[3] 梁嵘.中医胸腹诊的源流及其诊法体系的整理[D].北京：北京中医学院，1988.
[4] 大塚敬节.汉方诊疗三十年[M].北京：华夏出版社，1985.
[5] 梁嵘.中医腹诊源流概述[J].北京中医学院学报，1987（3）：44.
[6] 靳士英.诸病源候论和中医的腹诊[A].云南中医杂志，1982（6）：5.
[7] 田煌.傅青主女科腹诊初探[A].首届全国中医腹诊学术研讨会论文集，1987.
[8] 刘文巨.中医与汉方医腹诊[M].南昌：江西科学技术出版社，1985.

李氏[1][2]等对日本汉方医腹诊的发展概况、方法辨证，及一些常见腹诊的现代研究情况做了介绍。许多学者翻译了一些日本腹诊文献[3][4]。日本"难经派"腹诊的专著《诊病奇侅》由王氏[5]点校后在国内再次出版。"伤寒派"的代表作《腹诊证奇览》1983年由中国台湾武陵出版社汉译出版，在大陆地区有流传。刘氏等编著的《中医与汉方医腹诊》专著于1985年出版。

第二节　有关腹诊的理论研究日趋深化

一、遵循中医理论，探讨腹诊原理

中医腹诊以中医基本理论为指导，如何从中医理论角度阐明腹诊的基本原理，这是腹诊研究的一个重要理论问题。笔者等认为，藏象、经络、气血津液理论不仅说明了腹诊与人体整体功能相联系的原理，而且是指导腹诊判断病变部位、病邪性质的生理学依据。并从腹诊与脏腑位置、功能的关系；腹诊与经脉循行、特定经穴的关系；腹诊与气血津液理论的关系，以及从现代科学的认识等方面阐述了腹诊的基本原理。陆氏[6]根据中医理论，探讨了腹部体表区域与依据腹证进行脏腑辨证定位之间的关系，以进一步阐发腹诊原理。将胸腹体表与内在脏腑的病变归属为对应关系（即胸腹某部位为某脏腑所主）和重叠关系（即某一胸腹部位可内属于多个不同脏腑）。赵氏[7]也从解剖生理角度将中西医学的内脏名称、生理功能统一起来，探讨腹部的定位诊断，将腹部的病理区域划分为同位反应区，即腹部脏器的病变可反映于该脏器的体表投影；异位反应区，即出现腹证的腹部区域与病变脏器的体表投影差别很大或完全不同。这些认识对于阐明中医腹诊的基本原理具有重要意义。

[1] 李治淮.腹诊：日本汉方医学诊断方法介绍[J].山东中医学院学报，1982（4）：38-39.
[2] 李钟英.日本的东西方医学结合及胸胁苦满的研究[J].中医药研究资料，1981（13）：54-61.
[3] 陈徽徽.谈谈腹证[J].日本医学介绍，1981（12）：31.
[4] 罗绳祖.瘀血腹诊考[J].日本医学介绍，1981（7）：27.
[5] 王琦.论腹诊源流原理及其运用.中医药国际会议文集[M].北京：中国学术出版社，1987.
[6] 陆云飞.胸腹证象与脏腑病机相关论：《伤寒杂病论》腹诊研究[D].武汉：湖北中医学院研究生毕业论文，1983.
[7] 赵文都.腹诊定位诊断初探[A].首届全国中医腹诊学术研讨会论文集，16-21.

二、探讨腹部划区，腹诊趋于规范

腹部区域划分有助于准确描述某些腹证的表现部位，并借以说明腹证出现的部位与内属病变脏腑之间的关系，也是实现腹诊规范化的基本条件，中国和日本的古今许多腹诊文献均对这个问题有过论述。早在《内经》《难经》中就有心下、脐左、脐右、脐下、当脐、左胁下、右胁下等部位的记载，《伤寒论》也有宫心下、胸胁、胁下、小腹、少腹等，日本的《诊病奇侅》《腹证奇览》也有类似划分。目前中医临床上各家划分方法各有不同，为了实现腹诊规范化，中国中医研究院腹诊课题组在研究腹诊原理的基础上，通过对古今多种划分方法的系统研究，提出了胸区、心区、心下、左胁部、右胁部、左胁下、右胁下、脐部、小腹、左少腹、右少腹共 11 个区域的划分方法，并总结了各部腹证的内属脏腑。武氏[1] 则根据自己的经验，采用腹诊线和腹诊区来划分腹部，其中腹诊线有前正中线的第一线，沿着左右腹直肌的第二线，从乳头直下之肋缘下至髂骨窝的第三线，从章门穴起至髂骨里侧的第四线；腹诊区有胸胁区、心下区、胃脘区、脐区、脐下区、右少腹区、左少腹区、京门区等，并指出了各线、区常见的病理变化。

三、制订诊断标准，腹诊趋于客观

长期以来腹诊多限于采用望闻问切的诊断手段，主观成分较多。对腹证的诊断缺乏客观标准，影响了腹诊在临床上的推广应用，腹证诊断标准的制订，为腹诊的客观化、规范化打下了一定的基础。中国中医研究院腹诊课题组制订了胸胁苦满、心下痞、心下痞满、心下痞硬、心下支结、心下痛、心下悸、腹胀满、腹痛、少腹急结等 20 多个常见腹证及其类证的诊断标准，从表现部位、诊断要点、兼症方面提出了诊断依据，对具有不同病理意义的相似腹证做了鉴别分析，并提出了各个腹证的参考方剂。

---

[1]　武定一.腹诊划区及腹诊顺序探讨［J］.中医杂志，1988（6）：26–27.

第三节 腹诊的临床研究日趋深入

一、阐明腹诊意义，探索应用规律

许多学者通过有关腹诊文献的研究，结合临床体会，对腹诊意义作了阐发，概言之，腹诊在临床上可用于判断病名、作为诊断和鉴别诊断的依据、指示病变部位、审察病因病机、确立治疗方法、判断疾病的预后转归、观察临床疗效等。王氏[1]探讨了腹诊的临床运用规律，把握腹证，活用经方；审察局部，整体论治；详分部位，因势利导等方面，说明了腹诊指导临床治疗的某些特点，这些对于阐明腹诊的特殊价值，扩大腹诊的临床应用范围均具有积极意义。

二、着眼专科病种，研究腹诊特点

近年来许多学者将腹诊的临床应用研究，从个例摸索，发展到针对某些专科病种，进行大宗病例的观察研究，以探讨腹诊在这些疾病的诊断治疗上的特殊意义。如金氏[2]总结分析200余例中风患者的腹诊情况，根据腹诊所见，确定病位之深浅，判断病变之属中络、中经，病情之轻浅与危重，病证之属实属虚。黄氏[3]对20例胃下垂患者做立位与卧位腹诊，并以X线摄片做对照，发现均有不同程度的胃形低垂、下腹膨起，饱腹后舒服，壁脂肪菲薄和腹肌松弛，并发现剑突下沿中线向下触及空瘪的止点与X线片示胃小弯位置呈现一定相关性。李氏[4]观察了360例慢性前列腺炎的腹诊反应，发现湿热下注、血瘀、肾虚各型均有其腹诊特点，这些腹证表现随病情之加重、好转、痊愈而相应加重、减轻、消失。冯氏[5]对100例腹部动悸的临床观察，发现脾胃虚弱，中气下陷者，易扪及腹部动悸，二者轻重程度一致，肋下角越窄，动悸越明显。张氏[6]总结分析了100例心下痞硬证与病种、病因、体质、辨证分型的关系。

---

[1] 王琦.中医腹诊的临床运用 [J].中医杂志, 1988 (7): 10.

[2] 金鸿伟.试论腹诊在中风临床中的应用及意义 [A].首届全国中医腹诊学术研讨会论文集, 73–77.

[3] 黄肖功.20例胃缓（胃下垂）腹诊体会 [A].首届全国中医腹诊学术研讨会论文集, 86–87.

[4] 李夫道.360例慢性前列腺炎腹诊反应规律初探 [A].首届全国中医腹诊学术研讨会论文集, 787–90.

[5] 冯振兴.腹诊动悸100例分析 [A].首届全国中医腹诊学术研讨会论文集, 82–85.

[6] 张志高.心下痞硬证100例的临床分析与探讨 [A].首届全国中医腹诊学术研讨会论文集, 77–81.

三、兼顾临床各科，腹诊指导治疗

目前，腹诊不仅在内科临床上得到广泛应用，而且也被应用于妇、儿、外伤科，以指导临床诊治。如叶氏[1]用于指导治疗少女狂躁型精神分裂症，根据少腹急结，投予桃核承气汤数剂而愈；胆囊炎、胆结石、胰腺炎，诊得心下急、郁郁微烦、腹满痛、呕吐、往来寒热，投予柴胡汤为主，随证加减，往往应手奏效；妇科病，月经障碍，诊得下腹急结，属瘀血证，予桂枝茯苓丸，屡获奇效。郑氏[2]、朱氏[3]从腹部望、闻、问、切所见各种病理变化方面，论述了中医腹诊在妇科临床上的运用。杨氏[4]阐述了小儿腹诊的方法、临床应用，并分析了小儿科临床常见的特殊腹证。潘氏[5]应用腹诊对闪挫伤见有两侧腹直肌挛急如弓弦、脐周围有硬块疼痛，诊为热实型瘀血证；对上肢及腰脊部疼痛走窜，根据胸胁苦满一症，用小柴胡汤加减治疗，取得满意疗效。

第四节　有关腹诊的学术交流日益广泛

一、国际性学术交流

近年来中医腹诊进入了国际学术交流，扩大了在国际上的影响。1981年杨维益在北京召开的中日《伤寒论》学术讨论会上介绍了我国中医腹诊研究与应用情况；1987年王琦在上海召开的中医药国际学术会议上报告了"论腹诊源流原理及其临床运用"的学术论文。王琦参加了1988年在北京召开的血瘀证研究国际会议，并作了《论血瘀与腹证的研究意义》的学术报告。

二、国内学术交流

关于中医腹诊的学术研究在国内通过多种学术刊物得到了广泛的交流。1987年8月

［1］叶橘泉.仲景学说腹诊与方证的研究［J］.中西医结合杂志，1986（2）：74.
［2］郑其国.中医腹诊在妇科临床上的应用［A］.首届全国中医腹诊学术研讨会论文集，102-104.
［3］朱斌.腹诊在妇科临床上的应用［A］.云南中医杂志，1987（4）：10.
［4］杨卫平.小儿腹诊的临床应用［A］.云南中医杂志，1986（5）：18.
［5］潘德孚.腹诊浅识［A］.浙江中医药，1979（8）：284-285.

在秦皇岛市召开了首届全国中医腹诊研讨会，交流论文 189 篇，会议对中医腹诊的源流、原理、方法，临床运用及老中医独创的经验进行了广泛的交流。总结了腹诊研究所取得的成就，对今后进一步开展这方面的研究也起到了良好的推动作用。

此外，近年也有一些学者对进一步开展腹诊研究的思路方法做了探索。如吴氏[1]从腹诊文献的系统整理、临床群体调查、腹诊比较研究及实验研究的途径与方法方面做了探索。陈氏[2]也对腹诊客观化研究提出了设想。张氏[3]提出了光电腹诊仪应用于中医腹诊的构想，即利用光电转换作用，通过七线荧光屏探测胃肠含气量以反映胀满程度。这些设想对今后开发腹诊研究具有一定参考价值。

腹诊客观化是腹诊研究中一个亟待解决的课题，中国中医研究院腹诊课题组承担了卫生部"七五"期间相关科研课题的研究工作，开展腹诊检测客观化、腹诊仪研制及临床验证的研究，采用自己设计的"腹诊病历"，详细记载主诉、病史及望闻问切等一般临床资料，突出腹部各区域的腹诊特点，并结合实验室检查及现代仪器的辅助检查，以系统研究腹诊与辨证论治的关系，探讨腹诊的临床应用规律。与清华大学合作研制腹诊仪的工作正在进行中。

总之，中医腹诊是一种古老而富有强大生命力的诊断方法，新中国成立以来，在文献整理、理论研究、临床应用研究方面均取得了不少成就。随着这一研究更加广泛深入的开展，坚持中医理论体系的指导作用，并注意吸收现代科学技术手段，在重点开展临床应用研究的同时，重视开展实验研究，必将能使中医腹诊发挥更大的作用，为提高中医诊疗水平发挥重要作用。

第五节　中医腹诊现代研究进展（1993 ~ 2012 年）

继《中国腹诊》出版以后，中医学术界对腹诊的研究方兴未艾。很多中医学者、专家在 1993 年后对腹诊进行了更深入、更系统的研究。据不完全统计，自 1993 年 12 月至 2012 年 5 月近 20 年间，发表在各种报刊上有关中医腹诊的文章约为 1380 篇，涉及内容广泛。如在诊断及治疗方面取得了进一步的进展，对古人在腹诊方面的成果进行了切合实际的整理，加强了临床治疗的效果。可以说，在以王琦教授为首的中医腹诊课题研究完成之后，对中医腹诊学起到了承前启后、抛砖引玉的效果。2010 年出版的《伤寒派腹

［1］　吴正治.中医腹诊研究的思路与方法［A］.首届全国中医腹诊学术研讨会论文集，109–112.
［2］　陈玉琢.中医腹诊及其现代化研究的构想［A］.首届全国中医腹诊学术研讨会论文集，112–115.
［3］　张鸣鹤.张仲景腹诊的考查与临床实践［J］.山东中医学院学报，1984（4）：28–29.

诊》可说是对日本汉方医腹诊一个较好的收集整理，另外诸多学者对中国腹诊研究的成果屡见各类报刊，可谓百花齐放、百家争鸣。近20年间，对中医腹诊的研究成果主要体现在以下几个方面。

一、对古代医家腹诊成果进行整理和实践

古代医家因受封建传统思想的影响，大部分腹诊内容都散在各章节中，对腹诊全面系统的阐述较少见，对古代医家腹诊的成果进行系统的整理，对于腹诊这一学科非常重要，且有提纲挈领的作用，对腹诊的传承有着非常积极的意义。1994年前虽然王琦教授等已经做了较为系统的文献整理，但难免存在遗漏。1993年后诸多医家学者在这方面仍进行了较多的文献整理工作，并获得一些有意义的成果，如：

李赛美[1]在其发表的"《伤寒论》四诊特色述略"一文，以《伤寒论》原著为依据，对张仲景望闻问切四诊方法运用特色进行了较系统、全面的归纳整理，认为其脉证一体、脉脉叠见、舌脉并举、重视腹诊、问诊关注过程、强调体质及突出个证等特点彰显了《伤寒论》作为中医诊断学临床运用经典的风采。结合临床实际提出了个人见解，呼吁中医后学者熟读中医经典，重视中医四诊过程中信息采集的取舍及辨识，以提高中医疗效。宋瑞芳[2]"《伤寒论》腹诊方法与应用"一文，从腹诊的部位、方法、意义与应用4个方面阐述东汉末年张仲景《伤寒论》所总结的前人应用腹诊的方法。该方法把腹诊与临床诊断、辨证论治及方药应用密切联系起来，开创了腹诊与方药治疗相结合的先河，为后世腹诊的发展、完善奠定了基础。贾春华[3]在其发表的"《金匮要略》妇人产后腹痛的腹证探讨"一文中，以临床上妇人产后腹痛为产后常见的病证之一，其产生的病因病机各不相同，鉴别诊断相对比较复杂，故诊察妇人腹部的某些病理征象（即腹证）显得较为重要。在结合国内外学者对腹证的综合研究基础上，从中医腹诊的角度讨论了《金匮要略》妇人产后腹痛中六个方证的腹证特点，希望能进一步提高临床鉴别诊断。李强[4]在其发表的"《厘正按摩要术》及其腹诊论述之考辨"一文中，论述了《小儿推拿要诀》先由明朝周于蕃补辑、再由清朝张振鋆增校，并被其易名为《厘正按摩要术》。《厘正按摩要术》"卷一·按胸腹"共列有38条文，至少引用了11位日本腹诊医家的论述，所引用

———————

[1] 李赛美.《伤寒论》四诊特色述略[J].广州中医药大学学报，2011（6）：570.

[2] 宋瑞芳.《伤寒论》腹诊方法与应用[J].甘肃中医，2011（3）：7.

[3] 贾春华.《金匮要略》妇人产后腹痛的腹证探讨[J].中华中医药学刊，2011（6）：1414.

[4] 李强.《厘正按摩要术》及其腹诊论述之考辨[J].中医文献杂志，2011（2）：16.

的腹诊观点多数可在日本腹诊著作《诊病奇侅》中找到出处。本文对这 38 条文逐一进行了详细梳理和考证，得出日本腹诊的学术渊源来自《厘正按摩要术》"卷一·按胸腹"结论，同时也指出中国推拿是日本按摩和腹诊的学术渊源。侯美英、余晓清[1] 在"《金匮要略》腹诊运用浅析"一文中，指出腹诊是中医临床诊察疾病的重要手段之一，仲景在《金匮要略》中关于腹诊的记载尤为突出，对临床颇具指导意义，该文对仲景的相关论述进行了较全面的归纳和总结。韩宇霞[2] 在"浅谈《诸病源候论》之腹诊"一文中，指出腹诊是中医四诊体系中的子系统，主要是通过询问患者胸腹部的感觉，按压胸腹并结合望、闻诊，来判断体内脏腑经络、气血阴阳的病理变化，从而指导临床治疗。韩宇霞中医腹诊起源于《内经》，《难经》《伤寒论》《金匮要略》均有记载，文章着重对《诸病源候论》中腹诊进行了详细的探讨。王忠山[3] 在其发表的"试论《金匮要略》之腹诊"一文中，也认为腹诊是中医学颇具特色的诊法之一，且在仲景《伤寒杂病论》中有较为完整的体现，其中尤以记载杂病部分的《金匮要略》最为突出。文章着重探讨了《金匮要略》中的腹诊部分。

这些论文都从不同角度论述了中医腹诊的内容和临床指导意义，也证明了腹诊学源于中国，是中医学的重要组成部分。应该得到中医界人士和国家有关医学研究部门的重视，需投入资金进行系统研究，并结合临床实践加以发展。

二、对日本汉方医腹诊的研究日益深入

自 1994 年王琦教授等主编的《中国腹诊》出版后，中日有关腹诊的学术交流较之前更为繁荣。许多中国学者赴日本研究日本汉方医腹诊学术，而日本汉方医也不乏学者来中国学习腹诊，参与国内腹诊研究交流会，这是一个可喜的局面，有助于腹诊在各个方面的发展，取长补短，存菁摒芜，使腹诊得以全面传承、发展，主要研究如下。

成肇仁[4] 在其发表的"试论当代日本汉方医学治《伤寒论》的理论及学术特点（续）"一文中指出，发挥仲景腹诊而形成汉方医学独到的诊法。汉方医家十分重视仲景的腹诊，并在临床实践中积累了宝贵经验，创造了系统的腹诊理论及临床方法。早在江户时代就有许多腹诊专著，现代"主流派"仍沿袭了这个传统，从而形成了今日的汉方

[1] 侯美英，余晓清.《金匮要略》腹诊运用浅析 [J].江西中医药，2006（1）：15.
[2] 韩宇霞.浅谈《诸病源候论》之腹诊 [J].新中医，2007（8）：98.
[3] 王忠山.试论《金匮要略》之腹诊 [J].国医论坛，2001（2）：1.
[4] 成肇仁.试论当代日本汉方医学治《伤寒论》的理论及学术特点（续）[J].河南中医，1993（6）：285.

医腹诊体系。周琦、刘敏[1]在其发表的论文中，认为腹诊曾是日本汉方医学的重要诊疗手段之一。随着西方"医学"的不断侵入，日本社会开始逐步接受西方文化，并于1868年明治维新时革除各种传统旧有的文化，汉方医学也未能幸免。在对比腹诊和脉诊在操作上的巨大差异之后，不难看出：与其说是汉方医学创造了腹诊，不如说是汉方医学向西方医学逐步靠拢而形成了腹诊这样特殊的诊法。在发展中医的同时，当以此为戒，切勿重蹈覆辙。仝选甫[2]在其发表的文中认为，在日本中医药学大多被人们称为"汉方医学"或"东洋医学"，就像中医学在中国被称为"传统医学"或"东方医学"一样，具有明显的民族和地域特色。其实，所谓的汉方药是在秦汉时期由中国传入日本，然后在日本逐渐发展起来的日本本土化了的中国传统医学，与中医学应属于同根同源。不过，现代日本汉方确实形成了独自的体系。其在理论上以《伤寒论》为基本框架，并高度简单化，重视古方方证与"方证对应"；诊断上强调腹诊而不是脉诊的重要性，汉方药亦是在其理论指导下应用。郑红斌、陈咸[3]在其发表的文中认为，经过几个世纪的不断发展，日本汉方医学已逐步形成了自己独有的特色，并在当今日本医疗事业中占有一席之地，其中许多学术特点已与传统中医辨证论治理论大不相同。该文对汉方医的重视腹诊、忽略脉诊的学术特点进行了探讨。伍锐敏[4]在其发表的文中认为，日本的汉方医学源于中国，在其发展过程中，腹诊法丰富了中医诊断学，弥补了脉诊、舌诊的不足。多年来，日本的汉方制药企业都很重视科研，坚持不懈地进行从各种生药中提取有效成分的研究工作，近年来，对许多难治病日本汉方医坚持进行汉方药的临床疗效观察与总结，该文对汉方医学发展出现的新形势进行了肯定的评价。龚玲[5]在其发表的文中认为，日本的汉方医在诊断疾病时也讲四诊。望诊、闻诊、问诊与中医大致相同，而切诊却与中医有所不同。日本汉方医的切诊包括脉诊和腹诊。脉诊只有浮、沉、迟、数、缓、弦、紧、滑、芤九种，而腹诊作为日本汉方医特征的诊察手段，在临床受到特别的重视。本文重点论述腹诊在汉方医中的意义、运用及发展。肖衍初[6]认为，腹诊是汉方医学非常重要的一环。

以上学者的腹诊研究表明，日本汉方医学自始至终都非常重视中医腹诊在四诊中的临床运用，并且认为中医腹诊在中医诊断和治疗中了发挥了重要作用。这一研究成果再

[1] 周琦，刘敏.从"腹诊"看日本汉方医学的没落[J].辽宁中医药大学学报，2010（6）：152.

[2] 仝选甫.从日本中医药发展现状探讨未来国际间发展与合作领域[J].中医药管理杂志，2006（1）：51.

[3] 郑红斌，陈咸.日本汉方医学的几个主要学术特点[J].中医杂志，2003（1）：76.

[4] 伍锐敏.我所看到的日本的汉方医学[J].北京中医，2002（4）：254.

[5] 龚玲.日本汉方医的腹诊[J].北京中医，1995（2）：63.

[6] 肖衍初.东瀛归来话"东医"[J].甘肃中医学院学报，1995（1）：58-59.

次表明，中医腹诊研究及临床实践必须得到广大中医临床医生的广泛重视才能发挥其独特的作用。

三、腹诊理论研究日趋深化

腹诊以中医基本理论为指导，研究腹诊，必须以中医理论为基础，再进一步阐发腹诊理论，随着腹诊研究的深入，腹诊理论的指导意义愈发显得重要，对腹诊理论的研究自《内经》起，从未停止过，历代医家不断补充完善，形成了今日的腹诊体系，但从根本上来说，腹诊理论的完美化还需要长期的研究和实践，1993年后诸多医家学者在这方面也多有阐发，并更加深化，主要研究如下。

陈锦团，骆云丰[1]认为，腹诊是中医具有特色的诊法之一，它是望、闻、问、切四诊结合运应并以切诊为主的腹部诊察法。中医学对于腹诊研究的涉及面较为广泛，通过对古文献的查阅，文章欲通过对腹诊的渊源、研究内容及应用等方面来阐述，以便把握其地位及应用。王凌[2]认为，腹诊是中医诊断学望闻问切中切诊的一个重要部分，最早起源于《内经》，张仲景在《伤寒杂病论》中创造性地对腹诊进行了发挥、发展，依据病家的自觉症状–腹证和他觉体征–腹证冠以各种各样的腹证名称和采取相应的腹诊手法，用以指导临证的诊断和治疗，为后世医者开拓了腹诊应用之先河。程建丽、李果刚[3]阐述了腹诊的概念、内容、方法等，主要论述了腹诊的源流和现代临床上中西医结合的研究状况，为今后此领域的客观化研究提供了一些参考。王邦言[4]认为，腹诊是具有中医特色的诊法之一，它是望、闻、问、切四诊综合运用并以切（按）诊为主的腰腹部诊察法。本文从古代医家对腹诊的认识，腹诊的内容和方法，腹诊的临床意义及运用，腹诊指导治疗的意义，腹诊对推断预后的作用进行了论述。叶晨阳、沈峥嵘[5]认为，腹诊推拿法的依据和特点为"有诸内必形诸外"，五脏六腑发生病变，可以从腹及躯体的外部反映出来。对腹诊的推拿法不应仅是对症的局部治疗，而是以阴阳五行、藏象经络理论为指导的整体治疗。中医腹诊亦如四诊一样对腹部做检查，其方法首先是望诊，包括望腹之外形，丰隆或下陷。丰隆者为实证，下陷者为虚证。陈孝雨[6]认为，《伤寒杂病论》和

［1］ 陈锦团，骆云丰.腹诊在中医学中的地位及应用［J］.江西中医药，2011（10）：7.

［2］ 王凌.中医腹诊腹证的渊源探析［J］.北京中医药，2011（8）：590.

［3］ 程建丽，李果刚.论腹诊在中西医学中的应用［J］.辽宁中医药大学学报，2010（8）：35.

［4］ 王邦言.中医腹诊浅议［J］.陕西中医，2004（4）：336.

［5］ 叶晨阳，沈峥嵘.浅述中医腹诊推拿法［J］.中国临床医生，1999（7）：39.

［6］ 陈孝雨.浅析《伤寒杂病论》腹诊与现代医学腹诊的不同［J］.光明中医，2009（11）：2169.

现代医学都有腹诊，但两者意义不同，各有所长。现代医学腹诊的范围上起横膈，下至骨盆，前面及侧面为腹壁，后面为脊柱及腰肌，包含腹壁、腹膜腔和腹腔脏器等。《伤寒杂病论》的腹诊范围较广泛，包括了整个胸部和腹部。现代医学腹诊的目的主要是用来探查胸腹腔内脏器位置形态有无变化，如肥大、新生物、压痛等，以判断组织器官的功能状态，重点是放在腹腔内部。而《伤寒杂病论》的腹诊目的主要是用来判断机体的寒热虚实等不同反应状态，腹诊的重点是放在腹壁和腹内，通过对腹部的全面检查，能够发现现代医学临床检查尚未发现的疾病的前期变化，即所谓"潜证"和"先兆证"，从而使疾病在未发作之前就得到控制甚至消除。

四、中医腹诊临床实践讨论

中医理论的形成，是人们对日常治疗的实践之后进行总结，然后才形成理论，从而再次指导临床实践，属于实践医学。中医腹诊在千百年来的发展过程中，同样遵循这个规律，而目前临床研究最多的也是腹诊用于临床的诊断和治疗，1993年后，诸多医家在这方面作出了努力，其主要成果如下。

林健详[1]就大柴胡汤出自《伤寒论》，由柴胡、黄芩、半夏、芍药、枳实、大黄、生姜、大枣组成。具有和解少阳，内泻热结之功。症见：往来寒热，胸胁苦满，呕不止，郁郁微烦，心下满痛或心下痞硬，大便不解等。林氏在临床中运用体质、腹诊法结合传统辨证，扩大其应用范围，每获良效。《伤寒论》原文启示：《伤寒论》（103）条云："太阳病，过经十余日，反二三下之，后四五日，柴胡证仍在者，先与小柴胡汤；呕不止，心下急，郁郁微烦者，为未解也，与大柴胡汤，下之则愈。"《伤寒论》（165）条云："伤寒发热，汗出不解，心下痞硬，呕吐而下利者，大柴胡汤主之。"《金匮要略·腹满寒疝宿食病脉证治》云："按之心下满痛者，此为实也，当下之，宜大柴胡汤。"进行了详细的论述。章新亮[2]应用中医腹诊对小儿疾病的诊治，并作出了相应的比较，确定腹诊在小儿疾病的辨证论治中的实效性。李建伟[3]发现，运用腹诊辨治脾胃病，《内经》《伤寒论》虽有论述，然唐宋以后方书中绝少记载，腹诊辨治脾胃病仅存问而知腹证，这种做法势必影响和降低脾胃病的诊疗水平。因此，运用腹诊法所取得的腹证，借以判断脾胃病病因、病症、病性与病势，从而为辨证论治提供依据，可以决定脾胃病的治则、制方和遣

[1] 林健详.运用体质、腹诊法辨大柴胡汤证［J］.江西中医药，2010（1）：52.
[2] 章新亮.叩按肚腹诊辨小儿疾病60例［J］.江西中医药，2010（9）：43.
[3] 李建伟.试论腹诊在脾胃病辨治中的指导意义［J］.四川中医，2010（10）：32.

药，有助于提高临床疗效。张英英[1]认为，根据临床经验，结合中医历代文献资料及当代研究成果对中医妇科腹诊进行论述。结论：中医妇科腹诊是中医腹诊不可缺少的一部分，是中医传统诊断方法之一。中医妇科腹诊是中医腹诊的内容之一。刘启泉、杜艳茹[2]认为，中医腹诊在《内经》《难经》《伤寒论》《金匮要略》等经典中多有论述。腹诊是中医望、闻、问、切四诊的组成部分，在胃肠病的临床实践中，其应用中医腹诊，结合平脉辨证及现代诊疗手段（如电子胃镜、电子肠镜、数字胃肠造影、超声波等），指导临床常见胃肠病的诊断、治疗及转归，颇有心得。中医腹诊源远流长，博大精深。王玉玺、崔瑞林[3]认为，少腹急结证首见《伤寒论》，是太阳蓄血症主证之一。本文对少腹急结症的定义、范围、检查方法、病机主治及临床应用进行了初步探讨，并结合作者自身的经验举例予以佐证。李夏平、殷东风[4]探讨了中医腹诊对恶性肿瘤诊断及预后的意义。运用中医腹诊方法诊察 2007 年 1 月 16 日～ 2007 年 3 月 1 日期间在辽宁中医药大学附属医院肿瘤科住院的 33 例恶性肿瘤患者，研究不同疾病及症状的腹诊特点，及其与传统四诊的比较，得出结果：腹部肿瘤的患者腹力多偏实（36.0%）或实（20.0%），92.0% 出现心下痞硬。肝癌和腹水的患者中 100% 出现心下痞硬。腹力实的 5 例患者中都为腹部肿瘤且其中 4 例在观察期间死亡。舌脉无明显异常的 16 例患者中，出现胸胁苦满者 8 例，心下痞硬 13 例，振水音 5 例，腹部压痛 8 例，腹力异常 13 例。腹诊正常的 3 例患者至观察期结束病情稳定，一般状态评分良好（perfamance status，PS ≤ 2）。得出结论：腹诊是四诊中不可缺少的一部分，在肿瘤临床实践中具有重要的诊断意义。李正之、王衍宗[5]对脾胃虚弱证在腹诊指导下进行的辨证论治，综合地论述了腹诊在脾胃虚弱证中的运用，有效地提高了临床实际疗效。温光远[6]认为，腹诊作为诊断手段运用于临床辨证，早在《内经》《伤寒论》等书中已有记载，《内经》有关腹诊的论述奠定了腹诊的理论基础，《伤寒论》将腹诊和辨证论治有机地结合在一起，用于分析病机、临床辨证、指导治疗及判断预后，创立了腹诊的基本理论体系，对后世医学产生了重要影响。

以上研究成果都是中医腹诊应用于临床实践的代表论文，具体很好的指导意义，是中医腹诊学得于推广应用的坚实基础。

［1］张英英.中医妇科腹诊探讨［J］.陕西中医，2009（7）：852.

［2］刘启泉，杜艳茹.中医腹诊在胃肠病诊疗中的应用［J］.中医杂志，2006（3）：224.

［3］王玉玺，崔瑞林.论腹诊少腹急结症及临床应用［J］.中外医疗，2008（4）：39.

［4］李夏平，殷东风.中医腹诊对恶性肿瘤诊断和预后的意义［J］.中医药临床杂志，2008（3）：250.

［5］李正之，王衍宗.脾胃虚弱证的腹诊［J］.北京中医，1994（5）：15.

［6］温光远.中医腹诊的临床应用［J］.黄河医学（现为《现代中西医结合杂志》），1994（2）：80.

五、学术交流及会议

1. 国际学术交流

（1）2009 年 10 月 6 日在广西南宁举行的第二届腹针国际学术研讨会中就腹诊指导下的腹针治疗进行了讨论。

（2）2000 年 4 月在北京召开了"国际传统医药大会"，会议上就《金匮要略》中诊法做出了探讨，其中涉及腹诊的项目较多。

2. 国内学术交流

（1）2011 年 12 月 1 日在广西南宁举行的"第十二次全国推拿学术年会暨推拿手法调治亚健康临床应用及研究进展学习班"中讨论了腹诊源于《内经》《难经》，发展于《伤寒杂病论》，是中医学中的一朵奇葩。《灵枢·本脏》有云："视其外应，以知其内脏，则知所病矣。"中医推拿在临床与腹诊有着不可分割的联系。方法基于文献整理，以经络理论为纲，旨在阐明经络与腹诊的联系，使腹诊在中医推拿临床中发挥更大的作用。

（2）2010 年 7 月 30 日在广州举行的"广东省针灸学会第十一次学术研讨会"中，就腹诊为中医诊察中的一种重要方法，列举了中医经典论著中的论述如何指导临床治疗、治疗病证的适宜证和禁忌证以及辨别疾病的转归预后等均具有重要的临床意义进行了讨论。

（3）2008 年 7 月 18 日在云南大理举行的"中华中医药学会第九次中医诊断学术会议"中，对随着纤维内窥镜诊断技术的不断提高，临床医生更加依赖仪器的诊断，而忽视了临床诊断。中医从古至今都非常重视临床诊断，在胃肠疾病的辨证中尤其重视腹诊。进行了研究探讨。

（4）2008 年 11 月 1 日在广西南宁举行的"全国第十一届中医医史文献学术研讨会"中，就近年来有关仲景诊法研究论文进行简要概述。

（5）2009 年 10 月 14 日在深圳举行的"中华中医药学会第二十一届全国脾胃病学术交流会暨 2009 年脾胃病诊疗新进展学习班"中，就腹诊学方面，对张仲景继承了《内经》《难经》及其他医家的有关腹诊的理论，结合的临床实践，创造性地发展了腹诊理论及临床应用方法，并将腹诊理论与临床有机结合，进行了分析讨论。

继以王琦教授为组长承担的卫生部部级科研课题——"中医腹诊检测方法的研究及腹诊仪研制临床验证"完成以来，腹诊的发展走入了一个新的时期。无论国际国内，都呈现出一片百家争鸣的繁荣景象。在古今文献整理、医家学术成果传承、理论探索研究、临床辨治心得、国际国内学术交流等方面都有着姣好的发展。以上所总结的仅是 1993 年以后部分较有代表性的论文及学术会议，尚有许多研究成果限于人力问题未加以详细总结，如在临床实践方面，王满囤、王董臣等人有着较多的研究，在此不一一赘述。

总之，中医腹诊是一种古老而富有强大生命力的诊断方法。新中国成立以来，无论在文献整理、理论研究、临床应用研究方面均取得了不少成就。随着这一研究更加广泛深入的开展，把握中医理论体系的指导作用，并注意吸收现代科学技术手段，在重点开展临床应用研究的同时，重视开展实验研究，必将能使中医腹诊发挥更大的作用，为提高中医诊疗水平发挥重要作用。

第六节　中日腹诊比较研究

腹诊是一种古老的中医诊法。中日腹诊虽然同出一源，均渊源于我国的《内经》《难经》《伤寒论》和《金匮要略》，但由于两国的社会环境、风土人情和文化习俗不尽相同，因而在长期的发展过程中，各自形成了不同的风格特点。深入研究这些特点，有助于双方开展学术交流。本文从腹诊的地位、腹诊的流派和专著、腹诊的原理、腹诊的临床运用和腹诊的现代研究等方面对中日腹诊研究特点进行了比较，并对我国中医腹诊今后的发展方向进行了展望。

中日腹诊虽均渊源于我国的《内经》《难经》《伤寒论》和《金匮要略》，但由于两国的社会环境、风土人情和文化习俗不尽相同，因而在长期的发展过程中，各自形成了不同的风格特点，概括起来，主要表现在以下几个方面。

一、腹诊的地位

腹诊在汉方医中占有重要地位，被认为是中医四诊之外的又一诊病奇法，其重视程度超过了其他诊法，常常是以腹（证）定方，舍证（指腹证以外的其他证候）从腹。因而"腹者，生之本也，百病皆根于此，是以诊病必候其腹"的观点，"先证不先脉，先腹不先证"成了汉方医临床必须遵循的原则。

我国中医对腹诊也很重视，清代医家俞根初认为："胸腹为五脏六腑之宫城，阴阳气血之发源，若欲知其脏腑何如，则莫如按胸腹，名曰腹诊。"但我国中医历来把腹诊看做是传统中医四诊中的一个组成部分，是望、闻、问、切四诊在胸腹部的综合运用，而以切诊为主。因而在诊察疾病时，尚须结合其他诊法如脉诊、舌诊以及全身的望、闻、问、切等综合辨证。

由此可知，日本汉方医把腹诊放在一个很高的地位，这也导致了汉方医腹诊不断地丰富和发展起来。我国仅把中医腹诊视为一种辅助诊断方法，临床应用远不如舌诊、脉诊广泛，这也是导致我国中医腹诊发展缓慢的原因之一。

二、腹诊的流派和专著

汉方医腹诊在长期的发展过程中，由于其主要理论依据的不同，从而形成了"难经派""伤寒派"和"折衷派"等学术流派，并出版了77种腹诊专著，其中属"难经派"的36种、属"伤寒派"的36种，"折衷派"的5种。"难经派"腹诊以《内经》《难经》为理论依据，其主要学术特点是重视诊察胸腹部动气，将腹部分区与五脏相配，其代表著作为多纪元坚的《诊病奇侅》。"伤寒派"腹诊以《伤寒论》《金匮要略》为理论指导，并将腹诊所得证候与仲景原文对比，决定选方用药，其代表著作是稻叶克文礼的《腹证奇览》和久田寅叔虎的《腹证奇览翼》。以仲景原著为依据，方证相对述其运用为"伤寒派"腹诊的基本特点。

我国中医腹诊均以《内经》《难经》《伤寒论》和《金匮要略》为理论基础，未再分各种学术流派，但在临证时，根据病情需要则有虚里诊、腹部穴位诊、脐诊和冲任诊之分，它们均属中医腹诊范畴，但可根据病情变化而有所侧重。其腹诊理论常和其他中医理论互参出现于历代中医著作中，未见有腹诊专著出版。但近年来，随着我国对腹诊研究的日益重视，中医学术刊物上陆续发表了90多篇有关中医腹诊研究的学术论文，并出版了有关腹诊专著，笔者编著的《中医腹诊学》历经3年，亦已告竣。此外，我国还招收了中医腹诊研究生，腹诊研究被列为卫生部级科研课题，有关中医腹诊的研究论文进入了国际学术交流，1987年召开了首届中医腹诊专题研讨会。这些都不同程度地推动了我国中医腹诊研究的深入开展。之后几十年的中医腹诊研究进展，已在前节内容中做了详细总结。

三、腹诊的原理

汉方医认为，腹诊的原理与气血水理论密切相关，气、血、水的病理变化常可通过腹部而明显地表现于外，如气滞之痞满、水饮之动悸、瘀血之少腹急结硬痛等。因此，日本汉方医把气血水说作为理论支柱，在临床上将辨别气、血、水毒视为诊断之关键，而祛除气、血、水毒又为治疗之目的。这种认识和汉方医重视腹诊有密切的关系。

我国中医认为，腹诊的原理与中医的藏象、经络、气血津液理论有密切关系，这些理论不仅说明了胸腹与人体整体功能相联系的原理，而且是指导腹诊判断病变部位、病邪性质的生理学依据。从腹诊与藏象理论的关系中可以得知，胸腹体表与内在脏腑不仅在位置上有对应关系，在功能上也有特殊的对应关系，如胸部内应心肺，心下大腹内应脾胃，胁下内应肝胆，小腹、少腹内应肾、膀胱、胞宫及部分大小肠等。因此，根据病变征象在胸腹的表现部位，在一定程度上可以判断病变所在脏腑。再从腹诊与经络理论的关系中可以得知，不同脏腑与胸腹一定区域通过经络构成特异性生理联系，脏腑有病，相应区域每见异常变化，同时由于经络与胸腹部的循行，路线相近且与多个脏腑发生联系，因而出现脏腑病变互相影响、胸腹征象错综复杂的局面。十二经脉中除足太阳膀胱经外，其余皆贯膈，而且多数经脉过心下部位，所以心下部位征象常见，内属多个脏腑病变。又某一脏腑患病，常在对应的募穴出现压痛或过敏，因此按压特定穴位，便可判断相应脏腑的病变，由此便形成了腹诊中的穴位诊法。此外，从腹诊与气血津液理论的关系中可以得知，气血津液的盈亏直接影响着脏腑、经络的生理活动，关系到人体体质的强弱、正气的盛衰，并可通过胸腹部而表现于外。如胸腹体表润泽，腹壁柔韧有力，则反映了气血充盈、津液和调、体质较强、正气旺盛。反之，腹软无力，肌肤失润，则多提示气血津液不足，体质较弱，正气亏虚。因此，通过腹诊可以了解气血津液的情况，并判断人体的整体功能状态。

四、腹诊的临床运用

汉方医十分重视腹诊的临床应用，目前在汉方医诊疗中，腹诊（特别是"伤寒派"腹诊）已成为不可缺少的最基本诊法，在汉方医病历上，均设有腹诊专页和预先印好的空白腹象图，以便医师在临床时较快地将患者腹象标明，作为腹证记录下来，以供诊疗参考。此法不仅在内科，而且在妇科、儿、外、五官科等临床各科中均普遍采用。通过大量的临床实践，汉方医对腹诊的实施方法做了许多补充论述，对《伤寒论》中各种腹证的诊断也作了具体描述，增加了他觉症状的内容，并创造地绘制了各种"腹诊图"，标明各种腹证出现的部位及诊察方法，使腹证和方剂形成相对固定的关系。即有是证，用是方，以腹定方，极少加减。通过临床实践，还发现了一些新的腹证，如"正中芯""脐痛""振水音"等。此外，汉方医还十分重视体质与腹诊的内在联系，常常根据体质特点结合腹诊情况作为处方用药的依据，从而提高了临床疗效，丰富和发展了张仲景创立的腹诊辨证论治体系。

我国中医历来把腹诊视为中医诊断学的组成部分，因而在临床应用时，始终坚持中医基本理论为指导，既重视局部征象的整体联系性，探究外在征象的内在本质，又注意局部腹证论治中的特殊意义，强调望、闻、问、切四诊同用，自觉症状与他觉征象并重，局部腹证与全身症状合参，辨病位、病因、病性融为一体。基于上述原理，我国中医在运用腹诊时，一般不仅凭腹证一项处方用药，而是对腹诊所得征象参与舌诊、脉诊等全身情况进行综合分析，以判断病位之所在、病因之属外感内伤、病性之寒热虚实，而后在因人、因时、因地制宜等原则的指导下，确立治则，选用恰当的方药进行治疗，并根据病情的变化而灵活地加减用药。因此，作为整个中医学理论体系两大特点的整体观念和辨证论治同样也是我国中医腹诊临床应用的显著特点。近年来，随着腹诊临床研究的日趋深入，我国中医在阐明腹诊意义，探索应用规律；着眼专科病种，研究腹诊特点；兼顾临床各科，腹诊指导治疗等方面作了一些工作，并取得了一定的成绩。如我们腹诊课题组从据腹证、活用经方；察局部，整体论治；分部位，因势利导等方面探讨了腹诊的临床运用规律，说明了腹诊指导临床治疗的某些特点。并在对国内外大量文献进行研究的基础上，结合临床体会，提出了胸腹部体表十一腹诊分区，制订了胸胁苦满、心下痞、心下痞满、心下痞硬、心下支结、心下痛、心下悸、腹胀满、腹痛、少腹急结等二十多个常见腹证及其类证的诊断标准，从表现部位、诊断要点、兼证方面提出了诊断依据，对其有不同病理意义的相似腹证做了鉴别分析，并提出了各腹证的参与方剂。如"心下濡"腹证，部位在"心下"区，诊断要点：①切按心下部觉濡软无力，腹皮松弛无底力。②自觉心下痞闷。或痞胀。或动悸。具备上述第1点即可诊为"心下濡"。参考方剂为人参汤、桂枝加芍药汤。此外，我国许多学者将腹诊的临床应用研究，从个例摸索发展到针对某些专科病种，进行大宗病例的观察研究，以探讨腹诊在这些病种的诊断治疗上的特殊意义。如金鸿伟总结分析了200余例中风患者的腹诊情况，根据腹诊所见，确定病位之深浅，判断病变之属中络、中经，病情之轻浅与危重，病证之属实属虚。李夫道观察了360例慢性前列腺炎的腹诊反应，发现湿热下注、血瘀、肾虚各型均有其腹诊特点，这些腹证表现随病情之加重、好转、痊愈而相应加重、减轻、消失。近年来，我国中医根据瘀血腹证，结合其他证候，进一步发展了瘀血腹证的诊断价值，扩大了活血化瘀方剂的运用范围。如根据下焦蓄血，少腹硬满，神志如狂，用桃核承气汤治疗癫狂、痢疾、慢性前列腺炎、妇人闭经、阴道血肿、崩漏等见有少腹硬满疼痛者，取得满意疗效，从而扩大了腹诊的临床应用范围。

综上所述，可知汉方医腹诊临床应用十分广泛，腹证和方剂已形成相对固定的关系，且十分重视体质与腹诊的辨证关系。这些对于捕捉早期病理信息，提供诊断线索，开展"潜证"和"先兆证"的研究均有积极意义。

五、腹诊的现代研究

随着日本现代科学技术的不断向前发展，汉方医也积极采用现代科学技术来研究腹诊，并已取得了一定的成绩。其中最突出的是对胸胁苦满、瘀血腹证和"人工指"的研究。胸胁苦满是腹诊的重要内容之一，汉方医通过对其临床、机理、动物实验、方剂等方面的现代研究发现：胸胁苦满可分真性和假性两种，前者是真皮、结缔组织的浆液性炎症，为全身性间质系统炎症的部分表现；后者为腹肌紧张，是与精神、神经相关联的症状。其临床体征是肋弓下部的抵抗和压痛，同时带有向胸内传导的性质和"季肋部浮肿带"。其形成机理是与Ⅵ～Ⅷ脊髓胸节有密切关系的腹腔脏器（如肝、胃、脾、胰和膈肌等）发生病理变化，通过内脏－体壁反射所致。通过给家兔皮下注射四氯化碳也可制成明显的胸胁苦满动物模型。

汉方医认为瘀血腹证是诊断血瘀证的必备项目，瘀血的实质是以肝脏和与其相关联的脏器为中心所出现的体液（血液、淋巴液、组织液）循环和代谢障碍的证候，脐旁斜下二横指处为瘀血压痛点。

"人工指"是光藤英彦等研究的一种腹诊用的诊断仪器，靠诊断时接触胸腹产生的流变学变化来代替手指的触觉，从而把中医腹诊所见变为客观的数字指标，以此来反映腹部胀满的程度。据认为这种诊断和用药有 50% 的把握。

近年来，我国中医对腹诊的现代化研究也很重视，如利用生物全息律来解释腹诊原理，认为腹部特定区域与相应内脏组织具有化学组成相似程度较大的细胞群，因而可以根据腹部不同的特定部位来诊断和治疗全身各主要经络器官的病变。目前，腹诊研究已被列为部级科研课题，由笔者承担，主要开展腹诊检测客观化、腹诊仪研制及临床验证的研究工作，以系统研究腹诊与辨证论治的关系，探索腹诊的临床应用规律，与清华大学合作研制腹诊仪的工作正在进行中。

此外，我国学者对腹诊研究的思路与方法也进行了许多探讨。如有人提出了光电腹诊仪应用于中医腹诊的构想，即利用光电转换作用，通过 X 线荧光屏探测胃肠含气量以反映胀满程度，可望对气虚、气滞、血瘀等证型的腹胀的腹证诊断提供客观指标。还有人从腹诊文献的系统整理、临床群体调查及其规范化研究，中医与汉方医、中西医腹诊的比较研究，以及腹诊的实验研究等方面探讨了中医腹诊研究的途径和方法，认为实验研究应在充分把握腹诊文献，广泛进行临床验证，深入比较研究的基础上，利用现代科技知识、方法、手段，逐步实现诊断手段的仪器化、腹诊指标的客观化、辨证诊断的计量化、腹诊实质的明晰化。

六、我国中医腹诊研究的思路和方法

如何进一步开展我国的中医腹诊研究，突出中医腹诊的特色，扩大中医腹诊的应用范围，我国许多学者就腹诊研究的思路与方法提出了具有建设性的意见。

1. 吴氏研究

吴氏认为应该从以下几方面着手加强腹诊研究：

（1）腹诊文献的系统整理

这是开展腹诊研究的基础工作，也是继承中医腹诊学术的主要手段。对中医古籍中的腹诊文献、汉方医腹诊文献、腹诊现代文献及民间经验进行分类整理，使庞杂散乱的腹诊文献集中化、条理化、系统化，以便为腹诊的其他各项研究提供有效的理论指导。

（2）腹诊的临床流行病学研究及腹证规范化

这是确定其科学性和现实意义的主要方法，而且临床群体调研方法也是文献整理和实验研究之间的中介纽带。

（3）腹诊的比较研究

包括中医与汉方医腹诊的比较研究及中医腹诊与西医腹诊的比较研究，通过比较，可以看出各自的特色，发现相通处，找到吻合点，为进一步深入研究提供线索。

（4）腹诊的实验研究

在充分把握腹诊文献，广泛进行临床验证，深入开展比较研究的基础上，利用现代科学技术的知识、方法、手段开展腹诊的实验研究，如中医腹诊仪器的研制，西医腹诊方法的借鉴（如 X 线、超声、CT 等检测技术能使中医癥瘕、积聚、肠覃、伏梁、石瘕等的诊断更加确切客观；听诊器可使中医腹诊振水音、肠鸣等更加清晰），腹证动物模型的建立，从腹证代表方药逆向研究、探讨其实质等，从而逐步实现诊断手段的仪器化、腹诊指标的客观化、辨证诊断的计量化、腹证实质的明晰化。

2. 陈氏研究

陈氏认为腹诊现代化研究应利用现有物理化学手段和先进的仪器设备，大范围广泛地进行研究，可依据中医腹证选择患者，筛选理化指标，确定所用仪器及指标，对照观察，统计处理，以从中找出能反映腹证的现代科学指标，使腹诊现代化、客观化。具体步骤为：

（1）以临床常见的腹证为依据选择病人。选题范围尽量小、典型，比如一种腹证或其类证。

（2）从中医理论和现代科学知识出发，大致估计其可能出现哪些方面的改变，涉及哪些理化指标。

（3）根据需要确定实验方法，选择所需仪器及各项指标。

（4）将所选的样本治疗前所得的数据，与正常人对照观察，用统计学处理。

（5）腹证经治疗消失后，将实验所得数据与治疗前相比较，用统计学处理。

（6）综合分析、评价。选出与该腹诊有关的客观指标，使之客观化，不相关者说明此种方法与该腹证无关，改用他法。

陈氏还认为目前对瘀血和动悸等腹证用多普勒血流计、心功能、血浆蛋白及血细胞压积，以及观察甲皱微循环的改变等方法，是一些很有发展前途的方法。

3. 张氏研究

张氏等提出光电腹诊仪应用于中医腹诊的构想，即利用光电转换作用，借 X 光线荧光屏探测胃肠含气量以反映胀满程度，可望对气虚、气滞、血瘀等证型的腹胀的腹证诊断提供客观指标。

4. 王氏研究

王守儒认为国内对腹诊的研究才刚刚起步，虽已有了好的苗头，但还存在着许多问题，如对现有文献、临床资料缺乏系统、规范的整理，对腹诊的理论及临床研究缺乏计划性和系统性，对腹诊的多学科综合研究涉及的还不多，尤其是与日本相比，对腹诊的理论研究及临床应用，无论在深度或广度上均处落后地位。为此，他对今后腹诊的研究提出如下意见：

（1）腹诊内容要规范化

腹诊内容规范化包括腹诊部位顺序规范、体征及症状名称规范及腹诊诊断标准的规范化。这不仅是中医临床及科研工作规范的需要，也是实现辨证论治规范化的重要内容。诊断标准的规范化就是要有一个统一的客观指标，这个客观指标应尽量与西医的客观指标协调起来，或尽量让西医认可，以便使中西医在今后的学术交流上有共同语言，为今后的中西医结合开拓道路。

（2）腹诊研究要密切结合临床

应重点开展以下几方面的研究：①胸腹部体征及症状的临床表现，诊断方法（包括检查手段，诊断标准及鉴别诊断），病理机制（包括中医的病理机制及西医的病理改变）及治疗。②按虚里，应找出其理论根据，阐明其症状机理，完善其诊断方法，统一其诊断标准，使其内容不断充实，使这一古老的诊法大放光彩，并与西医心脏听诊及其他诊断方法相媲美。③按穴辨诊：这也是腹诊的内容之一，通过在临床上对病人胸腹部的穴位（或穴位附近的区域）进行按压触摸时出现的异常现象来诊断出相应脏腑经络的病变。既简单，阳性率又高，可作为内脏疾病的辅助诊断。近年来，国内在这一诊法的研究及临床应用上积累了丰富的经验，应该对这些经验进行细致的整理、汇集，并对其实质运用现代科学知识进行综合研究，使其更好地发挥临床效应。

（3）腹诊研究要科学化

用现代科学技术研究中医，特别是多学科的综合研究，验证中医的基本理论和有效的治法及方药，是中医发展、提高的途径之一。应该用现代科学技术对腹诊的具体内容逐一地进行研究、验证，从而揭示出它们的病理实质。在研究中尽量采用实验手段，以获得科学的证据。勿局限于"归纳－分析－推理"的抽象思维方法，使腹诊的研究进入高层次的水平。

（4）腹诊研究要保持中医特色

东西方医学都有胸腹诊法，但由于二者的理论体系不同，其临床意义也不尽相同。因此在腹诊研究的具体方法上一定要避免那种单纯的机械的"中西医症状对号入座"的做法，要发扬中医特色。只有以中医系统的理论作为指导，其研究成果对中医临床才有指导意义，才能使腹诊研究健康发展。

（5）腹诊研究要组织协作

从我国国情和人才结构、设备布局等实际出发，必须开展有领导有组织的大协作，才能汇集智慧，分工负责，既较有效避免重复，又能使基础、临床相互促进。

王氏认为借助先进的科学手段和仪器，对腹诊进行深入和客观的研究，将使腹诊成为一个独立的内容，也将使《伤寒论》的辨证治疗学得以发扬光大。他提出腹诊总体客观的设计可以遵循下列步骤进行：

1）询问病人的主观感觉：这是取得腹诊第一手资料的途径。

2）定位：首先根据病人主诉定出胸胁、心下、大腹、少腹各处，然后再对某一处定出确切的解剖位置。比如，胁下痞硬的解剖定位，应当是肋骨弓下方、偏于两侧的部位。

3）定性：即确定整个胸腹部的寒热虚实。可根据传统的中医四诊和现代科学仪器检测作出，但主要应取决于后面的定量检测。

4）客观定量检查：如利用医用热像仪和深部测温计测试定位处的浅表温度和深部温度，对比正常人的数据，得出定量指标，利用肌电图分析仪测试定位处肌电信号的改变情况，对比正常人体，总结出一套客观规律及定量指标；利用多普勒血流计测试定位处的血流情况，对比正常人，得出定量指标。

王氏还对腹诊客观化研究的前景和意义进行了展望：第一，为选方用药提供定量依据。第二，有助于探索少阳经络及其他经脉的一些奥秘。第三，有助于彻底弄清内脏的许多生理病理机制。第四，有助于澄清传统的中医理论中许多悬而未决的问题。第五，有助于准确地评价处方用药的疗效。

笔者认为，腹诊研究应采用传统方法和现代方法并举，临床研究和实验研究同步的方法进行，可分以下三个阶段。

第一阶段：进行腹诊文献整理。系统研究中医腹诊理论，对前人传统的腹诊检测方法进行全面系统研究，总结其规律，并结合现代临床实际，制订出具有中医特色的，并具有现代检测方法内容的腹诊科研设计——在此基础上对腹征、腹型、腹部寒温、腹部穴位等方面进行系统临床观察，积累第一手资料。

第二阶段：利用传统的，并结合现代多种检测手段、方法和仪器设备，对少腹急结、心下支结、胁下痞硬、胸胁苦满、心下痞满、腹胀满、小腹不仁等各种腹证进行综合研究考察，提供腹诊客观指标及依据，定量分析。研究与内在脏腑病理变化相应的胸腹部位的表现特征，提供特异诊断信息，并包括虚里诊、脐诊、腹部穴位诊等内容。同时进行腹诊仪的研究设计和制作。腹诊仪的检测范围包括腹部寒温检测系统和腹部胀满检测系统。

第三阶段：①在获得大量数据的基础上，进行客观分析，编制软件，利用电子计算机进行腹诊系统的信息储存和临床应用。②对研制出的符合临床实用的腹诊仪进行临床验证，以便将来能在临床上推广应用。③编辑腹诊教学录像片、幻灯片，为临床教学提供形象生动的客观教材，以解决多年模糊不清，难以言明的问题。④通过腹诊检测以反映体质、年龄变异。

总之，中医腹诊现代研究的最终目标是通过腹诊的检测研究，运用传统方法和现代方法、手段，使腹诊检测系统化、规范化、客观化，使腹诊成为一个独立的内容，丰富充实中医诊断学，成为中医辨证论治的重要组成部分。

展望未来，我们相信，遵循中医理论体系，扬我之长，借鉴日本有关研究，补己之短，以中医理论为指导，以临床实践为依据，以现代科技手段为辅助，腹诊可望取得突破性进展，随着腹诊研究的不断深入，在中医临床各科将显示其特殊的诊断意义而被广泛应用，并可预见在今后的国际学术交流中，这一独特的诊法将令人瞩目而受到极大关注。

七、结语

通过上述比较不难看出，汉方医腹诊在长期的发展过程中确实形成了其自身的特点和优势，尤其是在临床应用和实验研究方面，值得我国中医学习和借鉴。但我国中医腹诊研究也具有自己的优势，如有国家政策的保护和投资，有丰富的历史文献资料和广泛的临床实验基地等。因此，以中医学基础理论为指导，重视中医腹诊固有特点，借鉴汉方医腹诊经验，取长补短，融合二家之长，在重视理论研究同时加强实验研究，使腹诊理论系统化、腹诊指标客观化和腹诊技术现代化，这将是我国中医腹诊今后的发展方向。

附篇

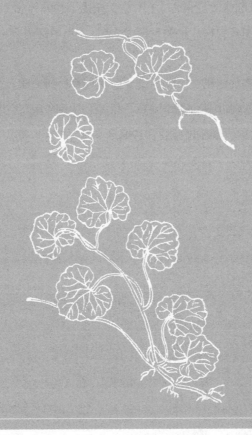

Ⅰ.中医腹诊学术论文著作目录（1978 ~ 2012 年）

1. 王琦. 中医腹诊的临床运用 [J]. 中医杂志，1988（7）：10.

2. 王琦. 常见腹证的诊断 [J]. 云南中医杂志，1989，9（6）：6.

3. 王琦. 中医腹诊研究进展 [J]. 中医药研究，1989（2）：6.

4. 王琦. 论中医腹诊源流与原理 [J]. 山东中医学院学报，1989，13（4）：6.

5. 王琦. 论瘀血腹诊的研究意义中日腹诊比较研究 [J]. 中医药研究，1990（5）：40.

6. 王琦. 中医腹诊客观化研究（首届世界传统医学学术研讨会，1994，大会论文，美国）

7. 王琦. 中医腹诊研究的思路与方法 [J]. 中医药研究，1992，4.

8. 王琦. 中医腹诊检测方法研究及腹诊仪研制临床验证 [M]. // 中国中医研究院建院四十周年科技成果选编. 北京：中国科学技术出版社，1993.

9. 王琦. 中医腹诊参数检测仪临床验证报告 [J]. 中医杂志，1995，36（8）：25.

10. 王琦. 心下部腹证与胃电图及胃病病种关系探讨 [J]. 上海中医药杂志，1998（4）：33.

11. 谢建军. 中医腹诊检测的客观化研究 [D]. 北京：中国中医研究院，1988.

12. 陈武山. 中医腹诊参数检测仪临床验证报告 [D]. 北京：中国中医研究院，1990.

13. 王琦. 中国腹诊 [M]. 北京：学苑出版社，1994.

Ⅱ.中医腹诊科研课题一览表

工作项目	工作内容及内容	工作意义
文献整理工作	中医腹诊理论文献的整理工作，总体上看来，工作量还是相当大的。整理了古代的、现代的及国外（日本的）的几乎所有研究资料	在此之前无人做过的一项有重要意义的文献资料整理工作
科研设计和病例收集	由于是一项传统医学的基础诊断学研究课题，在科研方法上采用传统和现代技术相结合的双重研究手段，意在通过规范化、客观化及形象化的研究表述，达到临床能比较正确、客观地推广运用这一诊断方法的目的	为腹诊教学提供素材
腹诊客观化研究工作	近年来，进行了瘀血腹证（如少腹急结）与正常对照组腹部血流数据及温度改变的对比研究，胃电图检查心下痞、心下濡、心下痞硬等与胃、十二指肠病变关系的研究，胸痛、胸闷与心电改变的研究，妇科宫寒证与深部温度变化的研究等，均得出了一些有意义的客观指征和数据。有些在临证运用中获得了认可	这方面的研究在国内是一项前所未有的研究工作，就连普遍重视腹诊诊断的日本，也只有散在的少数几项研究
腹诊规范化研究工作	经过系统整理研究并结合临床实际，已初步确定了腹区的划分和制定了常见腹证的诊断要点	比较明确地阐明了常见腹证的诊断随涵，在临床实践运用中亦得到了印证
腹诊仪的研制工作	主要包括两方面的技术性能：温度测试和压力测量	用于腹部穴位或定位的寒温和腹部胀满方面的检测
腹诊仪的临床验证工作	选择正常组约100例，以脾胃虚寒为主，病例约300例。利用腹诊仪的两大系统，通过对募穴（双募或单募）的浅表温度及特定募穴的深温变化和腹压力测试，所得数据进行对照统计，报告其结果	结果显示有一定的临床应用价值

工作项目	工作内容及内容	工作意义
实用腹诊挂图	按要求，主要包括一般介绍、一般胸腹体检法、中医腹诊手法、常见腹诊图、常见病腹形特征等方面的内容	为腹诊教学传承提供平面素材
腹诊电视教学片的摄制	利用现代科学仪器，为临床教学提供素材	现代教学的发展，录像教学几乎成为各科教学中不可缺少的一部分
腹诊计算机应用系统编制	我们根据腹证具有的特点——方证对应关系，并结合本课题的规范化、客观化研究相关内容，编制了一套类似于一般专家系统的计算机应用系统程序	归纳了500多个常见腹部症候，总结了临床常见腹证的诊断要点，常用方剂及加减，包括理法方药四大内容
将相关内容制成了幻灯片	将相关内容制成了幻灯片	用于理论研究及实践参考
正式出版了《中国腹诊》一书	正式出版了《中国腹诊》一书	较早的腹诊教科书，为后来腹诊研究者提供较系统的资料

Ⅲ. 中医腹诊科技奖励一览表

获奖时间	获奖明细
1994年5月	全国人大原副委员长吴阶平教授在美国召开的首届世界传统医学大会上将"金杯一等奖"授予王琦
1995年	"中医腹诊检测方法的研究及腹诊仪研制临床验证"课题，获中国中医研究院科技进步二等奖
1996年	"中医腹诊检测方法的研究及腹诊仪研制临床验证"课题，获1995年度国家中医药管理局中医药基础研究（部级）三等奖

Ⅳ. 腹诊源于中国（专家评语及手迹影印件）

中医腹诊研究挽救了
濒临失传的特异诊法

本报讯　记者贾晓慧　从中国中医研究院了解到，以王琦教授为组长承担的卫生部部级科研课题——"中医腹诊检测方法的研究及腹诊仪研制临床验证"业已完成。这一重要成果不仅弥补了腹诊研究空白，还挽救了这一濒临失传的中国传统的特异诊法。

中医腹诊学具有悠久的历史，但数百年来在我国中医临证几乎免去了腹诊诊病。而在日本汉方医学界，自 16 世纪提倡腹诊以来就广泛运用于临床，其重视程度胜于脉诊，以致日本与我国学术界争腹诊发明权。面对这一世纪，国内诸多医者着手多方面研究，其中以王琦教授为组长的腹诊研究独具代表性，从文献整理、科研设计、诊断规范化、阳性体征与汤药进行了系统研究，并应用计算机系统研制了腹诊诊断仪，填补了国内腹诊研究空白。

国内著名专家刘渡舟、方药中、董建华、陈可冀等教授全面考察后认为，系统的腹诊研究完成了挽救一种濒临失传的我国传统特异诊法，并远远超越了日本的研究范围和水平，"具有 21 世纪的科学水平。"（《科技日报》1993 年 6 月 22 日）

我国中医腹诊学研究
取得重大进展

本报讯　记者刘燕玲　近日从中国中医研究院获悉：由王琦教授主持的卫生部课题——"中医腹诊检测方法的研究及腹诊仪研制临床验证"业已完成。这一成果标志着我国腹诊学研究迈上了新台阶。

中医腹诊学具有悠久历史，但近百年来已濒临失传。与此同时，日本汉医方学界自 16 世纪以来提倡腹诊，迄今仍较广泛地用于临床，并与我国争夺腹诊发明权。目前，对腹诊的研究已引起我国部分研究人员的重视，多方面多角度的研究已经展开，其中以王琦教授的课题最有代表性。他在文献整理、科研设计、诊断规范化及客观化、腹诊仪研制及检测、腹诊计算机应用系统、电教片及临床腹诊挂图、阳性体征与汤药等方面的系统研究，弥补了国内长期以来腹诊研究的空白，并推动了腹诊的临床应用。

对该课题的完成，董建华、陈可冀、刘渡舟等著名专家给予了高度的评价，认为这一研究不仅挽救了这一特异诊法，且远远超过了日本的研究范围和水平。（《健康报》1993 年 6 月 22 日）

我国中医腹诊研究
取得重大进展

本报讯　记者赵莉报道：我国中医腹诊研究最近取得重大进展，有中国中医研究院研究生部王琦教授担任组长的部级课题"中国腹诊检测方法的研究及腹诊仪研制临床验证"，近日在京通过专家鉴定。

中医腹诊学具有悠久的历史，因社会及历史等原因未能得到应有的发展，数百年来，中医临床几乎免去了腹诊诊病，使这一传统医学的宝贵财富有濒临于失传的危险。而另一方面，在日本汉方医学界，自 16 世纪以来，就开始提倡腹诊，迄今仍较广泛地应用于临床，对其重视程度更胜于脉诊。但日本腹诊多重视在腹象描述及汤证指征对应方面进行研究，尚缺乏系统的理论整理和腹诊检测的客观化、规范化研究，面对这一实际需要及面临的一系列问题，国内不少医家多有重视，并相继开展了一定研究。王琦教授领导的腹诊研究课题组，几年来从文献整理、科研设计、诊断规范化客观化、腹诊仪研制及检测验证、腹诊计算机应用系统、腹诊电视教学片、幻灯片及实用临床腹诊挂图、阳性体征与汤药等几个方面进行了系统的研究，弥补了国内长期以来腹诊研究的空白，推动了腹诊的研究进展及临床应用。

我国著名中医学者董建华、刘渡舟、方药中、陈可冀、余瀛鳌等对此项研究给予了高度评价。认为这项研究所取得的成果，挽救了一种濒临失传的特异性诊法，充实了中医诊断学学科内容，对提高中医诊断整体水平具有重要的现实意义。其研究水平不仅在国内居领先地位，而且大大超越了日本腹诊研究的狭小范围。（《中国中医药报》1993 年 7 月 5 日）

《中国腹诊》序

中医腹诊是综合望闻问切四诊，诊察患者胸腹部的病变征象，为辨证论治提供依据的诊法。腹诊历史悠久，早在两千多年前的《黄帝内经》已有不少有关腹诊的记载，不仅论述了腹诊的原理和方法，而且将腹诊运用于辨证论治。汉代·张仲景《伤寒杂病论》

对腹诊论述更为详细,将腹诊与辨证论治有机地结合起来,使腹诊成为诊法的重要内容。汉代以后,历代医家都有关于腹诊的论述,但终因种种原因,腹诊未发展为完整的体系,实为中医诊断学发展史上的一件憾事。

中国中医研究院王琦教授为组长的腹诊研究组,有志于中医腹诊法的研究事业,他们在继承传统的基础上结合现代科学技术,经过多年辛勤劳动,在文献整理、科研设计、诊断规范化和客观化、腹诊仪的研制和检测、腹诊计算机应用系统、临床应用等方面进行了系统研究,使腹诊发展为一门系统的中医腹诊学。中医腹诊学的确立,不仅丰富了中医诊法,而且必将有力地推动中医学术的全面发展和临床水平的提高,这是中医发展史上一件举足轻重的大事,值此《中国腹诊》即将出版之际,谨以此为序,祝愿中医腹诊学在临床和教学中得到普及,并不断丰富和发展。

中国中医药学会理事

全国中医诊断专业委员会主任

季绍良

1993 年 10 月 25 日

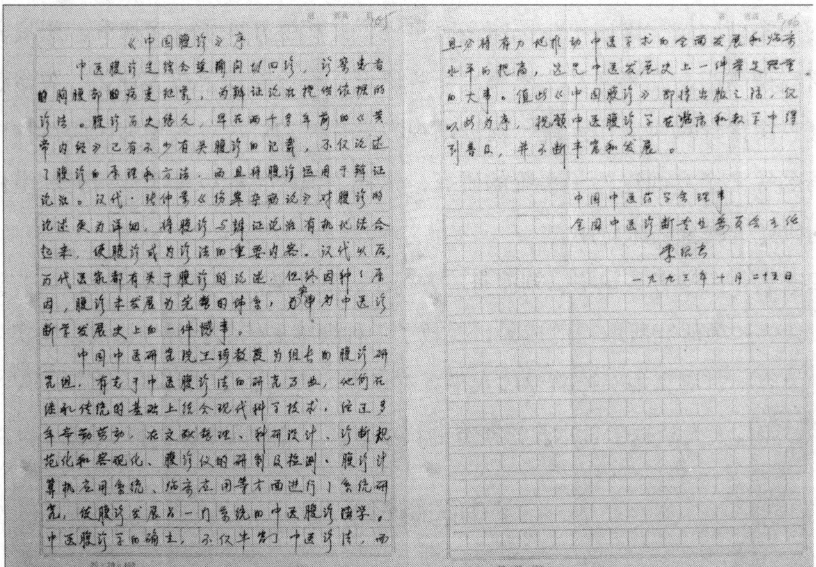

图Ⅳ-1 李绍良手稿

关于中医研究院研究生部承接卫生部腹诊
课题完成情况及其学术内容的评价

中医研究院研究生部以王琦教授为组长承接的卫生部"中医腹诊检测方法研究及腹诊仪研制临床验证"课题，按标书要求从文献整理、科研设计、腹诊客观化规范化研究、腹诊仪研制及临床验证、腹诊计算机应用系统编制等方面进行了全面系统研究，达到了预期结果。特别是腹诊客观化规范化研究，提出了自己的独特的思路和方法，对腹诊研究具有重要价值，腹诊仪的研制及临床验证，工作量很大，在短时期内，进行300例病例组及100例正常组的多项目检测，作为新仪器检测验证数据收集，已经达到要求。通过国家精密仪器标定和临床验证结果证明，该腹诊仪的研制是成功的，腹诊专家系统的计算机应用系统程序的编制超越了标书的原定要求，内容丰富，有自身的特色，为临床的验证推广打下了基础。在研究基本完成后，将其中的内容以幻灯片、电视教学片的形式全面反映出来，作为教学手段，从形式到内容都是先进的。

腹诊挂图的绘制，很有特色，是我所知道的最全面、最有特色的反映腹诊内容的腹诊图。

总之，该课题研究在国内处领先地位，亦大大超越了日本腹诊研究范围，建议申请国家科技进步奖，以使该研究得到客观评价。

董建华

1993 年 3 月 21 日

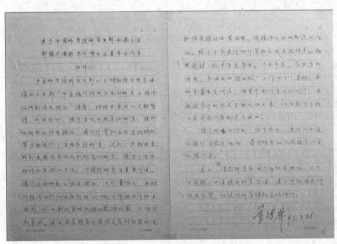

图Ⅳ-2　董建华手稿

中医腹诊学发源于《内经》《难经》《伤寒论》等经典著作。由于我国的封建道德的影响与束缚，中国腹诊学未能得到应有的发展。

在日本江户时代，古方派吉益东洞等人，倡导腹诊之法，得到了广大汉方医与古方派的重视和发展，而居我国研究之先。

近几年来，国内一些有识之士，著书立说，而使腹诊之学返本归宗，能与日本腹诊之法抗衡。然就其内容来看，似乎犹未脱离《腹证奇览》之窠臼。

以王琦教授为首的编写组，抱着为国争光，发扬大合作精神，成功的完成了《中国腹诊检测方法的研究及腹诊仪研制临床验证》。其内容包括了腹诊理论，规范化，临床应用，并结合脏腑、经络、穴位、气血、津液的中医理论作为指导，远远的超出日本人腹诊的狭小天地。

科学技术，贵在创新，旧貌换新颜，赋予新的生命力，因此本课题别开生面研制了"中国腹诊参数检测仪器、计算机诊疗系统"，而具有 21 世纪的科学水平。

我认为本课题可以报请国家科学进步奖，以资鼓励。

刘渡舟

1993 年 3 月 14 日

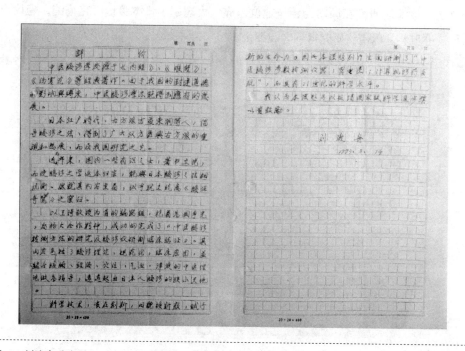

图Ⅳ-3　刘渡舟手稿

一、"腹诊"是中医学临床应用方面一个重要组成部分，但近百年来，由于历史原因，国内濒于失传，十六世纪以来，日本虽然对"腹诊"比较重视，但缺乏传统的研究，特别是在检测客观化及规范化方面，研究较少。本课题就此进行了较系统的研究，特别是在检测客观化方面，作了进一步探索并取得初步结果，这对于继承弘扬中医学遗产有很大意义。

二、本课题对"腹诊"进行了文献整理；结合现代临床实践，制定出"常见'腹证'的初步诊断标准"；利用现代科学手段制作了"腹诊仪"；编制了"常见腹证的计算机诊疗运用系统"；编制了常见腹证教学录像、幻灯片、腹诊挂图。设计全面，内容翔实。

三、根据以上工作情况，可以看出本课题在当前国内外对中医腹诊的研究方面，确实作了大量的工作，虽然在某些方面，由于腹诊工作本身的复杂性，还有一定程度的差距，还有待于今后进一步的深入研究及扩大验证，以求进一步提高，但从本课题目前工作情况来看，已经达到国内外同题工作的领先水平。

四、建议申请鉴定，并上报国家授奖，以资鼓励。

方药中

1993 年 3 月 22 日

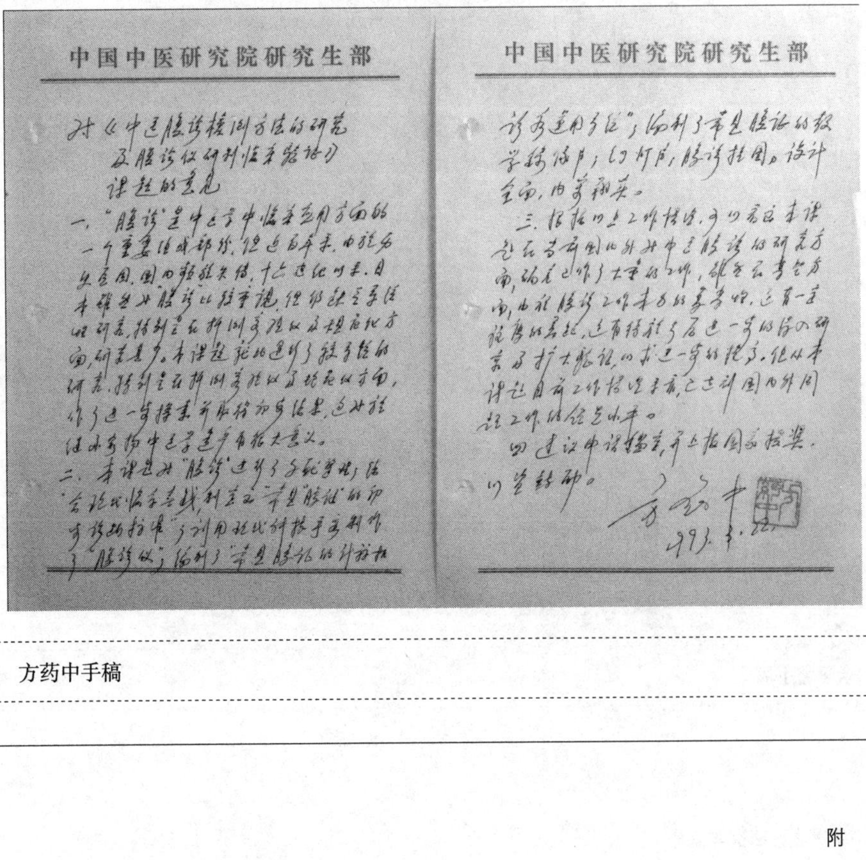

图Ⅳ-4　方药中手稿

此项研究作为是卫生部资助项目，突出了中医的学术临床特色，首先从理论研究和文献涉猎的深广度而言，均已明显超越前人。腹诊在我国具有悠久的历史，课题负责人对此传统诊法的规范化研究进行了精心设计，能结合诊断要点提示治法和方剂，并着重在临床研究方面下工夫。有关“腹诊病历”的拟定，使这种诊法的记录比较完备，很有临床参考价值。

再者，此项课题，通过跨学科的合作研究，制成了QZ-1型中医腹诊参数检测仪。该检测仪的临床应用体现了当前“多学科”综合研究的科学思维，并结合实践检测，使腹诊的客观化达到了国内外较为先进的水平。

本课题获得成功的含义较为深远。从弘扬中医学诊法精粹而言，它挽救了一种濒临失传的特异性诊法；从加强我国传统医学的对外交流，充实诊断学学科内容，以及提高医学诊断学整体水平而言，是具有现实意义的。望能不断地深入，作出更大贡献。

余瀛鳌

1993年3月16日

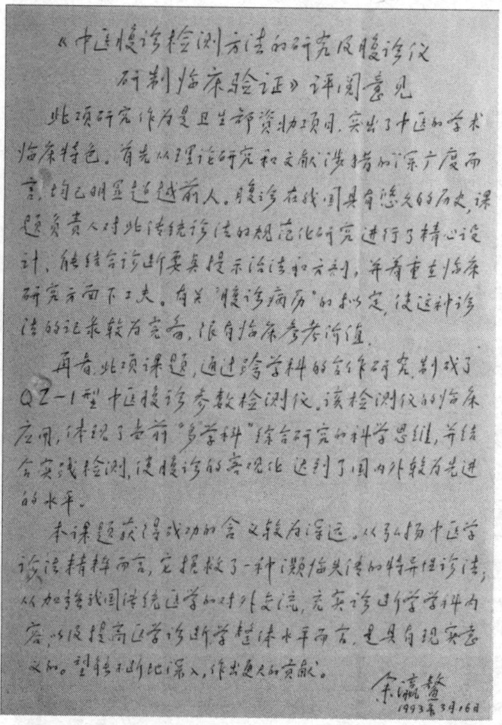
《中医腹诊检测方法的研究及腹诊仪研制临床验证》评阅意见

此项研究作为是卫生部资助项目，突出了中医的学术临床特色，首先从理论研究和文献涉猎的深广度而言，均已明显超越前人。腹诊在我国具有悠久的历史，课题负责人对此传统诊法的规范化研究进行了精心设计，能结合诊断要点提示治法和方剂，并着重在临床研究方面下工夫。有关“腹诊病历”的拟定，使这种诊法的记录较为完备，很有临床参考价值。

再者，此项课题，通过跨学科的合作研究，制成了QZ-1型中医腹诊参数检测仪，该检测仪的临床应用，体现了当前“多学科”综合研究的科学思维，并结合实践检测，使腹诊的客观化达到了国内外较为先进的水平。

本课题获得成功的含义较为深远，从弘扬中医学诊法精粹而言，它挽救了一种濒临失传的特异性诊法；从加强我国传统医学的对外交流，充实诊断学学科内容，以及提高医学诊断学整体水平而言，是具有现实意义的。望能不断地深入，作出更大的贡献。

余瀛鳌

1993年3月16日

图Ⅳ-5 余瀛鳌手稿

由王琦同志主持的“中医腹诊检测方法的研究及腹诊仪研制临床验证”课题，综合对中医腹诊文献整理，理论渊源，诊断标准，作了系统的整理并积累了一定病例，制作了腹诊仪，利用传统及现代科学方法对瘀血腹证等进行了观察研究，明确了一些客观诊断价值指标。对常见腹证编制了计算机诊疗运用系统，有实用价值。还编制了腹诊挂图，对教学有很好推动作用。

以上研究系统全面，达到了国内先进水平。

陈可冀

1993 年 3 月 21 日

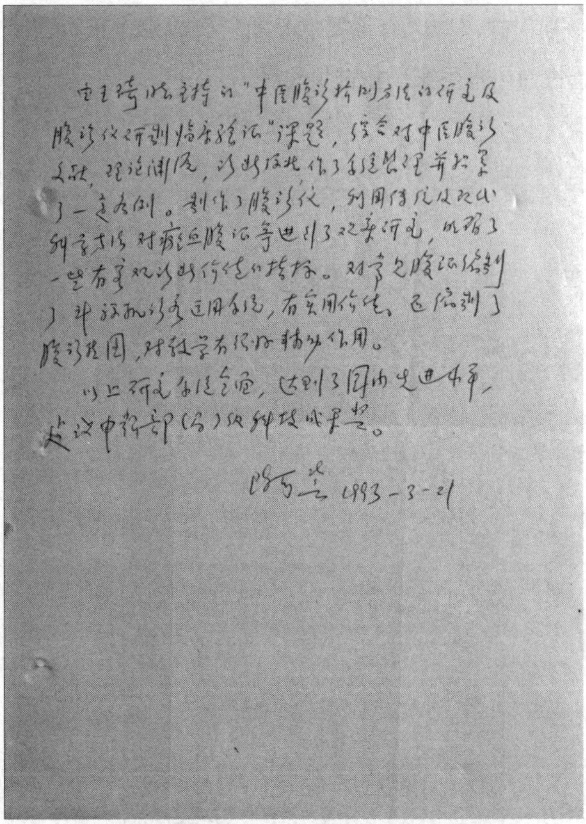

由王琦同志主持的“中医腹诊检测方法的研究及腹诊仪研制临床验证”课题，综合对中医腹诊文献，理论渊源，诊断标准作了系统整理并积累了一定病例。制作了腹诊仪，利用传统及现代科学方法对瘀血腹证等进行了观察研究，明确了一些客观诊断价值的指标。对常见腹证编制了计算机诊疗运用系统，有实用价值。还编制了腹诊挂图，对教学有很好推动作用。

以上研究系统全面，达到了国内先进水平，建议申报部（局）级科技成果奖。

陈可冀 1993-3-21

图Ⅳ-6 陈可冀手稿

"腹诊"是中医学"望、闻、问、切"四大诊法中"切"诊的重要组成部分，历代医家积有丰富的经验和理论，详载于多种古典医籍中，惜近世纪来，中医诊病几乎完全忽略腹诊而使这一重要诊法近于失传。

本课题将濒于失传的中医腹诊进行了深入的研究，不仅发掘整理了腹诊的历代文献，而且运用现代科技方法研制了腹诊计算机运用系统、腹诊电视教学片、幻灯片及腹诊挂图等教学用具，对提高中医教学质量和临床腹诊水平，具有重要的指导作用，并雄辩地证明日本汉方界的腹诊方法是由中国传去的，从而也可使争论已久的"腹诊发明权"问题得以结束。尤其是"中医腹诊检测仪"的研制成功，乃目前国内外中医腹诊研究的创举，它把中医腹诊的仪器化、数据化、计量化、规范化研究，推进到崭新阶段，开创了运用现代科学方法整理提高祖国医学的先端，树立了继承发扬祖国医学的典范。

本研究设计严密，思路新颖，方法先进，资料翔实，数据可靠，突出了中医特色，具有创新精神，是一项对振兴中医有重要意义的科研成果，具有国际先进水平。建议呈报部级科技进步奖，进而申报国家科技进步奖。

焦树德

1993 年 12 月 25 日

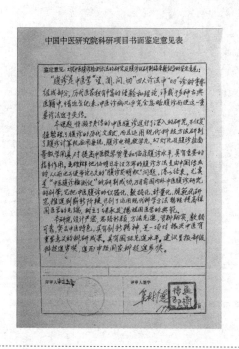

图Ⅳ-7　焦树德手稿

中医腹诊是中医诊断学重要组成部分，也是切诊中主要一环，它源于《内经》，发展《伤寒》《金匮要略》，完善于历代医家，但近百余年来在中医临床中此法已丢之不用，已达到失传的地步，因此该项研究是既有继承又有发扬，是一项有历史意义重要研究，它有如下科学性：

1. 系统整理腹诊理论又有古代文献也有现代文献内容。

2. 此项研究将腹诊基本达到规范化，如区域划分及诊断参考方药。

3. 结合腹诊内容利用现代手段，使之客观化。

4. 实用性强表现结合临床及电教片、幻灯片、挂图等。

5. 此项研究已超过日人的腹证奇览，诊病奇侅等项研究。

综上所见此项研究已达到国内外先进水平。

建议上报申请国家科技进步奖。

任继学

1993 年 12 月 23 日

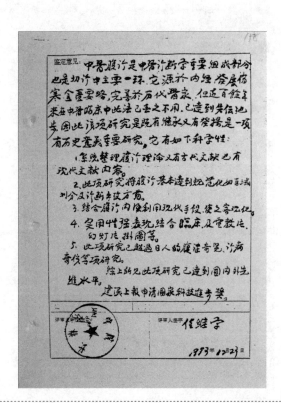

图Ⅳ-8　任继学手稿

腹诊原系中医诊断学的一项重要组成部分，与"平脉辨证"有着同样的意义。自《内经》以降，历代医家多有发挥，到十六世纪日本汉方医家与伤寒方证结合用于临床，以之作为用药遣方的必要指针。《中国腹诊检测方法的研究及腹诊仪研制临床验证》课题，从文献整理入手，对其科研设计、病例收集，腹诊客观化、规范化，腹诊仪的研制、临床验证以及挂图教学片、计算机应用系统编制作了全面、系统的研究，从而推动了腹诊的普遍应用，弥补了国内对此研究的空白，充实了中医诊断学的学科内容，由于本课题的研究汇系了多学科的新近成就，如 QZ-1 型腹诊参数检测仪的研制，通过快速检测皮温、穴温、深温以及腹部皮肤压力、变形与参数，为腹诊中的寒温及腹满诊察的客观化提供了科学依据，在国际上这项成果处于腹诊客观化检测的领先地位。

郭振球

1993 年 12 月 23 日

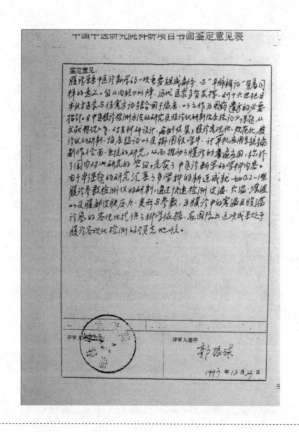

图Ⅳ-9　郭振球手稿

腹诊产生于中国，具有几千年悠久历史，但由于历史原因，腹诊未得到应有的重视和发展，甚至濒临失传。卫生部《中国腹诊检测方法的研究及腹诊仪研制临床验证》课题，在王琦教授领导下已经顺利完成。该科研项目突出中医特色，在理论研究和临床实践上均具有重要意义，是对继承发扬祖国医学遗产的重大贡献。本课题在理论与文献研究方面，其深度和广度均超过古人、洋人，并结合临床实践制定了常见腹证的诊断标准。腹诊仪的研制成功，是多学科协作的成果，使腹诊实现了客观化。腹诊仪已通过北京计量科学研究所技术鉴定及临床验证。本课题还编制了常见腹证的计算机治疗系统及腹诊电视片、幻灯片及挂图。通过对腹诊系统全面的研究，该课题在中医诊法研究领域已达到国内外领先水平。

季绍良

1993 年 12 月 21 日

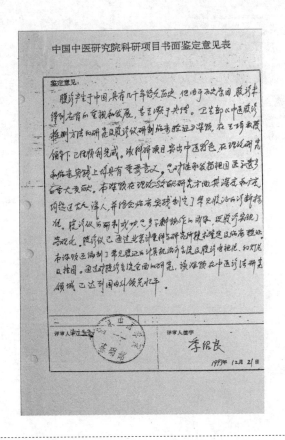

图Ⅳ-10　季绍良手稿（鉴定意见表）

V. 笔者腹诊研究手稿影印件选

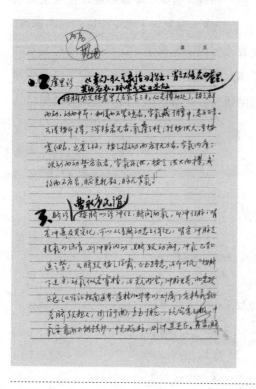

图 V-1　手稿 1

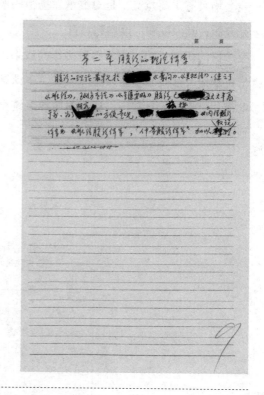

图 V-2　手稿 2

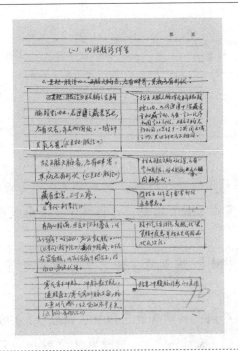

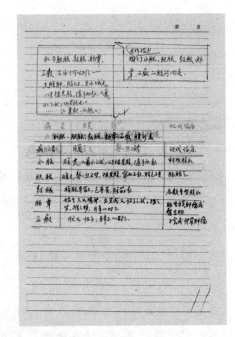

图 V–3　手稿 3

图 V–4　手稿 4

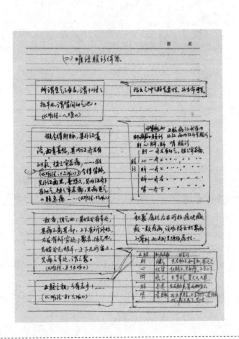

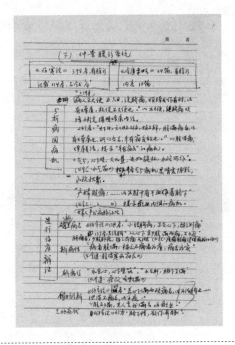

图 V–5　手稿 5

图 V–6　手稿 6

鸣　谢

本书在编写过程中参考了以下著作：

［1］王琦.中国腹诊［M］.北京：学苑出版社，1991.

［2］刘文巨，周超凡.中医与汉方医腹诊［M］.南昌：江西科学技术出版社，1985.

［3］稻叶克，和久田寅.腹证奇览［M］.陈玉琢，陈宝明，梁华龙等编译.北京：中国书店，1988.

［4］黄新美.体质人类学基础［M］.广州：科学普及出版社广州分社，1983.

［5］于天星，王征.汉方治疗百话摘编［M］.北京：科学技术文献出版社，1981.

在此，特向参与以上著作编写者表示感谢！